Dr.下田の
呼吸器内科無双
ここから始める楽しい診療ライフ

著 下田真史
結核予防会複十字病院呼吸器内科

中外医学社

序

　本書を手にとっていただき誠にありがとうございます．今回，はじめて単著を書かせていただくということで，コーエーであると同時に大きな不安がありました．優秀で名の通った先生方が世は乱世とばかりにひしめく戦場に，初期武器を片手に単騎突貫していくわけです．いったい自分にどんな本が書けるのか．己の強みを生かし，読んでくれた皆さんにお値段以上の価値を感じていただきたい．それは国を持たない蜀が天下を獲るような高い目標でした．さながら五丈原に放り込まれた大喬の気分です．そう，私は学生の時分，あの見目麗しい女性キャラである大喬が好きで，龐統使いの先輩と一緒に戦場を走り回っていました．飽きもせず本当に毎日のように．私はあの最高に楽しかった日々を忘れないでしょう．誰にも負けない無双の青春を．

　「無双」．バッタバッタと敵を斬り倒す，そんなイメージがあるかと思います．しかし本来は「並ぶものがないほど優れている」という意味です．私は自分が時々「無双状態」になるのを感じます．診断が正しかったとき，治療がうまくいったとき，それらが連続で起こると大量のエンドルフィンとともに楽しさが限界突破します．自分ほど楽しんで診療している人はいないんじゃないかってくらい．この並ぶものがないほどの楽しさこそが私の考える「無双」です．ゲーマーはプレイ中，誰もが「無双状態」になりますよね．だって母ちゃんが呼んだって生返事しかしません．そりゃご飯よりも断然楽しいんだから仕方ありません．もちろん診療には楽しさだけではダメです．しかし楽しくないと仕事がつらくなります．今，楽しく働けていないようにみえる先生が一定数います．そんな先生が少しでも楽しく診療できるように，楽しく働いている先生もさらに面白くなるように，この本が手助けできればとても嬉しく思います．

　最後に，本原稿の作成にあたりご協力を賜りました結核予防会複十字病院呼吸器内科田中良明先生，吉山崇先生，栗本太嗣先生，森本耕三先生，杏林大学医学部付属杉並病院呼吸器内科中本啓太郎先生，杏林大学医学部付属病院感染症科倉井大輔教授（師匠），また日頃よりご指導を賜っております杏林大学医学部付属病院呼吸器内科石井晴之教授に深く感謝申し上げます．また無名で若輩者の私に書籍を書く機会を与えてくださった出版社の皆様，本当にありがとうございました．

2025 年 3 月

結核予防会複十字病院呼吸器内科

下 田 真 史

目 次

プロローグ　診療を楽しくするために　　1

Chapter 1　呼吸器総論　　9

1. 呼吸器でみる症状 ……………………………………………… 9

風邪（感冒）……9
咳嗽……11
喀痰，血痰……16
呼吸困難……20
胸痛……22

トラブルシューティング 二次性細菌性感染症　11 / 痰詰まり　20 /
側臥位呼吸　22 / 側臥位禁の症例　22

2. バイタルサイン ………………………………………………… 25

酸素飽和度……26
呼吸数・呼吸様式……28
体温……30
血圧……33
脈拍……34
意識障害……35

3. 身体診察 ………………………………………………………… 39

聴診……40
打診……41
視診 / 触診……42

トラブルシューティング 片耳聴診っていいの？　46

4. 酸素投与 ………………………………………………………… 48

FiO_2 の計算……49
高流量システム……50
高流量鼻カニュラ酸素療法（HFNC）……51
人工呼吸器……52
酸素解離曲線……53

トラブルシューティング CO_2 ナルコーシス　54

Chapter 2 検査 55

1. 血液検査 55

白血球数と CRP……55
プロカルシトニン（PCT）……58
血清 KL-6/SP-D/SP-A……59
(1→3)-β-D-グルカン……60
アスペルギルス抗原 / 抗体……60
血清クリプトコッカス抗原（グルクロノキシロマンナン抗原）……61
結核菌インターフェロンγ遊離試験（IGRA）……62
サイトメガロウイルス検査……62
血液検査以外の感染症検査……63

2. 喀痰検査 68

一般細菌検査……68

3. 画像検査 72

胸部単純写真……72
小三 J 読影法……73
胸部 CT……79

4. 生理検査 82

スパイロメトリー……82
フローボリューム曲線……84
肺拡散能（D_{LCO}）……87
残気量（RV）/ 機能的残気量（FRC）……88
気管支拡張薬反応性試験……88
気道過敏性試験（日本アレルギー学会標準法，アストグラフ法）……89
広域周波オシレーション検査……89
呼気一酸化窒素（FeNO）……89
ピークフロー（PEF）……91

5. 胸水検査 92

胸水穿刺……94
Light の基準（滲出性 vs 漏出性）……95
細胞分画……96
胸水アデノシンデアミラーゼ（ADA）……97
胸水細胞診……99
悪性胸水，肺炎随伴性胸水 / 膿胸，結核性胸膜炎のいずれの
　　診断にも至らない場合……99

Chapter 3 手技 103

1. 気管支鏡 103

気管支番号……103
気管支へのアプローチ……106
超音波気管支鏡ガイド下針生検（ENUS-TBNA）……110
抗凝固薬，抗血小板薬の中止……110

トラブルシューティング リドカイン（キシロカイン®）アレルギー 112 /
リドカイン中毒 112 / 検査後に顎が外れた 112

COLUMN ゲーマーは気管支鏡がうまい説 113

2. 中心静脈カテーテル 114

手技は準備が8割……114
穿刺部位……115
手技の実際……116
動脈か静脈か見分ける方法……119

トラブルシューティング 少しの違和感も見逃さない 119 /
カテーテル抜去 119

3. 胸腔穿刺 / 胸腔ドレーン留置 121

胸腔穿刺……121
合併症……124
胸腔ドレーン留置……124
フルクテーション / エアリークの確認……127
ドレーン抜去手順……129

トラブルシューティング ドレーン留置中の胸痛 129 /
ドレーンが狙った方向に行かない 129

Chapter 4 疾患各論 132

1. 細菌性肺炎 132

市中肺炎（CAP）……133
医療・介護関連肺炎（NHCAP）……135
院内肺炎（HAP）……135
誤嚥性肺炎……135
原因菌……136
検査……137
抗菌薬の基本……140
耐性菌（耐性化傾向の強い菌を含む）に効果が期待できる抗菌薬の例……141
治療……141

トラブルシューティング 抗菌薬が効かない肺炎 145

COLUMN 肺炎の治療前に血液培養は必要？ 145

2. 肺炎随伴性胸水 / 膿胸 ……148

原因菌……148
治療……150

トラブルシューティング 慢性膿胸　151

3. 抗酸菌感染症 ……153

Ⓐ 結核感染症……153
画像所見……154
3連痰……156
胃液検査……157
抗酸菌検査……157
抗結核治療……158
抗結核薬の副作用……158
肺外結核……160
初期悪化（パラドキシカルレスポンス）……161
DOTS（Directly Observed Treatment Short Course）……161
潜在性結核感染症（LTBI）……161
陳旧性結核……163
Ⓑ 非結核性抗酸菌症……165
診断基準……165
肺 *Mycobacterium avium* complex（MAC）症……166
肺 *M. kansasii* 症……168
迅速発育菌……169
その他……170

4. 肺真菌症 ……171

肺アスペルギルス症……171
単純性肺アスペルギローマ（SPA）……174
慢性進行性肺アスペルギルス症（CPPA）……174
侵襲性肺アスペルギルス症（IPA）……175
アレルギー性気管支肺真菌症（ABPM）……176
肺クリプトコッカス症……177
抗真菌薬……179
ニューモシスチス肺炎（PCP）……179

トラブルシューティング アスペルギルスの薬剤耐性　183

5. ウイルス感染 ……186

インフルエンザウイルス……187
新型コロナウイルス感染症（COVID-19）……190
その他ウイルス……195

6. 間質性肺疾患 ……200

特発性間質性肺炎（IIPs）……202
治療……206

二次性間質性肺疾患……214

免疫抑制その前に……224

トラブルシューティング ステロイドの副作用予防薬 224

7. 悪性腫瘍 228

Ⓐ **肺癌**……228

原発性肺癌……230

治療効果判定……238

放射線治療……239

副作用対策……240

癌緊急症（オンコロジーエマージェンシー）……243

癌性疼痛……245

悪性胸水……245

癌性リンパ管症……246

トラブルシューティング 気管・気管支の局所に限局する早期肺癌を認めた場合 247

Ⓑ **中皮腫，胸腺癌，その他**……249

胸膜中皮腫……249

胸腺上皮性腫瘍……251

低悪性度肺腫瘍……252

8. 喘息 / 慢性閉塞性肺疾患（COPD） 253

Ⓐ **喘息**……253

診断……253

N-ERD……255

治療……255

急性増悪（発作）への対応……263

咳喘息……265

難治性喘息……265

ステロイド抵抗性喘息……267

Ⓑ **慢性閉塞性肺疾患（COPD）**……268

診断と病期分類……268

治療……270

COPD の急性増悪……271

COPD 患者におけるワクチン……272

喘息と COPD のオーバーラップ（ACO）……272

ACO の治療……275

トラブルシューティング 吸入薬の嗄声 279 / 吸入ができない 279

9. 気胸 / 血胸 281

気胸……281

血胸……287

トラブルシューティング いつから動いていい？ 287 /
胸腔内の鏡面像（ニボー） 288

10. 好酸球性肺炎 ······ 291

特徴······291
治療······294

11. サルコイドーシス ······ 296

症状······296
診断······297
検査······297
肺サルコイドーシスの画像所見······297
組織病理学検査······299
治療······300
肺線維化······301
心サルコイドーシス······301

12. 気管支拡張症 ······ 303

胸部 CT······306
治療······306
線毛機能不全症候群（PCD）······306
びまん性汎細気管支炎（DPB）······307

トラブルシューティング 血痰 / 喀血　308

13. 肺動脈疾患 ······ 310

肺血栓塞栓症（PE）······310
肺高血圧症（PH）······314

14. 囊胞性肺疾患 ······ 316

囊胞とは······316

15. その他 ······ 322

Ⓐ 睡眠時無呼吸症候群（SAS）······322
用語の定義······322
治療······323
Ⓑ 過換気症候群······324
診断基準（中山らの基準）······324
治療······325
Ⓒ 肺胞蛋白症（PAP）······327
治療······328
Ⓓ 再発性多発軟骨炎（RP）······329
治療······330
Ⓔ リポイド肺炎······332
治療······333
Ⓕ タバコによる肺障害······334
Ⓖ 肺ノカルジア症 / 放線菌症（アクチノマイセス）······337
ノカルジアの治療······337
放線菌（アクチノマイセス）の治療······338

Ⓗ じん肺……339
アスベスト（石綿）関連疾患……340

Chapter 5　忘れたときに問題になること　　343

1. 手術適応 ………………………………………………………… 343
2. スタットコール ………………………………………………… 349
3. 肺結節影の CT フォロー ……………………………………… 355
4. 感染対策 ………………………………………………………… 357
5. ワクチン ………………………………………………………… 362
6. 保健所への報告 ………………………………………………… 366
7. 在宅酸素療法 …………………………………………………… 368
8. 患者さんが旅行へ行きたいと言ったら
   （飛行機に乗っていい？）…………………………………… 371

エピローグ　導かれし者たち　　375

索引 ………………………………………… 381

プロローグ　診療を楽しくするために

はじめに

　診療は楽しくないといけないのか，皆さんはどう思われますか？　もちろん必須ではありません．仕事と割り切って，楽しくなくても患者さんのために責任感をもって診療にあたっている先生は立派です．医療の質が大きく変わらないのであれば，医者が感じる楽しさは大きな問題ではありません．しかし楽しいのと楽しくないの，どっちがいいと聞かれたら，そりゃ楽しんで仕事できたほうが断然良いですよね．仕事がつらいとメンタル的に苦しくなり，最悪仕事が続けられなくなってしまうこともあり得る話です．楽しいことはみんな積極的になりますし，その結果，診療の質が上がって患者さんの利益につながればなお良しです．今回，書籍を書くにあたって9施設32名の若手の先生方（医師10年目以下，中央値6年目）に取材をしました．その中で今の仕事が楽しく思えないと答えた先生が一定数いました．それなりに上のドクターにいきなり「仕事楽しい？」って聞かれたら思わず「楽しいっす」って言ってしまうということを差し引くと，楽しく仕事ができてない先生は思ったよりもいるのかもしれません．取材のなかで聞いた話を参考に少しでも楽しく診療できるアイデアを出していけたらと思います．

なぜ仕事が楽しくないか

　取材で聞くことができた仕事の楽しいところ，つらいと感じるところを 表1 にまとめました．仕事が楽しいと感じている先生は自分の成長を感じられたり，診療に参加できている実感をもてたり，患者さんから感謝してもらえるなど理由は多岐にわたっていました．その多くはやりがいを感じていて，診療に興味を持てていることが共通しており，自身の成長に沿って診療が楽しくなった先生が多かったです．一方で楽しくないと感じる先生の理由も多岐にわたっておりましたが，多くは「興味が持てない」，「仕事がうまくいっていない」という2つがメインでした．この取材を通して，楽しく仕事ができるようになるためには診療がうまくいったと感じることが大事だと思いました．成功体験を重ねていき，診療に対する次の動きがわかってくれば楽しさも自然に出てくるので

表1 仕事の楽しい / つらいと感じる点

仕事が楽しいドクター		仕事が楽しくないドクター	
楽しいところ	つらいところ	楽しいところ	つらいところ
● 自分の成長が感じられたとき ● 自分の治療や診断がうまくいったときに感じる達成感 ● 診療に対する自分の裁量が許されている ● チームに参加できている ● 患者さんからの感謝 ● 患者さんとのコミュニケーション ● 手技が好き ● 勉強したことが実臨床でフィードバックされるところ ● 興味のある疾患がある ● 同僚に恵まれている ● 先輩後輩や同期と一緒に頑張っていく感じがある ● 他職種と協力できていることがうれしい	● 苦手な仕事がある（事務系，手技など） ● パターン化された疾患の診療 ● 理不尽なことを言われたとき ● 体力的にきついとき ● 性格的に合わない人がいる ● 自分のペースが崩される ● 時間的な余裕がない （不満がない先生も多くいた）	● 自分の成長が感じられたとき ● 患者さんからの感謝 ● 患者さんとのコミュニケーション ● 治療がうまくいったとき ● 後輩にうまく指導できたとき ● 手技が習得できた	● 興味がもてない ● 診療に対する自信がない ● 結果につながらなかったり，つながるまでの時間が長い ● 診断がつかないとモヤモヤする ● 自分の思い通りにいかないときがある ● 予定がスムーズに進まない ● 患者さんからの期待が大きい ● 上司から否定される ● 告知など責任が重い ● 亡くなる方を見ると気分が落ちこむ ● 外来が苦手 ● 研究や論文をやらなければならないプレッシャーと不安がある ● 指導してくれる先生がいない ● 体力的にきつい ● 忙しくて十分に患者さんを診察できない ● モチベーションを維持するのが難しい ● 上司からの無茶ぶりがある ● 常に勉強しなければいけない ● わからないことに直面すると凹む ● そもそも仕事に楽しみを求めていない

はないでしょうか．

仕事が楽しくない先生へ

　いま仕事が楽しくないと感じている先生に提案です．診療に対して一歩だけ前向きに取り組んでみてください．最初は少しつらい思いをするかと思います．しかし前向きな気持ちで踏み出した一歩が先生のこれからを大きく変えてくれるかもしれません．取材したなかで，最初は楽しさを感じなかったのをこんな方法で解決した先生がいました．

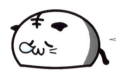

仕事あんま楽しくねーなぁ．でもこの先何十年もこの仕事をやるのにこれじゃつらい人生になるよ……

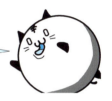

あ，マインドコントロールで楽しいって思いこめばええんや！

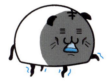

シゴトタノシイ……ベンキョウタノシイ……ワタシハタノシイ……

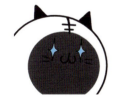

あれ？　診療ができるようになってきたら普通に楽しいぞ！

　その発想がおもしろすぎですが，本当にこれで診療が楽しめるようになったのですごいです．仕事を楽しむには一定の修業期間のような，成長するまでのつらい時期が必要なのかもしれません．何のトレーニングもなしに俺TUEEE！は難しいのです．漫画でも修行編がありますが，あまりおもしろくないのが相場です（私は「グリードアイランド編」も好きです）．しかしその描写があるからバトルや試合が最高におもしろくなるんです．

それと上級医から「こんなことも知らないの？」みたいに言われるの嫌です
よね，すごくわかります．でも知らないものは知らないし，それは恥ずかしい
ことではありません．どんなに優秀な人でも「何でもは知らない，知っている
ことだけ」です．知らなければ知ればいい．間違いを恐れないことから成長は
始まります．

　ということで，まずはこの本で明日の予習をちょっとだけやって仕事へ行く
のはいかがでしょうか．持ち患者さんの病気について，または明日行う手技に
ついてなど何でもいいです．騙されたと思って自分から一歩進んで取り組んで
みてください．それは診療時間外の勉強だけではありません．実際の診療でも
一歩前へ出て，積極性を発揮してみてください．少しでよいです．それを3カ
月！　3カ月やってみましょう！　3カ月経って何も変わらず騙されたと思っ
たら，その時は全力で謝ります！　3カ月やって違うなとなったら"このアプ
ローチではないことがわかった"ととらえて他の方法を考えましょう．

仕事が楽しい先生へ

　すでに仕事が楽しいという先生，それは素晴らしいことです．ぜひそのまま
突き進んでください．そして欲を出してさらに楽しくできたら最高ですね．取
材の中で楽しく仕事できている先生にあえてつらいと思う点をお聞きすると，
事務仕事の多さ，体力面や人間関係などがありました．なかなか解決の難しい
問題ですが，充実した中で強いて言えばという先生が多かったので，やはり診
療でのおもしろさを追求するのがよいと思います．以下にさらに診療が楽しく
なるためのアイデアをあげていきます．自分に合いそうなものがあったら実践
してみてください．

■ クリニカルクエスチョンを洗い出す

　医療現場で直面する疑問をクリニカルクエスチョンといいます．別に研究に
発展するようなものでなくてよいです．なんでこの数値上がってるんだろう？
とか，いつもより回復が遅いのなんでだろう？　とか普通に仕事しているとあ
れ？って思うことありますよね．それをピックアップしてみてください．その
時に答えが出なくても，「なぜ？」を考えながら積み重ねていくことでいつか点
と点が線になることがあります．

■ 興味ある疾患を集める

　これは大きな声では言いにくいのですが，自分が興味ある疾患を回してもら

うよう上司に伝えておくのもひとつです．もちろん興味の有無にかかわらず診療するのは当然ですが，人間ですから興味のある疾患のほうがやる気が出ます．なので興味ある疾患から入って，だんだんと他の疾患にも視野を広げていくほうがモチベーションを維持しやすいと思います．このやり方ができるのは若手の特権です．ただし施設の状況や上司のキャラクターなど見ながらご検討ください．

■アウトプットをする

診療能力向上のために学習することは情報のインプットにあたります．次のステップは獲得した知識や情報を他の人に伝えることです．アウトプットをする方法は，① 学会発表や論文執筆，② 研究会での発表，③ 同僚や他の医療従事者を集めての勉強会，④ 後輩への指導，⑤ ブログや SNS（リスクもあり）などがあります．もちろん SNS の利用には個人情報の扱いなど十分注意しましょう．

トレーニング法

診療のトレーニング方法には正解がありません．人それぞれ相性がありますので自分に合う勉強方法を探すことになります．ここでは私がやっていたトレーニング方法を紹介しますので自分に合うか一度試してみてください．

■病気の経過を予測して未来のオーダーを立てよう！

私がやっていた，というか今もずっと続けていることですが，入院から退院まで全てを予測しながら診療しています．入院してきた患者さんに対し，最初に治療の方針を決めますよね．その時点で，治療が効くならどのタイミングで改善の徴候が出て，治療終了はいつで，退院日はいつなのか，逆に治療の効果がない場合はどのタイミングでチェックをすれば把握できるか，などを予測します．それをもとに1週間の検査，処方，点滴のオーダーを立ててください．精査についても同様で，どのタイミングで何の検査が必要になり，検査結果が出るまでの時期を考えて，それまでにやっておくことは……といった具合です．これは特別なことではありませんが意識してやることで，① 病状の典型的な経過を自然に学べる，② 仕事の効率が上がる，③ 病状が悪化する可能性も含め予測してるのでうまくいかない状態も想定内となります．さらにうまくいかなかったときの対策も事前に考えておけば速やかな対応ができます．慣れないうちは予測するのが大変だと思います．最初は適当でもいいです．「たぶん週2回

くらい血液検査とレントゲン見れば大丈夫だから月・木・月で入れとけ」って感じで．その時の血液検査の中身もちゃんと考えましょう．入院時に測ったプロカルシトニン，KL-6，腫瘍マーカー，BNP，凝固は次いつ測りましょうか？その理由も添えてオーダーをすれば確実に実力がついていくと思います．この方法で注意が必要なのは予測とは違う結果が出た時に最初の考えに固執して方向転換ができなくなることです．やはり自分の間違いを受け入れるのは苦しく難しいことですので，常に自分の中で注意喚起をしないといけません．

■ 白血球と CRP を使わずにプレゼンしてみよう！

　次に私が研修医時代に感銘を受けたトレーニング方法です．高名な感染症科の先生のお言葉であり，深く納得し，今でも心に残っています．それは「白血球と CRP という言葉を使わずプレゼンテーションをしてみてください」というものでした．もちろん white blood cell count と英語で言えとかそういうことではありません．白血球と CRP は炎症反応であり，重症度や緊急性などを知る上で非常に参考となるのは言うまでもありません．しかしあくまで炎症の有無とその強さしか表しておらず，細菌性か非細菌性かの鑑別には向きませんし，どの臓器からの炎症なのかは問診，身体診察，画像所見などから診断しています．さらに CRP は遅れて上昇と下降をするため早期の治療効果の判定にも向きません [1]．では早期の効果判定をどのようにしたらよいでしょうか？その先生はおっしゃられました「標的臓器の症状を見なさい」と．細菌性肺炎を例に出すと，もちろん標的臓器は肺です．その症状は咳嗽，喀痰，呼吸困難，バイタルサインでいうと呼吸数や酸素化があげられます．臓器特有の症状や所見が改善していれば，感染症も改善してきていることが期待できます [2]．そのトレーニングのために白血球と CRP という言葉を使用せずにプレゼンテーションをしてみましょう．より深い患者さんの観察が必要になり，ベッドサイドでの診察とバイタルサインのチェックを通して診療のレベルが 1 段階ステップアップすること間違いなしです．一方で誤解してほしくないのは白血球，CRP も重要な臨床のマーカーであることは変わりありません．

※白血球や CRP の詳細は Chapter 2-1 の血液検査を参照ください（→ p.55）．

■ 検査結果を予測し，予測と違ったデータを考察しよう！

　前述の通り，全ての検査を予想してオーダーするトレーニング方法を紹介しました．では予測するとはどういうことか，CRP を例に出して解説します．まず血液検査をする前に CRP はどのくらいの高さなのか予想します．そして実

際に得られたデータとどのくらい差があるか検討しましょう．予想が概ね当たっていれば精査や治療の方針を変えることはありません．ここでいう方針変更なしとは，別にこのままでよいという意味ではありません．CRPを高値と予想し実際に高かった場合，高いと予想した理由がありますのでそのまま精査・加療を進めることになります．逆に予想と違う値が出た場合，特に予想よりも高かった場合にはその原因を検討する必要があります．これを繰り返していくと臨床能力が鍛えられるだけでなく，不要な検査を避けることができるようになります．

■ 尊敬できる上級医との学年差を計算しよう！

　皆さんの周りにも尊敬できる先生がいると思います．その先生と自分の学年差を計算してみてください．その年数で尊敬する先生のレベルまで達するにはどうしたらよいでしょう？　もしかしたら途方もない差を感じてしまうかもしれませんが，もうちょっと細かく分析してみてください．私も尊敬している師匠がいるのですが，私が後期研修医のときにその先生が18年目くらいだったと思います．当然ですが，途方もない差がありました．ですがその差を3つのレベルに区切って，5年ごとのなんとなくの目標を立てました．最初の5年である程度自分一人で診療できるレベルになって，次の5年で他科の先生からコンサルトがきてもよいようにして，最後の5年で同じ科の先生から相談されるようなレベルを，といった感じです．実際はもっと個々のスキルについての目標も設定していました．残念ながら師匠のレベルまで到達できた気はしませんが，努力の方向性がわかりやすくなると思います．まさにベイビーステップですね．

　本書はそんな私が考えながら診療をしていくなかで身につけたスキルや知識，考え方をふんだんに入れました．特に診療に必要と思ったところを重点的に，（本当は大事なのですが）診療に直結しない部分は省略しています．ぜひ本書を使って診療を楽しんでいただければうれしいです．そのうえで興味を持った分野をさらに深堀りしていってもらえればと思います．

文献

1) Simon L, Gauvin F, Amre DK, et al. Serum procalcitonin and C-reactive protein levels as markers of bacterial infection: a systematic review and meta-analysis, Clin Infect Dis. 2004; 39: 206-17.
2) 青木 眞．レジデントのための感染症診療マニュアル．第2版．東京: 医学書院; 2007.

キャラクター紹介

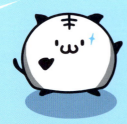

てべ猫
Dr. 下田に付きまとうネッコ．
英語表記は TB cat．
LINE スタンプにもなっている．

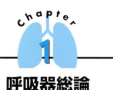

Chapter 1 呼吸器総論

1 呼吸器でみる症状

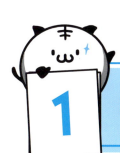

ポイント

- ☑ 患者さんの言う"風邪"は信じるな！ ウイルス感染は多臓器に症状を出す
- ☑ 咳嗽は臨床所見から原因を推定し，診断的治療を行う．改善しなければさらなる精査を
- ☑ 血痰/喀血は要注意！ 大量喀血で呼吸不全や窒息を起こす
- ☑ 呼吸困難は多くの呼吸器疾患で認めるため大雑把に呼吸不全，起坐呼吸/平臥呼吸，過換気症候群，その他の4つで考える
- ☑ 胸膜痛は肺炎随伴性胸水/膿胸だけではなく，肺血栓塞栓症との鑑別が難しいことがある

風邪（感冒）

　いわゆる風邪（感冒）とはウイルスによる上気道の感染症であり，ほとんどの症例で自然軽快します．しかし患者さんによってはさまざまな症状や病態を"風邪"と表現します．例えば喘息の症状で咳嗽が出ているときだったり，上気道症状がない全身倦怠感でさえ"風邪"と表現されることがあります．患者さんが「風邪をひいてしまって……」と訴えたときはウイルス感染と決めつけずに「それは具体的にどういった症状ですか？」と問診しましょう．思いもよらない答えが返ってきて，「3日前から鼻水が出てねー，咳？　咽頭痛？　ないよ．だってこれ花粉症だから」なんてこともありました．風邪って言ってたじゃん……．患者さんごとに風邪の定義があるように感じます．

　ウイルスによる上気道感染症の特徴は症状が多臓器にわたることです．一方で細菌感染は通常一臓器一菌種であり，その症状は感染臓器に限定されること

が一般的です　表1　[1]．すなわち発熱以外に，肺炎／気管支炎では咳嗽と喀痰，咽頭炎では咽頭痛と膿栓を伴う扁桃腫大，副鼻腔炎では片側性の鼻汁と副鼻腔の圧痛などがみられます．ウイルス感染では多臓器にまたがって症状が出現するため，咳嗽・喀痰，咽頭痛，鼻汁のうち複数の症状が同時に出現しやすいです[1]．

　細菌性咽頭炎の鑑別に centor criteria がありますが　表2　[2]，その中に咳嗽の欠如という項目があります．ここからも多臓器にまたがった症状はウイルスを示唆することが理解できます．

　喀痰や鼻汁の色が参考になることもありますが，それだけで細菌性とウイルス性とを鑑別するのは難しいと感じます．特にウイルス感染による鼻汁は，発症時は透明〜白色ですが時間経過とともに黄色〜緑色に変化します[1]．さらに嗄声を伴う場合は声帯炎／声帯周囲炎があると考えられ，その多くはウイルス

表1 ウイルス性上気道炎と細菌性感染の特徴

	ウイルス感染	細菌感染		
		肺炎	咽頭炎	副鼻腔炎
症状	多臓器にわたる	基本的に標的臓器の症状のみ		
咳嗽/喀痰	○	○	―	△ (後鼻漏)
咽頭痛	○	―	○	―
鼻汁	○	―	―	○
抗菌薬	×	○	△ (A群溶連菌のみ)	△ (軽症は不要)

表2 Centor criteria

38℃以上の発熱または悪寒	＋1
膿栓の付着を伴う扁桃腫大	＋1
咳嗽がない	＋1
前頸部リンパ節の有痛性腫大	＋1
年齢＜15歳	＋1
年齢＞44歳	−1

A群溶連菌感染症のリスク
0点: 1〜2.5%, 1点: 5〜10%, 2点: 11〜17%,
3点: 28〜35%, 4〜5点: 51〜53%

(Group ESTG, et al. Clin Microbiol Infect. 2012; 18 Suppl 1: 1-28[2])
を改変)

感染です．そして当たり前ですが一番大事なことなのであえて言います．ウイルス感染に抗菌薬は処方しません！

細菌性なのに多臓器に症状を認める例もあり，非定型菌であるマイコプラズマやレジオネラがそれに当たります．喀痰のない乾性咳嗽以外に，頭痛，咽頭痛，嗄声，鼻汁，筋肉痛，消化器症状などの呼吸器以外の症状を呈することがありますので注意しましょう[3,4]．

トラブルシューティング　二次性細菌性感染症

ウイルス感染，特にインフルエンザや新型コロナ感染症（COVID-19）と診断し，一度，改善傾向を認めた後に二峰性の病状悪化を認めることがあります．これは二次性の細菌性感染の合併が疑われ[5]，肺炎だけでなく副鼻腔炎でもみられます[1]．

咳嗽

咳嗽はその罹患期間から急性（3週間未満），亜急性（3～8週間），慢性（8週間以上）に分類されます 図1 [6]．急性咳嗽の原因は感染症が多く，亜急性

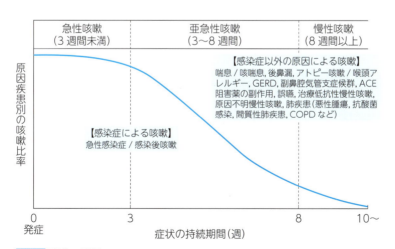

図1 咳嗽の分類
（日本呼吸器学会咳嗽・喀痰の診療ガイドライン2019作成委員会．咳嗽・喀痰の診療ガイドライン2019：メディカルレビュー社；2019[6] を引用改変）

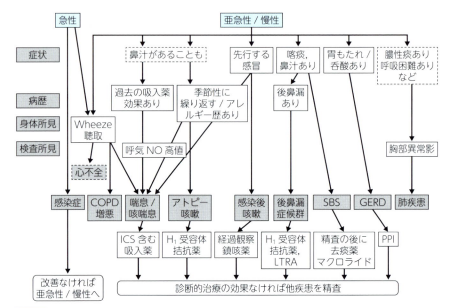

図2 咳嗽の鑑別に対するスクリーニングの考え方（筆者作成）

では感染後咳嗽を考慮し，慢性咳嗽は咳喘息／喘息，後鼻漏，アトピー咳嗽，副鼻腔気管支症候群（SBS）がほとんどで，その他，逆流性食道炎（GERD），アンギオテンシン変換酵素（ACE）阻害薬の副作用などがあげられます[7]．しかし来院した時点での咳嗽罹患期間が3週間未満であっても亜急性または慢性の初期をみている可能性があります．つまり急性期であっても亜急性，慢性までの疾患が候補にあがります．

では実際にどのように鑑別しているのか．図2 に疾患頻度と問診を元にした基本的なスクリーニングの考え方を示します．これは私が咳嗽患者さんの診察時に最低限診察している内容になっており，以下の問診と身体診察が含まれます（あくまでスクリーニングです）．

- 咳嗽はいつから，どんな時に出るか，日内変動はあるか
- 他の症状，特に喀痰，咽頭痛，鼻汁，後鼻漏，胃もたれや呑酸はあるか
- 初発時に感冒症状（発熱，咽頭痛，鼻汁，喀痰）はあったか，あったなら受診時は改善しているか
- 過去に同様の症状はあったか，あった場合季節性に繰り返しているか
- アレルギー歴
- 聴診で wheeze や crackles を聴取するか

図2 は鑑別のフローチャートではなく概略図として考えてください．特に亜急性～慢性咳嗽では胸部単純写真を撮影して肺疾患のチェックを行うようにしています．

急性咳嗽

　急性の咳嗽は感染症を疑います．しかし先述したように亜急性や慢性咳嗽の初期である可能性もありますので，他の診療情報から感染症以外の疾患を疑う場合や感染症として対応しても改善しない場合は精査を行いましょう．また急性の咳嗽で見逃してはいけないのは喘息や慢性閉塞性肺疾患（COPD）です．特に wheeze を聴取した場合は喘息や COPD（の増悪）を積極的に疑いましょう．さらに wheeze を聴取する疾患として心不全もお忘れなく．

亜急性咳嗽

　亜急性咳嗽の代表は感染後咳嗽です．感染後咳嗽では，気道の炎症が粘液の過産生やクリアランスの低下，一過性の過敏性を引き起こすことで咳嗽を誘発しますが8週間以内に自然軽快します[6]．受診時の主訴は先行する感染症，特に感冒があり，初期症状は改善しているものの咳嗽が残存するということが多いです．また過去にも感染症罹患後に長期の咳嗽があったかも参考になります．鑑別は慢性咳嗽に加えてマイコプラズマや百日咳があげられます．治療は自然軽快するので不要ですが，咳嗽が強いとつらいので対症療法を行い，苦痛を減らすよう努めます．鎮咳薬を処方することが多いですが，抗コリン薬の吸入や麦門冬湯が感染後咳嗽に対する鎮咳効果を示したという報告があります[6]．何より患者さんに自然に治ること，それまでつらいと思うけど対症療法しかないこと，悪化したり発症から8週間以上続く場合はおかしいので再診が必要なことなどを説明することが重要です．

慢性咳嗽

　私は慢性咳嗽の原因を気管支疾患，肺疾患，呼吸器以外の疾患に分類しています．気管支疾患は喘息/咳喘息，アトピー咳嗽，SBS があげられ，肺疾患に比べ画像所見が乏しいことが特徴です．呼吸器以外の原因は後鼻漏症候群，GERD，ACE 阻害薬の副作用などがあります．アトピー咳嗽は中枢気道の炎症により気道壁の咳受容体感受性の亢進が原因であり，抗ヒスタミン H_1 受容体拮抗薬を使用します．SBS は慢性・反復性の気道炎症を上気道と下気道に合併した病態と定義され，その中には慢性気管支炎，気管支拡張症，びまん性汎

細気管支炎が含まれます．治療は 14・15 員環系マクロライドを使用しますが，治療効果が限定的な場合も多く経験します．GERD による咳嗽の原因は，胃液による食道下部粘膜の迷走神経刺激が中枢を介して咳嗽を誘発する reflex theory と，逆流したものが咽喉頭や下気道を刺激する reflux theory が考えられています．食後，体動時，会話時などに咳嗽が悪化するのが特徴です．さらに誤嚥も慢性咳嗽の原因となります．肺炎がなく咳嗽のみで受診することも珍しくなく，咳嗽のタイミングが食後や食中であることが特徴です．ただし食事と咳嗽のタイミングはこちらから聞かないと教えてくれないことが多いです．鎮咳薬の使用は誤嚥のリスクを増強してしまう可能性があるといわれます[6]．

さらに原因疾患が不明で治療困難な原因不明慢性咳嗽（unexplained chronic cough: UCC）と原因疾患の最適な治療を行っても改善しない治療抵抗性慢性咳嗽（refractory chronic cough: RCC）という概念があります．これらの病態を説明する概念として咳過敏症症候群（cough hypersensitivity syndrome: CHS）が提唱されています．低レベルの温度変化や機械的・科学的刺激を契機に生じる難治性の咳嗽を呈する臨床的症候群と定義され[6]，冷気，空気の乾燥，気圧の変化，会話，たばこなどで咳嗽が誘発されます[8]．治療はアミトリプチン（トリプタノール®），ガバペンチン（ガバペン®），プレガバリン（リリカ®），P2X3 受容体拮抗薬，スピーチセラピーがあげられます．しかし本邦ではアミトリプチン，ガバペンチン，プレガバリンは難治性咳嗽には適応外となります[6]．

　慢性咳嗽の中で最も見逃してはいけないのは肺疾患です．肺癌，肺結核，間質性肺疾患など重要な疾患が隠れていることがありますが，症状だけではなかなか鑑別ができません．気管支や呼吸器以外の原因として違和感があったり，

表3 治療効果判定の目安

	治療薬	改善傾向を示すまでの期間（目安）
感冒後咳嗽	対症療法	8週間以内
喘息/咳喘息	ICS含む喘息治療	1〜2週間
アトピー咳嗽	抗ヒスタミンH$_1$受容体拮抗薬	2週間
副鼻腔症候群	抗ヒスタミンH$_1$受容体拮抗薬，点鼻ステロイド薬	数日〜数週間
SBS	14・15員環系マクロライド	4〜8週間（改善しない場合もあり）
GERD	PPI	数週間〜2, 3カ月（改善率は高くない）

（日本呼吸器学会咳嗽・喀痰の診療ガイドライン2019作成委員会．咳嗽・喀痰の診療ガイドライン2019: メディカルレビュー社; 2019[6] を参考に作成）

治療を行っても改善しない場合は胸部単純写真を撮影してみるのがよいでしょう．治療効果の判定は 表3 を参考にしてください．私は特に結核を警戒していることもあり（少しオーバートリアージかもしれませんが）診断的治療として喘息治療をする場合は事前に胸部単純写真を撮影しています．

鎮咳薬

　基本的には原因疾患に対する特異的な治療を行います．しかし対症療法が必要な疾患や適切な治療を行っても十分な改善を得られない場合に鎮咳薬を使用することがあります 表4 ．ただし鎮咳薬といっても効果は限定的であることが多いので私は必要最低限にするよう心がけています．最初は中枢性非麻薬性の薬を選択し，肺癌や間質性肺疾患など原病の治療を行っても症状が残存する患者さんに限り麻薬性の鎮咳薬を処方しています[6]．近年発売されたゲーファピキサントについては，まだ私自身の使用経験は少ないのですが，効果はあるものの添付文書通り使用したおよそ半分の患者さんで味覚障害を認めました．

　表4 のその他の項目に，はちみつ＋コーヒーがあります．いやいや，おばあちゃんの知恵袋みたいなのを持ってこられても……と思いますよね．しかし驚くことに二重盲検ランダム化比較試験で有効性が示されています．感染後咳嗽の患者さんにひと匙のはちみつをコーヒーに溶かして1日2回摂取させたところ，対象群（ステロイド，ジャムペースト）に比べ有意に1週間後の咳嗽が改善しました[9]．実はコロナにも有効とのことで[10]，実に興味深い報告です．ただ二重盲検ランダム化比較試験といっても症例数は限られています（前者が97人と後者が27人の組み入れ）．私は感染後咳嗽だったり原病治療を行って

表4 鎮咳薬の分類

分類		代表的薬剤
中枢性	麻薬性	リン酸コデイン
	非麻薬性	デキストロメトルファン（メジコン®），チペピジン（アスベリン®），ジメモルファン（アストミン®），エプラジノン（レスプレン®）など
末梢性	P2X3受容体	ゲーファピキサント（リフヌア®）
	漢方	麦門冬湯，柴朴湯，清肺湯，滋陰降火湯，半夏厚朴湯
その他		トローチ，はちみつ＋コーヒー

（日本呼吸器学会咳嗽・喀痰の診療ガイドライン2019作成委員会．咳嗽・喀痰の診療ガイドライン2019: メディカルレビュー社; 2019[6]，Raeessi MA, et al. Prim Care Respir J. 2013; 22: 325-30[9] を参考に作成）

も咳嗽により QOL が下がってしまう患者さんに限り，「はちみつとコーヒーが咳を抑えてくれるかもって報告があるからもしよかったら試してみてくださいね」くらいのお勧めにしています．ちなみに乳児にはちみつは禁忌です（ボツリヌス症を避けるため）．

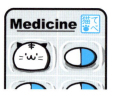

喀痰，血痰

　喀痰はその外観から粘液性，漿液性，膿性，血性に分類します．表5に喀痰の性状と原因疾患の例を示します[6]．教科書的には色調で特徴的な菌種が推定できると記載されていますが，正直私は菌種を当てられたことはありません．例えば，緑膿菌感染では確かに緑色痰を認めますが，他の原因菌でもしばしば緑色になります．鉄さび色の喀痰から肺炎球菌が培養されないことなんてざらにあります．ですので私は，臨床的に必要な分類は膿性，血性，それ以外だけだと思っています．

　喀痰の治療は原病の治療となります．しかし一部の慢性呼吸器疾患では適切な治療を行っても十分な改善が得られず QOL が低下するため，去痰薬などを

表5 喀痰の性状と原因疾患の分類

性状	疾患
粘液性	気管支炎，COPD，気管支喘息
漿液性	ARDS，肺水腫
膿性	気道感染，肺炎，COPDの増悪，気管支喘息増悪
緑色	緑膿菌
オレンジ色	レジオネラ
鉄さび色	肺炎球菌，肺吸虫症
苺ゼリー状	クレブシエラ肺炎
黒色・褐色	真菌
血性　ピンク状	肺水腫
鮮紅色	気管支拡張症，抗酸菌感染（結核，NTM），急性上気道炎，肺癌，肺真菌症，肺胞出血（特発性，SLE，血管炎，Goodpasture症候群，血小板低下/凝固異常，薬剤性），動静脈奇形，気管支喘息，肺血栓塞栓症，大動脈解離/大動脈破裂など
黒褐色	古くなった血液

（日本呼吸器学会咳嗽・喀痰の診療ガイドライン2019作成委員会．咳嗽・喀痰の診療ガイドライン2019：メディカルレビュー社；2019[6]．p.24-5を参考に作成）

表6 喀痰治療薬の種類と特徴

		作用	代表的な治療薬	性状と効果[*1]	
				漿液性喀痰	粘液性喀痰
産生・分泌の抑制	杯細胞過形成の抑制	杯細胞化生・過形成を抑制し，気道粘液産生を抑制する	マクロライド系抗菌薬，クリアナール®，スペリア®		◎
	副交感神経の抑制	副交感神経の節後線維末端から放出されるアセチルコリンと粘液細胞上のムスカリン受容体との結合を阻害する	抗コリン薬	◎	◎
	化学伝達物質の制御	活性酸素，プロテアーゼ，脂質メディエーター，サイトカイン等を制御することで粘液の産生や分泌を抑制する	抗アレルギー薬，ロイコトリエン受容体拮抗薬，コルチコステロイド	○	○
分泌物排除の促進	粘液溶解	ムチンを分解して気道粘液の粘稠度を低下させる	ビソルボン®，ムコフィリン®[*2]，ペクタイト®，チスタニン®		◎
	粘液修復	気道粘液構成成分を正常化させる	ムコダイン®	◎	◎
	粘液潤滑	肺サーファクタントの分泌亢進により，気道粘液と気道上皮との粘着性を低下させる	ムコソルバン®，ムコソルバン®L，ムコサール®-L	○	◎
	線毛運動賦活	線毛運動を賦活化させることで，粘液線毛クリアランスを促進する	β_2刺激薬[*3]	○	○
	上皮細胞からの水分過剰分泌の抑制	気道上皮細胞のクロライドチャネルを介する水分の過剰分泌を抑制し，線毛運動に適したゾル層の厚さに調節する	マクロライド系抗菌薬	○	○
	咳嗽誘発	咳嗽反射を亢進させる	ACE阻害薬	○	○

◎：効果が期待される，○：効果の可能性がある
*1：各薬剤の添付文書に基づいて判断した
*2：吸入液のみ
*3：粘液分泌を亢進させる可能性がある
（日本呼吸器学会咳嗽・喀痰の診療ガイドライン2019作成委員会．咳嗽・喀痰の診療ガイドライン2019：メディカルレビュー社；2019[6]．p.28より引用）

1

呼吸器でみる症状

使用することがあります 表6 ．これは対症療法であり，痰を出しやすくするための薬ですので喀痰を減らす効果は乏しいです．

　血痰には2つの注意点があります．1つは大量喀血を起こすと急速な呼吸不全により人工呼吸器管理を要したり，血餅が気道を閉塞して窒息することがあります[11]．2つ目は吐血や上気道の出血（鼻，口腔，咽頭）との鑑別が難しい場合があることです．血痰／喀血の場合は喀痰とともに喀出することが多く，泡沫状に見えます．一方で吐血は嘔吐を伴い，食物残渣を認めます[11]．上気道の出血も出血点が観察できれば容易に鑑別できますが，出血量が多いと口と鼻の両方から血液が喀出されたりと，判別が困難となります．胸部CTですりガラス影や気道内の液体貯留が確認できたり，気管支鏡にて内腔から出血源を観察できれば呼吸器からの出血の可能性が非常に高くなります．また造影CTでの血管造影（CT angiography）を行うことで気管支動脈の形状を観察でき，気管支動脈塞栓術（BAE）で塞栓すべき血管を選定することができます．血痰／喀血を起こす疾患の頻度は特発性と気道感染症が全体の77％を占めると報告されていますが 表7 [12]，私の施設では非結核性抗酸菌症（NTM）を含む気管支拡張症を多く経験します．病院や地域の特性によって変化するので注意しましょう．

　喀血／血痰の重症度評価は呼吸状態，貧血の進行，凝固異常の有無，大量出血，呼吸器疾患の有無，その他の併存症から判断します 表8 [12]．大量喀血と

表7 血痰/喀血を起こす疾患の頻度

疾患	頻度（%）
特発性	50
気道感染症	22
肺癌	17.4
気管支拡張症	6.8
肺水腫	4.2
抗凝固治療	3.5
肺結核	2.7
肺血栓塞栓症	2.6
アスペルギルス症	1.1

（Abdulmalak C, et al. Eur Respir J. 2015; 46: 503-11[12]）

表8 喀血/血痰の重症度評価

高い出血リスク	アスペルギルス症，肺動脈を伴う病変など
呼吸状態	呼吸数＞30回/分，SpO_2＜88％（室内気）
ヘモグロビン濃度（Hb）の低下	Hb＜8g/dLまたはベースラインから2g/dLの減少
凝固障害	
不安定な血行動態	補液の急速投与または昇圧剤の使用
大量喀血	48時間で200mL以上または慢性肺疾患のある患者での50mL以上の喀血
呼吸器疾患	肺切除術の既往，COPD，囊胞性肺線維症など
その他の併存症	虚血性心疾患，抗凝固薬使用など

（Abdulmalak C, et al. Eur Respir J. 2015; 46: 503–11[12]）

は 48 時間で 200mL 以上または慢性肺疾患のある患者での 50mL 以上の喀血を指します．ただし出血量は計算が難しいのでおちょこやコップに溜めたらどのくらいになりますか？　と問診を行っています．

- 痰に混ざる程度（20mL 以下）→ 外来で経過観察も可能
- おちょこ 1 杯（20mL 程度）→ 全身状態や出血の頻度などを考慮し入院検討
- コップ 1 杯（200mL 程度）→ 基本は入院

　2024 年に出版された喀血診療指針では 15mL/日未満を軽症，200mL/日未満を中等症，200mL/日以上を大量としています[13]．治療は軽症であれば経過観察や止血薬の投与を行いますが，繰り返す喀血や大量出血を認めた場合は BAE を検討します[11]．しかし BAE を行える施設は限られており，特に当直帯で BAE が実施できる施設は少数です．大量出血のリスクがあると判断したら無理せずに BAE を行える施設への転院を検討しましょう．抗凝固薬や抗血小板薬を使用している場合はそれらを中止して止血薬を投与するか迷うことがあります．明確な基準はないので重症度と出血リスク，急性冠症候群や脳梗塞の再発リスクとを考慮して判断するしかありません．少なくとも大量出血や呼吸不全を起こした場合，私は抗凝固薬や抗血小板薬を中止して抗凝固薬の拮抗薬があれば投与することが多いです．止血薬は全身状態や出血の持続状況を見て検討しますが，可能な限り BAE を優先します．もちろん患者さんには急性冠症候群や脳梗塞の再発リスクを説明し，それよりも現段階では出血のほうが危ないと判断しているということを伝えましょう．

止血薬は一般的にカルバゾクロム（アドナ®）とトラネキサム酸（トランサミン®）を使用しますが，そのエビデンスは限定的です．トランサミン®は外傷での止血効果や消化管出血時の死亡率低下の報告があります[14]．呼吸器領域での確たるエビデンスはありませんが，点滴よりも吸入のほうがよいかもしれないというデータがあります[15]．一方でアドナ®の明確なエビデンスはありません．

> **トラブルシューティング**
>
> **痰詰まり**
>
> 　血餅や硬い痰，誤嚥などにより気道が閉塞すると窒息による急変を起こします．喀血や誤嚥性肺炎を繰り返していれば予想もできますが，全く予兆のない症例もあります．痰詰まりを起こした時はとにかく気道確保で，痰の除去が急務ですが吸引チューブによる処置が難しい時は気管支鏡が一番威力を発揮します．あとは健側を上にする体位にしたり，喀血時に挿管チューブを健側の主気管支にまで深く挿入し片肺挿管をするという手もあります．

呼吸困難

　呼吸困難は多くの呼吸器疾患で認めるため私は大雑把に4つのくくりで考えています．

① 呼吸不全（→ p.26）
② 起坐呼吸 / 平臥呼吸
③ 過換気症候群（→ p.321）
④ その他

　①は入院適応になります．②起坐呼吸は気管支喘息の増悪やCOPD増悪，肺水腫などを考え，平臥呼吸は右→左シャント（肝肺症候群，卵円孔開存 / 心房中隔欠損＋肺切除 / 肺梗塞など）を疑います[16]．ちなみに肝肺症候群は慢性肝疾患により肺の微小血管が拡張されている状態で，立位により肺血流が肺底部に多く流入することで換気血流ミスマッチを起こすことが原因だといわれています．換気血流ミスマッチとは，疾患により肺胞の換気または血流が少なくなり，その結果として健常肺に比べて血液中にO_2を取り込めなくなることをいいます．③は対症療法で改善しますし，④は①と同様に呼吸困難の原因を精

査する必要がありますが，①ほど緊急性はありません．ただし，過換気については原因が心因性でなく，肺疾患，心疾患，脳卒中などが隠れていることがあります．そのため過換気をみても過換気症候群と即断せず，常に他疾患の見逃しがないかのチェックをしましょう．ここでちょっと症例を提示します．みなさんはどう対応しますか？

症例（実際の症例を改変）

心臓や肺疾患の既往のない 20 代女性．月経困難症でピルを内服中．
階段を上っている時に突然呼吸困難を自覚したため救急要請し当院に搬送された．

既往歴: 不安神経症（内服薬はなし）

バイタル: 体温 36.5℃，血圧 118/66mmHg，心拍数 96/min，呼吸数 20/min，SpO_2 98%（室内気）

身体所見: 聴診所見を含め異常なし，下肢浮腫や疼痛なし

採血検査: 炎症所見なし．D-dimer 1.2μg/mL（正常値：1.0pg/dL 未満）

胸部単純写真: 異常なし

心電図: 異常なし

いかがしょうか？　ピル内服中（血栓リスクあり）の突然の呼吸困難で Wells criteria は 0 点ですが，改訂 Geneve score は頻脈で 5 点となり肺血栓塞栓症の臨床的可能性は中等度となります．検査前の臨床的確率が低いあるいは中等度の症例において，D-dimer が陰性であれば画像診断を行うことなく診断を否定できるとされていますが[17]，このように D-dimer が軽度高値を示す症例は多々経験します．不安神経症の既往があり過換気症候群の可能性がある一方で，ピル内服という血栓のリスク因子があり非常に悩ましいと思います．

結論を言うと，造影 CT を撮りました．もちろん妊娠していないことを確認し，被曝の可能性もお話しして．その結果，まったく血栓はなく非常にキレイな血管でした．検査をしているうちに症状は消失し歩いて帰宅されました．診断は過換気症候群でしたがこうした悩ましい症例もあります．

1

呼吸器でみる症状

トラブルシューティング

側臥位呼吸

側臥位になる際に健側肺を下にすると呼吸が楽になることがあります．これは重力方向の肺に多くの血流が送られ，換気血流ミスマッチがより少なくなるためです[16]．しかし大量の胸水貯留の症例では逆に患側を下にしたほうが楽になることがあります．胸水の重みで心臓や健側の肺が圧迫されるためなのか詳細はわかっていません．ちなみに心疾患では右側臥位を好むことが多いといわれています．こちらの機序も不明です[16]．

側臥位禁の症例

有瘻性膿胸や空洞内に液体貯留を認める症例では側臥位を禁止すべき場合があります．胸水や空洞内の液体が健側肺に吸い込まれると急激に呼吸不全が進行してしまうため，健側を下にした側臥位を避ける指示を出します．

胸痛

胸痛は致死的なサインであることがあり，見逃してはいけない疾患が多数あります 表9 ．緊急性の高い順に除外をしながら鑑別を進めますが，ピットフォールになりやすい点として帯状疱疹などの皮膚病変があげられます．また人差し指で押して痛みがあり，少しずらしたところは圧痛がない場合，痛みの原因は筋肉，骨，神経が考えられます．患者さんが痛いと訴える場所は実際に目で見て触ってみることが大事です[18]．

深呼吸時に悪化する胸痛を胸膜痛（胸膜性胸痛）とよびます．胸膜炎の所見として有名ですが，以下の疾患でも胸膜痛を認めることがあるので注意してください．

胸膜痛を認める疾患
- 胸膜炎（肺炎随伴性胸水／膿胸）（→ p.148）
- 肺血栓塞栓症 → 肺梗塞を起こすと胸膜に炎症を起こす（→ p.310）
- 肋間神経痛，肋骨痛 → 吸気時に胸壁が動くことで痛みが増強する

特に肺血栓塞栓症による肺梗塞は肺炎像に見えることがあり，胸膜に炎症が波及していると血液検査において炎症反応が上昇します．その結果，肺炎によ

表9 緊急性ごとの胸痛の分類

緊急性	分類	疾患
非常に高い	心疾患	急性冠症候群，心膜炎
	血管疾患	胸部大動脈瘤，大動脈解離，肺血栓塞栓症
	呼吸器疾患	緊張性気胸，血胸
	消化器疾患	食道破裂
高い～中等度	呼吸器疾患	胸膜炎，肺炎随伴性胸水/膿胸，肺癌，気胸，縦隔気腫，縦隔炎
	消化器疾患	逆流性食道炎，急性膵炎，胃十二指腸潰瘍，Mallory-Weiss症候群，食道アカラシア
	整形外科疾患	肋骨骨折，転移性骨腫瘍，肋軟骨炎
	自己免疫疾患	大動脈炎症候群
	皮膚	帯状疱疹，乳腺炎，蜂窩織炎
低い		肋間神経痛，肋軟骨症候群，パニック障害（心臓神経症），過換気症候群，肋間筋痙攣，筋肉痛

（日本呼吸器学会，編．新呼吸器専門医テキスト．東京：南江堂；2017．p.44-6[18]）を参考に作成）

る胸膜炎と誤診しやすくなります[17]．

文献

1) 岸田直樹．誰も教えてくれなかった「風邪」の診かた　感染症診療12の戦略．東京：医学書院；2019．

2) Group ESTG, Pelucchi C, Grigoryan L, et al. Guideline for the management of acute sore throat. Clin Microbiol Infect. 2012; 18 Suppl 1: 1-28. PMID: 22432746.

3) 宮原庸介，高柳　昇，窪田素子，他．マイコプラズマ肺炎90例の重症度・治療・予後に関する検討．日呼吸会誌．2006; 44: 607-12.

4) Cunha BA, Burillo A, Bouza E. Legionnaires' disease. Lancet. 2016; 387: 376-85. PMID: 26231463.

5) 成人の新型インフルエンザ治療ガイドライン（第2版）作製委員，編．成人の新型インフルエンザ治療ガイドライン第2版．2017．p.16-22．

6) 日本呼吸器学会咳嗽・喀痰の診療ガイドライン2019作成委員会．咳嗽・喀痰の診療ガイドライン2019: メディカルレビュー社；2019．

7) Ishiura Y, Fujimura M, Ogawa H, et al. Prevalence and causes of chronic cough in Japan. Respir Investig. 2024; 62: 442-8. PMID: 38522360.

8) Won HK, Kang SY, Kang Y, et al. Cough-related laryngeal sensations and triggers in adults with chronic cough: symptom profile and impact. Allergy Asthma Immunol Res. 2019; 11: 622-31. PMID: 31332974.

9) Raeessi MA, Aslani J, Raeessi N, et al. Honey plus coffee versus systemic steroid in the

treatment of persistent post-infectious cough: a randomised controlled trial. Prim Care Respir J. 2013; 22: 325-30. PMID: 23966217.

10）Arentz S, Hunter J, Khamba B, et al. Honeybee products for the treatment and recovery from viral respiratory infections including SARS-COV-2: A rapid systematic review. Integr Med Res. 2021; 10(Suppl): 100779. PMID: 34611512.

11）O'Gurek D, Choi HYJ. Hemoptysis: evaluation and management. Am Fam Physician. 2022; 105: 144-51. PMID: 35166503.

12）Abdulmalak C, Cottenet J, Beltramo G, et al. Haemoptysis in adults: a 5-year study using the French nationwide hospital administrative database. Eur Respir J. 2015; 46: 503-11. PMID: 26022949.

13）日本呼吸器内視鏡学会学術委員会喀血ガイドライン作成ワーキンググループ，編．喀血診療指針．気管支学．2024; 46: 317-80.

14）Hunt BJ. The current place of tranexamic acid in the management of bleeding. Anaesthesia. 2015; 70 Suppl 1: 50-3, e18. PMID: 25440395.

15）Gopinath B, Mishra PR, Aggarwal P, et al. Nebulized vs IV tranexamic acid for hemoptysis: a pilot randomized controlled trial. Chest. 2023; 163: 1176-84. PMID: 36410494.

16）スティーブン・マクギー．柴田寿彦，長田芳幸，訳．マクギーの身体診断学―エビデンスにもとづくグローバル・スタンダード．東京：診断と治療社；2014.

17）日本循環器学会．肺血栓塞栓症および深部静脈血栓症の診断，治療，予防に関するガイドライン．日本循環器学会；2017．Available from: https://www.j-circ.or.jp/cms/wp-content/uploads/2017/09/JCS2017_ito_h.pdf.

18）日本呼吸器学会，編．新呼吸器専門医テキスト．東京：南江堂；2017．p.44-6.

Chapter 1 呼吸器総論

2 バイタルサイン

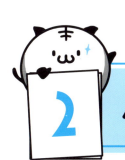

ポイント

- ☑ さまざまな重症度の指標にバイタルサインが使用されており，病状評価に不可欠である
- ☑ 室内気での $SpO_2<90\%$ または $PaO_2<60Torr$ を呼吸不全とし，II型呼吸不全では CO_2 が貯留する
- ☑ 呼吸数の上昇，低血圧，心拍数の上昇，低体温は予後と相関する

　バイタルサインは生命徴候のことで意識レベル，体温，血圧，心拍数，酸素飽和度，呼吸数を評価します．A-DROP スコア（→ p.132），Systemic inflammatory response syndrome（SIRS）診断基準 表1 ，qSOFA スコア 表2 などのさまざまな重症度評価にバイタルサインが含まれています[1-3]．実臨床でも入院患者さんのバイタルを毎日測定していますし，救急隊からの搬送依頼時にはバイタルサインが提供され，搬送前にある程度の重症度を把握できます．さらにバイタルサインの改善は治療評価として非常に有用です[1,4]．

表1 SIRS診断基準（成人）

項目	基準
体温	≧38℃または＜36℃
脈拍数	≧90回/分
呼吸数	≧20回/分または$PaCO_2<32Torr$
白血球	≧12,000/μLまたは＜4,000/μL，あるいは未熟顆粒球が10％以下
2項目以上を満たすときSIRSと診断		

（Jones GR, et al. QJM. 1996; 89: 515-22[3]）

表2 qSOFAスコア

血圧≦100mmHg
呼吸数≧22回/分
意識障害（GCS≦14）

2項目以上合致で敗血症を疑う

(日本版敗血症診療ガイドライン2020特別委員会．日本版敗血症診療ガイドライン2020．日本集中治療医学会，日本救急医学会；2020．p.21-30[2]）
※本邦の敗血症診療ガイドラインでは集中治療室以外での使用を推奨していますが（集中治療室ではSOFAスコアを使用します），海外のガイドラインでは感度が高くないことを理由にqSOFA単独での使用は避けるべきとしています[5]．

酸素飽和度

室内気での動脈酸素分圧（PaO_2）が60Torr以下を示す状態は呼吸不全と定義されます．酸素飽和度（SpO_2）＜90％はPaO_2＜60Torrに相当し，簡便さや侵襲性の面からSpO_2を頻用しており，必要に応じて血液ガス検査を実施します[6]．

呼吸不全をみたときの考え方を 図1 に示します．呼吸不全の原因を酸素の通り道，すなわち体外から気道を経て肺胞に到達し，間質を通過して血管内に

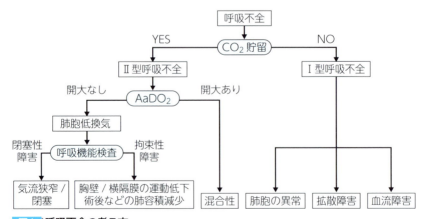

図1 呼吸不全の考え方
(日本呼吸ケア・リハビリテーション学会，他．酸素療法マニュアル．東京：メディカルレビュー社；2017[7]）を参考に筆者が作成)

入って全身に送られるという流れを思い浮かべ，そのどこが障害されているのかを意識しましょう．まずCO_2の貯留の有無でⅠ型呼吸不全とⅡ型呼吸不全に分けられます[7]．Ⅱ型呼吸不全は肺胞低換気とよばれ，気道（または体外）から肺胞までの間で空気の交換が不足している状態です．気流の狭窄／閉塞（COPD，気管支喘息，気管支拡張症など）と胸壁の運動障害（神経筋疾患，脳血管障害，肥満など）があります[7]．Ⅰ型呼吸不全は肺胞から血管内への酸素の取り込みが落ちているか（肺胞の異常と拡散障害），血流障害により酸素が全身に十分に運べなくなっている状態です．肺胞の異常は細菌性肺炎や肺水腫，拡散障害は間質性肺炎が代表的な疾患になります．また血流障害には肺血栓塞栓症，右左シャント，肝肺症候群などがあります[7]．Ⅰ型呼吸不全とⅡ型呼吸不全の両方が存在する場合は混合性とよび，例として，COPDに肺炎が合併した状態や間質性肺炎の末期で呼吸筋が弱くなってしまった状態などがあげられます．

肺胞気動脈血酸素分圧較差（$AaDO_2$）と式の展開[8]

図1 の中に記載している肺胞気動脈血酸素分圧較差（$AaDO_2$）は肺胞と動脈内の酸素分圧の差を示しています．その差が大きい場合，酸素が肺胞から肺動脈～全身へ移動する経路のどこかに異常があると考えられます．逆に$AaDO_2$が正常値であれば前述の経路には異常がなく，呼吸不全がある場合は肺胞低換気を考えます．$AaDO_2$の計算式は以下の通りとなります．

$$AaDO_2 = FiO_2 \times (大気圧 - 飽和水蒸気圧) - PaO_2 - PaCO_2/0.8$$
$$= FiO_2 \times 713 - PaO_2 - PaCO_2/0.8 （正常値 12 \pm 2Torr）$$

ここで少し遊び心を出して，$AaDO_2$の式をいじってみましょう．

同じ症例で同じ呼吸状態のときを考えます．$AaDO_2$と$PaCO_2$は一定となり定数αとした場合，$FiO_2 \times 713 = PaO_2 + \alpha$と表せます．

この式からFiO_2とPaO_2は比例関係にあるとわかるため，$FiO_2 : PaO_2 = 1 : 713$となります．このことからFiO_2を10％増やすと計算上PaO_2は71.3 Torr上昇する計算になります．一般的に酸素投与量を増やしてもそこまで血中酸素濃度は上がりませんよね．シャント血流や換気血流不均等等があると酸素化の上昇率は低くなります．

さらにこの式を工夫すると，Ⅱ型呼吸不全の症例で実際に計算しなくても$AaDO_2$の開大が予測できます．

同じ症例，同じ酸素濃度で酸素投与を行った状態を考えます．$AaDO_2$と

FiO_2 は一定なので定数 α とした場合，$PaO_2 = -PaCO_2/0.8 + \alpha$ と表せます．

PaO_2 と $PaCO_2$ は反比例の関係にあるため，$PaO_2 : PaCO_2 = 10 : -8$ となります．つまり，PaO_2 が 10Torr 上がると $PaCO_2$ は 8Torr 下がる計算になります．これをどうやって使うかというと，室内気で PaO_2 50Torr，$PaCO_2$ 70Torr というデータを考えてみます．仮に $PaCO_2$ を正常範囲の 45Torr まで改善させたと仮定すると 25Torr 下がることになります．PaO_2 と $PaCO_2$ の関係から PaO_2 は $25 \times 10/8$ Torr 上がる計算になるのでこの患者さんの $PaCO_2$ を補正したときの PaO_2 は 81Torr で正常値となります．つまり $AaDO_2$ を計算しなくてもⅠ型呼吸不全のない（混合性ではない）Ⅱ型呼吸不全の存在が疑われます．

呼吸数・呼吸様式

呼吸数はさまざまなスコアに含まれているだけでなく[2,3]，チェーンストークス呼吸などの異常な呼吸様式も重要な所見になります[9]．さらに肺炎の治療効果判定として呼吸数の安定化が役に立ちます[4]．

呼吸数は患者さん自身による意識的なコントロールが可能であり，脈拍を測るふりをして呼吸数を測るなどの工夫をしています．また呼吸数の測定は 10 秒間の測定を 6 倍するなど観察時間が短すぎると不正確になるため最低でも 30 秒以上の観察が望ましいとされています[9]．頻呼吸は脈拍や血圧の異常よりも患者さんの予後を予測することに優れていますので必ず測定しましょう 表3 ．

表3 頻呼吸の臨床的意義

呼吸数	対象	感度	特異度
>24回/分	挿管患者の人工呼吸器離脱不可能の予測	94%	68%
>27回/分	入院患者の心肺停止の予測	54%	82%
>28回/分	咳と発熱がある外来患者の肺炎の予測	36%	82%
>30回/分	肺炎患者の死亡	41〜85%	63〜87%

(スティーブン・マクギー．柴田寿彦，他，訳．マクギーの身体診断学—エビデンスにもとづくグローバル・スタンダード．東京：診断と治療社；2014．p.85-142[9] を参考に作成)

異常な呼吸様式 図2 [9,10]

チェーンストークス呼吸：10～30秒の無呼吸と減弱呼吸に続き，呼吸の深さと数が次第に増えて過換気状態となり，その後は再び無呼吸に至るといったことを反復する呼吸です．炭酸ガスに対する感受性の亢進が主因であり，うっ血性心不全や神経疾患などでみられます．

Kussmaul 呼吸：呼吸数は減りますが個々の呼吸が深くなります．アシドーシスによる呼吸中枢刺激の結果生じます．

Biot 呼吸：普通より少し深い呼吸の間に10～30秒間の無呼吸が入る呼吸様式です．チェーンストークス呼吸とは呼吸の深さが変化しない点が異なります．脳腫瘍，脳髄膜炎，脳外傷などでみられます．

奇異性呼吸（シーソー呼吸）：通常は胸部，腹部ともに吸気時に膨らみ，呼気時に下がりますが，この呼吸様式では吸気時に胸壁が凹んで腹壁が膨らみ，呼気時に胸壁が膨らんで腹壁が凹むといった奇異的な呼吸になります．両側横隔膜の筋力低下の徴候です．その他，胸部の左右非対称の動きや胸郭の一部が他と異なる動きをする場合も奇異性呼吸とよびます．

下顎呼吸：顎を大きく動かす呼吸であり，終末期や意識障害における呼吸困難でみられます．

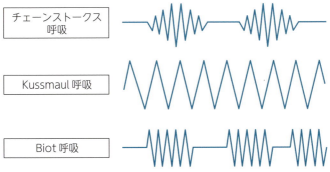

図2 異常呼吸の模式図
（日本呼吸器学会，編．新呼吸器専門医テキスト．東京：南江堂；2017．p.44-6[10]）を参考に作成）

体温

多くの感染性疾患や非感染性疾患の基本的な徴候です．以下の熱型による分類がありますが，腸チフスやマラリアなど特徴的な発熱を認める疾患を除き，一般に診断的意義は限られています[9, 11]．特有の所見を伝えるために言葉の定義は把握しておきましょう[9, 12]．

稽留熱：日内変動が 1℃以内で 38℃以上の高熱が続く
弛張熱：日内変動が 1℃以上だが 37℃以下に下がらない
間欠熱：日内変動が 1℃以上で 37℃以下に下がる
波状熱：有熱期と無熱期が交代して現れる

※マクギーの身体診断学では稽留熱と弛張熱の日内変動は 0.3℃が基準として記載されている[9]．

不明熱

38.3℃以上の発熱があり，3 週間の精査を行っても診断に至らないものを不明熱と定義します．大きく感染症，悪性腫瘍，自己免疫疾患 / 炎症性疾患，その他に分類され，表4 のような疾患があげられます[13]．

発熱と血液培養

当直中など，発熱時に血液培養を採取するかというコールがよくきますよね．「発熱したから血液培養」は正しいのでしょうか？ 敗血症性ショック患者では血液培養検査の陽性率は 69％との報告があります．しかし発熱時の陽性率は高くはなく[2]，実は最高体温と血液培養の陽性となるタイミングには相関がないといわれています[14]．

ではどんな時に血液培養を採取するべきでしょうか？ 確実な基準はありませんが，過去には以下の報告があります[15]．

- 悪寒の重症度が参考になる 表5
- SIRS に該当しなければ菌血症の可能性は低い 表1
- Clinical prediction rule 表6 [16] が該当しなければ菌血症の可能性は低い

私は菌血症を見逃すリスクを考えて血液培養のハードルは下げています．加えて発熱がなくても悪寒戦慄があるなど，菌血症を疑う所見がある際には必ず

表4 不明熱の代表的な疾患

分類	Common	Uncommon	Rare
感染症	粟粒結核	膿瘍（腹腔内/骨盤内/腎） 腸チフス トキソプラズマ症 猫ひっかき病 EBV CMV HIV 肺外結核	亜急性細菌性心内膜炎 歯根周囲膿瘍 慢性副鼻腔炎/乳突蜂巣炎 亜急性脊椎骨髄炎 血管グラフト感染症 慢性前立腺炎 再発性胆管炎 レプトスピラ マラリア ブルセラ症 Q熱
悪性腫瘍	悪性リンパ腫 腎細胞癌	前白血病 骨髄増殖性腫瘍（MPN）	心房粘液腫 多発性骨髄腫 結腸癌 膵臓癌 肝癌/肝転移 中枢神経系への転移 全身性マスト細胞増殖症
自己免疫疾患/ 炎症性疾患	急性still病 巨細胞性動脈炎	結節性多発動脈炎 顕微鏡的多発血管炎 高齢発症リウマチ SLE クローン病	高安動脈炎 菊池病 サルコイドーシス 多中心性キャッスルマン病 多関節痛風 偽痛風 抗リン脂質抗体症候群 Felty症候群 ゴーシェ病
その他	薬剤熱 肝硬変	亜急性甲状腺炎	肺血栓塞栓症 エルドハイム・チェスター病 周期性発熱症候群 周期性好中球減少症 TNF受容体関連周期性症候群 視床下部の機能不全 高トリグリセリド血症（V型） 詐病

EBV: Epstein-Barrウイルス，CMV: サイトメガロウイルス，HIV: human immunodeficiency virus，
SLE: 全身性エリテマトーデス，TNF: tumor necrosis factor
(Cunha BA, et al. Am J Med. 2015; 128: 1138. e1-15[13] より改変)

2

バイタルサイン

表5 悪寒の重症度と菌血症の感度，特異度

症状	状態	感度	特異度
悪寒戦慄	厚い毛布をかぶっても体が震えて止まらない（止めようと思っても止まらない）	45.0%	90.3%
中等度の悪寒	毛布を何枚かかぶりたくなる（止めようとすると止められる）	75.0%	72.2%
軽度悪寒（寒気）	アウターを羽織りたくなる	87.5%	51.6%

(Tokuda Y, et al. Am J Med. 2005; 118: 1417[17])

表6 Clinical prediction rule

Major 1つまたは Minor 2つある症例では血液培養が必要	
Major	感染性心内膜炎の疑い 体温＞39.4℃ カテーテル留置
Minor	体温38.3〜39.4℃ 65歳以上 悪寒 嘔吐 収縮期血圧＜90mmHg WBC＞18,000/μL Cr＞2mg/dL

WBC: 白血球数，Cr: クレアチニン
(Shapiro NI, et al. J Emerg Med. 2008; 35: 255-64[16])

血液培養を行っています．

　血液培養は必ず2セット以上採取してください．2セット採取することで菌の検出率が90％前後まで上がります．さらに3セットだと菌の検出率が100％近くなり，感染性心内膜炎や血栓性静脈炎では3セット以上採取することがあります．なお4セット以上では検出率に大きな差はありません．また1セットではコンタミネーションの評価が困難になります．採取すべき血液量は1本あたり10mL が目安になります[2]．

※コンタミネーションの判断: 以下のコンタミネーションを起こしやすい菌が2セット中1セットしか培養されない場合はコンタミネーションの可能性が高いと考えられます[18]．

　• コアグラーゼ陰性ブドウ球菌（CNS）
　• *Bacillus* species（*B. anthracis* は除く）

- *Propionibacterium acnes*
- *Micrococcus* species
- Viridans group *Streptococci*
- 腸球菌（*Enterococci*）
- *Clostridium perfringens*　など

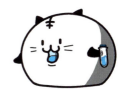

低体温

低体温はどんな病態においても予後不良因子です[9]．SIRSの診断基準にも含まれており重症のサインと考えられ，表7 のような症状がみられます[19]．

表7 低体温の症状

軽症（深部体温32〜35℃）	中等症（深部体温28〜32℃）	重症（深部体温28℃以下）
混乱，無気力 頻呼吸，頻脈 血管収縮 シバリング 運動失調，構音障害	意識レベル低下 せん妄 徐脈，徐呼吸 シバリング停止 反射遅延 寒冷利尿	昏睡 反射消失 低血圧，呼吸不全 肺水腫 アシデミア 心室細動

(Mangione S, et al. Physical diagnosis secrets. 3rd ed. Elsevier; 2021. p.27-48[19] を参考に作成)

血圧

血圧は心拍出量と末梢血管抵抗で決まりますが，肺炎単体で循環動態に異常をきたすことは多くなく，ショックを併発するときは敗血症，脱水，心不全などの合併を疑います[20]．敗血症性ショックの基準には輸液蘇生だけでは平均血圧（＝脈圧［収縮期血圧－拡張期血圧］/3＋拡張期血圧）を 65mmHg 以上に維持できない状態が含まれます[2]．さらに収縮期圧＜90mmHg はさまざまな病態の予後と関係しています 表8 [9]．

体表の動脈の脈拍触知から収縮期血圧を予測することができます[21]．あくまでスクリーニングですが，数秒で判断できるため緊急時に重宝しています．

- 頸動脈触知＝60mmHg 以上
- 大腿動脈触知＝70mmHg 以上
- 橈骨動脈触知＝80mmHg 以上

表8　血圧と予後

収縮期圧	対象	感度	特異度
<90mmHg	ICUでの死亡 菌血症患者の死亡 肺炎患者の死亡	21% 13〜71% 11〜35%	95% 85〜91% 97〜99%

（スティーブン・マクギー，柴田寿彦，他，訳．マクギーの身体診断学―エビデンスにもとづくグローバル・スタンダード．東京：診断と治療社；2014．p.85-142[9]）を参考に作成）

脈拍

肺炎，敗血症患者の頻脈は合併症の増加や生命予後の不良が予測されます　表9 [9]．特殊な脈拍として奇脈と比較的徐脈があげられます．

表9　心拍数と予後

心拍数	対象	感度	特異度
>95回/分	敗血症患者の死亡	97%	53%
>100回/分	肺炎患者の死亡	45%	78%

（スティーブン・マクギー，柴田寿彦，他，訳．マクギーの身体診断学―エビデンスにもとづくグローバル・スタンダード．東京：診断と治療社；2014．p.85-142[9]）を改変）

奇脈

呼気時に比べて吸気時に収縮期圧が10mmHg以上低下する状態を奇脈とよび，心タンポナーデ，緊張性気胸，重度の喘息発作などでみられます．測定は呼気時と吸気時の血圧を測定します．パルスオキシメーターによる酸素濃度測定でも脈波の基底線が呼吸で変動することで予測できます[9]．

比較的徐脈

比較的静脈とは38℃以上の症例において，発熱の程度に比べ脈拍数の上昇が少ない状態であり，Cunha's criteria で判断します　表10 [22, 23]．一般的に体温が1℃上がると脈拍は8〜10回/分上昇するといわれています．また脈拍数を体温（℃）×18−590 で予測することもできます[24]．

複雑なので実際の臨床では「39℃で110番（39℃の発熱で110回/分以下なら比較的徐脈）」という覚え方を参考にしています．

表10 Cunha's criteria

体温（℃）	脈拍数（回/分）
38.3	≦110
39.4	≦120
40.0	≦130
40.6	≦140
41.1	≦150

(Cunha BA. Clin Microbiol Infect. 2000; 6: 633-4[22], Wakabayashi T, et al. Intern Med. 2023; 62: 1931-8[23])

比較的徐脈の原因：細胞内寄生菌（レジオネラ，サルモネラ，ブルセラ，腸チフス，マラリア，Q熱，リケッチア，ワイル病など），ウイルス（COVID-19，デング熱など），薬剤熱，腫瘍熱（リンパ腫，腎癌など），中枢神経疾患，β遮断薬の服用など [22-24]

意識障害

意識障害の評価は一般的に Glasgow Coma Scale（GCS）表11 や Japan Coma Scale（JCS）表12 を用います [25]．

意識障害の鑑別疾患は多岐にわたり，その分類として AIUEOTIPS（アイウエオチップス）が有名です 表13 ．各原因の頭文字をとってこのようによびますが，実はカーペンターの分類という正式名称があります [25, 27]．アイウエオチップスは疾患の羅列であり，検査前確率や鑑別順序が考慮されておらず，全症例ですべての疾患を精査する必要はないと考えます．私は意識障害を起こす疾患のチェックリストとして使っています．

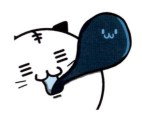

表11 Glasgow Coma Scale（GCS）

E（eye opening）：開眼

自発的に開眼	4
呼びかけにより開眼	3
痛み刺激により開眼	2
なし	1

V（best verbal response）：最良言語反応

見当識あり	5
混乱した会話	4
不適当な発言	3
理解不明の音声	2
なし	1

M（best motor response）：最良運動反応

指示に従命	6
痛み刺激部位に手足をもってくる	5
痛み刺激に手足を引っ込める	4
痛み刺激に上肢を異常屈曲（除皮質肢位）	3
痛み刺激に四肢を異常屈曲（除脳肢位）	2
全く動かさない	1

合計点
14点以上：軽症，9～13点：中等症，8点以下：重症

（日本外傷学会，他監修．外傷初期診療ガイドライン改訂第5版．東京：へるす出版；2016[26]，竹下 仁，他．意識障害における救急検査のあり方．生物試料分析．2017; 40: 206-14[27] を改変）

表12 Japan Coma Scale（JCS）

0	意識清明

Ⅰ 刺激しなくても覚醒している

1	清明とはいえない
2	時，場所または人物がわからない
3	自分の名前または生年月日がわからない

Ⅱ 刺激すると覚醒する

10	普通の呼びかけで容易に開眼
20	大きな声または体を揺さぶると開眼
30	痛み刺激で開眼

Ⅲ 刺激しても覚醒しない

100	痛み刺激に対し，払いのけるような動作をする
200	痛み刺激に対し，手足を動かしたり顔をしかめる
300	痛み刺激に反応しない

（竹下 仁，他．生物試料分析．2017; 40: 206-14[27] を改変）

表13 AIUEOTIPS（カーペンターの分類）

	AIUEOTIPS分類	原因疾患
A	Alcohol	急性アルコール中毒，Wernicke脳症（ビタミンB1欠乏症），アルコール離脱症候群
	Acidosis	呼吸性/代謝性アシドーシス
I	Insulin	低血糖，糖尿病性ケトアシドーシス，高血糖高浸透圧症候群
U	Uremia	尿毒症（腎性脳症）
E	Encephalopathy	肝性脳症，高血圧性脳症
	Endocrinopathy	甲状腺クリーゼ（甲状腺機能亢進症），粘液水腫（甲状腺機能低下症），副甲状腺クリーゼ（副甲状腺機能亢進症），副腎クリーゼ（急性）
	Electrolytes	低Na，高Na，高Ca血症
O	Opiate/Over dose	麻薬，薬毒物中毒
	O_2, CO_2, CO	低酸素血症，CO_2ナルコーシス，一酸化炭素中毒
T	Trauma	脳挫傷，外傷性くも膜下出血，急性硬膜下出血，急性硬膜外出血，慢性硬膜下血腫
	Tumor	脳腫瘍
	Temperature	低体温，高熱（熱中症，悪性症候群など）
I	Infection	髄膜炎，脳炎，脳膿瘍，敗血症など
P	Psychogenic	精神疾患
S	Seizure	てんかん
	Stroke	脳梗塞，脳出血，クモ膜下出血など
	Shock	ショック

（卜部貴夫．日内会誌．2010; 99: 168-75[25]，竹下 仁，他．生物試料分析．2017; 40: 206-14[27]）を参考に作成）

文献

1) 日本呼吸器学会成人肺炎診療ガイドライン2024作成委員会．成人肺炎診療ガイドライン2024．日本呼吸器学会；2024.

2) 日本版敗血症診療ガイドライン2020特別委員会．日本版敗血症診療ガイドライン2020．日本集中治療医学会，日本救急医学会；2020．p.21-30.

3) Jones GR, Lowes JA. The systemic inflammatory response syndrome as a predictor of bacteraemia and outcome from sepsis. QJM. 1996; 89: 515-22. PMID: 8759492.

4) 青木 眞．レジデントのための感染症診療マニュアル．第2版．東京：医学書院；2007．p.1-41.

5) Evans L, Rhodes A, Alhazzani W, et al. Surviving sepsis campaign: international guidelines for management of sepsis and septic shock 2021. Intensive Care Med. 2021; 47: 1181-247. PMID: 34599691.

6) 日本呼吸器学会, 編. 新呼吸器専門医テキスト. 東京: 南江堂; 2017. p.493-501.
7) 日本呼吸ケア・リハビリテーション学会, 酸素療法マニュアル作成委員会, 日本呼吸器学会肺生理専門委員会. 酸素療法マニュアル. 東京: メディカルレビュー社; 2017.
8) 工藤翔二, 村田 朗. 血液ガステキスト. 第2版. 東京: 文光堂; 2008. p.21-87.
9) スティーブン・マクギー. 柴田寿彦, 長田芳幸, 訳. マクギーの身体診断学―エビデンスにもとづくグローバル・スタンダード. 東京: 診断と治療社; 2014. p.85-142.
10) 日本呼吸器学会, 編. 新呼吸器専門医テキスト. 東京: 南江堂; 2017. p.44-6.
11) Musher DM, Fainstein V, Young EJ, et al. Fever patterns. Their lack of clinical significance. Arch Intern Med. 1979; 139: 1225-8. PMID: 574377.
12) Ogoina D. Fever, fever patterns and diseases called 'fever'--a review. J Infect Public Health. 2011; 4: 108-24. PMID: 21843857.
13) Cunha BA, Lortholary O, Cunha CB. Fever of unknown origin: a clinical approach. Am J Med. 2015; 128: 1138. e1-15. PMID: 26093175.
14) Riedel S, Bourbeau P, Swartz B, et al. Timing of specimen collection for blood cultures from febrile patients with bacteremia. J Clin Microbiol. 2008; 46: 1381-5. PMID: 18305133.
15) Coburn B, Morris AM, Tomlinson G, et al. Does this adult patient with suspected bacteremia require blood cultures? JAMA. 2012; 308: 502-11. PMID: 22851117.
16) Shapiro NI, Wolfe RE, Wright SB, et al. Who needs a blood culture? A prospectively derived and validated prediction rule. J Emerg Med. 2008; 35: 255-64. PMID: 18486413.
17) Tokuda Y, Miyasato H, Stein GH, et al. The degree of chills for risk of bacteremia in acute febrile illness. Am J Med. 2005; 118: 1417. PMID: 16378800.
18) Hall KK, Lyman JA. Updated review of blood culture contamination. Clin Microbiol Rev. 2006; 19: 788-802. PMID: 17041144.
19) Mangione S, Sullivan PD, Wagner MS. Physical diagnosis secrets. 3rd ed. Elsevier; 2021. p.27-48.
20) 岡 秀昭. 感染症プラチナマニュアル Ver.8 2023-2024. Grande. 東京: MEDSi; 2023.
21) Deakin CD, Low JL. Accuracy of the advanced trauma life support guidelines for predicting systolic blood pressure using carotid, femoral, and radial pulses: observational study. BMJ. 2000; 321: 673-4. PMID: 10987771.
22) Cunha BA. The diagnostic significance of relative bradycardia in infectious disease. Clin Microbiol Infect. 2000; 6: 633-4. PMID: 11284920.
23) Wakabayashi T, Iwata H. The clinical utility of relative bradycardia for identifying cases of coronavirus disease 2019 pneumonia: a retrospective pneumonia cohort study. Intern Med. 2023; 62: 1931-8. PMID: 37081686.
24) Ye F, Hatahet M, Youniss MA, et al. The clinical significance of relative bradycardia. WMJ. 2018; 117: 73-8. PMID: 30048576.
25) 卜部貴夫. 意識障害. 日内会誌. 2010; 99: 168-75.
26) 日本外傷学会, 日本救急医学会, 監修. 外傷初期診療ガイドライン改訂第5版. 東京: へるす出版; 2016.
27) 竹下 仁, 堀之内圭三, 濵田宏輝, 他. 意識障害における救急検査のあり方. 生物試料分析. 2017; 40: 206-14.

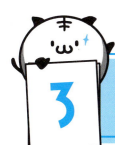

Chapter 1 呼吸器総論

3 身体診察

ポイント

- ☑ 身体診察は必須の技術だが，誤った所見はその後の診断に悪影響になる
- ☑ 聴診は正常な呼吸音と異常所見である副雑音に分けられ，副雑音には断続性ラ音（crackle），連続性ラ音（wheeze, rhonchi, stridor, squawk）が含まれる
- ☑ 聴診のほか，打診，視診，触診があり，症状を訴える場所を見て触ってみることが大事

　身体診察は臨床医に必須の技術であり，侵襲がないこともあって日常的に行われます[1]．呼吸器疾患における身体所見の的中率は70%程度といわれていますが，個々の身体所見の一致率は55%程度と報告されています[2]．誤った身体所見はその後の精査にバイアスを生じさせてしまい，診断精度が低下してしまいます[3]．さらに身体診察を怠ることで診断の遅れにつながるという報告があったり，近年，身体診察スキルの低下が指摘されていたりと問題が山積みです[4]．身体診察は重要な情報をもたらしてくれる一方で，その精度は臨床医のスキルが大きく影響します．有用性だけでなくその限界についても理解して使うことが重要であり，精度を向上させるためのトレーニングもまた必要です[5]．とりあえずやってみて，実際の検査所見や先輩からフィードバックをもらいながら経験値を増やしていきましょう．身体診察のプロは「診察は患者さんが診察室に入ってくるところから始まっている」と言います．顔色や声の調子，歩き方や座り方などに多くの情報が含まれています[6]．これは少しだけ意識すればできることなので是非やってみてください．患者さんへの興味を少し増やしてみるといろいろ気づきがあるのではと思います．

聴診

胸部聴診は正常で聞かれる呼吸音とそれ以外の副雑音に分けられます 図1 .
呼吸音は肺胞呼吸音，気管呼吸音，気管支呼吸音に分類されます．これらは正常な音であり，以下のような特徴があります[1, 7]．

肺胞呼吸音（両肺の大部分で聴取）：弱く低い音で吸気相に聴取でき，呼気相の1/3を経過した頃から徐々に消えてゆく．

気管支肺胞音（前胸部第1・第2肋間や肩甲骨間で聴取）：吸気相と呼気相に同じ長さで聴取できる音で，無音間隙がある．

気管支音（胸骨柄で聴取）：大きく粗い高めの音であり，吸気相と呼気相の間に無音間隙があり，呼気相のほうが長く音が持続する．

気管音（頸部の気管で聴取）：大きく粗い音．

副雑音は呼吸音に重なって聴取する音であり，断続性ラ音（crackles），連続性ラ音（wheeze, rhonchi, stridor, squawk）に分けられます[1]．

■ 断続性ラ音（crackles）

捻髪音（fine crackles）：細かく高音の短い音"パチパチ"[1]．特発性肺線維症（idiopathic pulmonary fibrosis: IPF）の80〜90％以上に聴取され，ほぼ必発[8]．

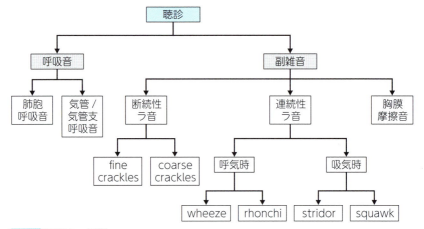

図1 聴診音の分類
（Mangione S, et al. Physical Diagnosis Secrets. 3rd edition. Elsevier; 2020[7]）

水泡音（coarse crackles）：粗い低音の短い音"ボコボコ"．肺炎やうっ血性心不全などの肺実質の異常や気管支炎，気管支拡張症などの気道の異常によって生じる[1]．

■ 連続性ラ音
喘鳴（wheeze）：比較的高音の笛様の音"ヒュー"．喘息，COPD，気管支炎により狭窄した気道において生じる[1]．
いびき音（rhonchi）：比較的低音のいびき様の音"グーグー"．多くは大きな気道にある分泌物から生じる[1]．
stridor：上気道の狭窄部を気流が通過するときに生じる連続性の高い音．吸気時の頸部で最もよく聴取できるが，吸気と呼気の二相性になることもある．気道狭窄が原因になる[1]．
squawk：吸気時のcrackleに続く短いwheezeで，肺線維症，気管支拡張症，アレルギー性気管支炎，間質性肺疾患などで聴取できることがある[7]．

その他の聴診所見として胸膜摩擦音とヤギ音（E-to-A change）があります[1,7]．胸膜摩擦音は呼気時の粗く軋むような二峰性の音（"ギューギュー"）で胸膜炎，肺炎，肺梗塞で聴取されることがあります．ヤギ音は聴診をしながら患者さんに"イー"と言ってもらうと肺炎の患者さんでは"エー"と聞こえます[1]．

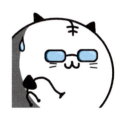

打診

組織が空気に満ちているか，液体に満ちているか，それとも硬化しているかを確認するのに役立ちます．診察者は打診板となる指（左手の中指）を胸壁にしっかりとくっつけ，その遠位指節間関節（第一関節）を右手中指で叩きます[1]．気胸，肺気腫，巨大な嚢胞では鼓音となり，肺炎や無気肺，または胸腔内の液体貯留では濁音となります[9]．なお気胸は打診では判別できないとも報告されています[6]．

打診に代わり，肝濁音界を確認できるスクラッチテストという手技があります．聴診器を当てながら皮膚を軽くこすると（スクラッチ），空気に満ちている部位では音が小さく聞こえます．こする部分を移動させていくと濁音の部位になった際に音が大きく聞こえるため，その境目が肝濁音界と判断できます[7]．

視診 / 触診

　視診と触診で得られる情報量は聴診に比べ多いとはいえません．しかしとりあえず見て触ってみるということが大事です．患者さんが痛いと訴えた場所を見ると実は帯状疱疹だったり，ぶつけたような痣があったり，触ってみるとピンポイントの圧痛があったりなど意外な情報が得られることがあります．Chapter 1 の胸痛の項（→ p.22）で述べましたが，ピンポイントの圧痛は筋肉，骨，神経が原因であることが多いです[10]．その他，漏斗胸があると胸部単純写真ですりガラス影があるかのように見えてしまうことがありますが，診察時にちょっと視診を行うだけですぐに判別できます．

口腔・咽頭の診察

　口腔・咽頭の診察では扁桃や咽頭の発赤 / 腫脹，咽頭の動き，口内炎の有無などを観察します．肺炎，胸膜炎，肺膿瘍の患者さんを診た場合は，虫歯（齲歯）や歯周囲炎などの口腔内衛生状態を確認しましょう．多発する齲歯ではシェーグレン症候群による口腔内乾燥も考えられます[11]．また口内炎も全身性エリテマトーデス（SLE）やベーチェット病，ヘルペスや梅毒などの可能性があります．ベーチェット病では有痛性のアフタ性潰瘍なのに対し，SLE では痛みがないのが特徴です[12]．口腔内の白苔は口腔カンジダの所見であり，吸入ステロイドや免疫低下状態の患者さんでは定期的なチェックが必要です．遷延性咳嗽 / 慢性咳嗽の症例で咽頭後壁に鼻汁を確認できれば後鼻漏を疑います．後鼻漏は鼻をすすってもらった後に確認しやすくなります[11]．

- **口すぼめ呼吸**：呼気時に気道に抵抗を与えて虚脱を防ぐために口笛を吹くように口をとがらせる呼吸であり，COPD の患者さんでみられます．呼吸数を減らし，1 回換気量を増加させ，$PaCO_2$ を減少，PaO_2 は増加させる効果があります[11]．
- **リンパ濾胞（通称いくらサイン）**：咽頭後壁に多発する直径 2mm 程度の正円形半球状の隆起です．癒合傾向がなく，淡赤色で「イクラ」状の光沢があることが特徴です．インフルエンザの診断に有用で感度 95.4％，特異度 98.4％と報告されています．発熱から平均 7.8 時間で出現しますが，12 時間以内ではインフルエンザの迅速検査が 30％程度の症例で偽陰性となります．よってインフルエンザの早期診断に有用と考えられます．またアデノウイルスでもリンパ濾胞が見られることがあります[13]．

コプリック斑：口腔粘膜の白色小斑点であり，麻疹を強く疑う所見です．第1および第2大臼歯（前歯から数えて6〜7番目の歯）近くの頬粘膜に現れます．特に上気道炎症状とともに見られた場合は要注意です．麻疹は空気感染対策が必要なことも覚えておきましょう（→ p.358）[1, 14]．

頸部の診察

慢性呼吸器疾患では胸鎖乳突筋の肥厚がみられ，間質性肺疾患などの拘束性障害では中斜角筋の肥大がみられ，それぞれ1秒量＜1L，努力肺活量（FVC）＜1Lの指標とされています．さらに1秒量＜700mLの進行したCOPDでは安静呼吸にて鎖骨上窩の陥凹が見られます[11]．触診では，鎖骨の上部の圧痛は斜角筋の痛みを疑います[6]．また皮下に握雪感（雪を指で押すような「ググッ」という感触）を認めれば皮下気腫を疑い，気胸や縦隔気腫，外傷などのチェックを行います．顔面の浮腫は上大静脈症候群，クッシング症候群，ネフローゼ症候群，粘液水腫の可能性があります[1, 15]．

頸部リンパ節は胸鎖乳突筋に沿って触診をします 図2 ．リンパ節の診察は大きさ，表面の性状，硬さ，圧痛の有無，可動性を確認します．さらにリンパ

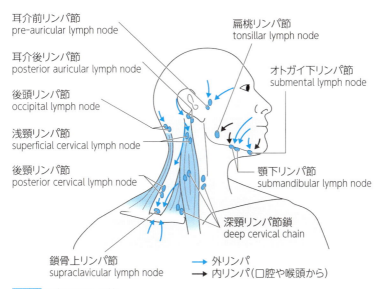

図2 頸部のリンパ節
(Lynn SB, 著．有岡宏子，井部俊子，山内豊明，監修．ベイツ診察法．第3版．東京：MEDSi；2022．p.348[1] より作成)

液の灌流方向は悪性腫瘍や感染症の可能性を評価するのに役立ちます．特にリンパ流に沿ってリンパ節腫大があれば全身性リンパ節腫脹が疑われ，圧痛があるリンパ節は感染症を疑います[1]．風疹では後頭部や耳介後部リンパ節の腫脹が特徴です[16]．

胸部の診察

胸部の視診で重要なことは呼吸のリズムや深さなど呼吸様式を確認することです（→ p.29）[1]．私が若手のときに当時のオーベンの先生から「患者さんの呼吸を真似してみ」と言われました．そうすることで患者さんの呼吸様式，さらにはある程度の呼吸数が体感を伴って理解できます．その他には以下のような所見を観察します．

漏斗胸：胸骨下方 2/3 付近を中心とした胸骨陥没です．基本は無症状ですが，高度の変形では易疲労感や運動時呼吸困難などを認めることがあります[7]．

ビア樽状胸郭：通常，胸郭は前後径よりも横径のほうが広く，前後径/横径は 0.7〜0.75 となります．しかし COPD では過膨張により 0.9 を超えて樽状の胸郭を呈します[1]．

フーバー徴候：吸気時に横隔膜が下降するとき，胸郭下部の肋骨が内側へ移動します．重症 COPD 患者の 70％に認められ，呼吸困難の重症度判別と急性増悪時の発見に有用です．COPD 以外にもうっ血性心不全，気管支喘息などでも見られます[17]．

前胸部浮腫：低アルブミン血症では皮膚が薄く光ったように見えます[6]．

声音振盪：患者さんの発生した音が肺炎や胸水貯留などの異常部位で音の伝わり方が変わります．手で触れたり聴診器を用いて左右差を確認します．なお前述のヤギ音も声音振盪にあたります[1]．

右心負荷所見

頸静脈圧：内頸静脈の拍動が確認できる最も高い位置（または外頸静脈が触れなくなる箇所）から胸骨角までの垂直距離に 5cm を足した値が頸静脈圧と考えられます[1]．正常値の上限は 8〜10cmH$_2$O とされ，頸静脈圧の上昇は心不全との強い相関があります[1, 18]．体位は仰臥位で診察台の頭部を 30 度に挙上して計測するのが一般的ですが，60 度でも 90 度（座位）でも測定圧に変化はありません．また頸動脈との見分けが難しいことがありますが，動脈は外に拍動し，静脈は凹むように拍動します．これはエコーで見たときの動静脈の識別法でもあります[1]．

浮腫：圧迫による所見で 3 つに分けられます．① non-pitting edema（圧迫しても圧痕が残らない）は甲状腺機能亢進症やリンパ浮腫などでみられ，② fast pitting edema（10 秒圧迫し，圧痕が回復する時間が 40 秒未満）は低アルブミン血症（≦2.5g/dL）に伴う浮腫でみられ，③ slow pitting edema（10 秒圧迫し，圧痕が回復する時間が 40 秒以上）は心不全，腎機能障害，薬剤性浮腫などでみられます[19]．なお ADL の良い患者さんでは重力にしたがって下肢に浮腫が出やすいですが，寝たきりでは背中や臀部などに認められます．活動量の多い肺性心であれば下肢浮腫よりも先に顔のむくみがみられることがあります[6]．なおステロイドによる満月様顔貌は月単位の変化ですが，上大静脈症候群は数週以内の比較的早い経過でみられます[6]．

手指の診察

羽ばたき振戦：患者さんに両腕を伸ばし，手首を反らせ，指を広げる姿勢をとらせます．CO_2 ナルコーシス，肝疾患，尿毒症の患者さんでは手を羽ばたかせるような一時的な脱力を繰り返す動きがみられます[1]．

ばち指：爪床で軟部組織が丸く腫脹し，爪甲と後爪郭の正常な角度が失われ，180 度以上となります[1]．患者さんの爪床を押した感覚が自分の指と比べて柔らかい感じがあればばち指の可能性が高いです[6]．爪同士を合わせると，通常は爪同士の間にダイヤモンド型の隙間ができますが，ばち指ではこれが消失するシャムロス徴候（Schamroth sign）がみられます[1]．慢性に経過した IPF の 30～60％に見られますが[8]，COPD にばち指を認めた場合は肺癌の合併を疑います[20]．

ゴットロン丘疹，メカニックハンド 図3 ：皮膚筋炎では手指に特徴的な所見がみられ，関節背面の角化紅斑（ゴットロン丘疹）や機械工の手（メカニックハンド）が有名です．ゴットロン丘疹は関節屈側部に見られることもあり逆ゴットロン丘疹とよばれます．その他にも爪上皮の延長，点状出血を伴う爪囲紅斑などがあります．手指ではありませんが，上眼瞼の浮腫性紅斑（ヘリオトロープ疹）も重要な所見となります[21]．これらの皮膚所見があるのに筋症状が乏しい皮膚筋炎は臨床的無筋症性皮膚筋炎（clinically amyopathic dermatomyositis: CADM）の可能性を考慮しましょう．このサブタイプは高頻度に急速進行性間質性肺炎を合併することが多く，生命予後不良が指摘されているため早期から 3 剤併用療法が推奨されています（→ p.215）[22]．

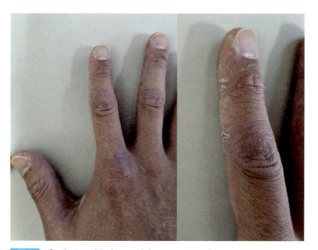

図3 ゴットロンサイン，メカニックハンド
皮膚筋炎の患者さんの右手．関節背面の角化紅斑（ゴットロン丘疹）と機械工の手（メカニックハンド）がみられる．

トラブルシューティング

片耳聴診っていいの？

腹部聴診において両耳用の聴診器をあえて片耳だけで聴診し，もう片方の耳をフリーにして問診と聴診を同時に行うという手法があります[23]．これを肺の聴診にも適応してよいでしょうか？ はい，研究してみました．名付けて片耳聴診スタディ．結果ですが，片耳聴診では両耳に比べて診断率が低下し，聞き取った音への自信度も低かったです．肺の聴診はしっかり両耳で行いましょう！

文献

1) Lynn SB．有岡宏子，井部俊子，山内豊明，監修．ベイツ診察法．第3版．東京：MEDSi；2022．p.291-570．
2) Spiteri MA, Cook DG, Clarke SW. Reliability of eliciting physical signs in examination of the chest. Lancet. 1988; 1: 873-5. PMID: 2895374.
3) Sibbald M, Cavalcanti RB. The biasing effect of clinical history on physical examination diagnostic accuracy. Med Educ. 2011; 45: 827-34. PMID: 21752079.
4) Verghese A, Charlton B, Kassirer JP, et al. Inadequacies of physical examination as a cause of medical errors and adverse events: a collection of vignettes. Am J Med. 2015; 128: 1322-4. e3. PMID: 26144103.

5) Clark BW, Derakhshan A, Desai SV. Diagnostic errors and the bedside clinical examination. Med Clin North Am. 2018; 102: 453-64. PMID: 29650067.

6) 長坂行雄．連載 Dr．長坂の身体所見でアプローチする呼吸器診療・17 身体所見のまとめとコツ―呼吸器疾患でみられる部位ごとの身体所見．呼吸器ジャーナル．2019; 67: 526-35.

7) Mangione S, Sullivan P, Wagner MS. Physical Diagnosis Secrets. 3rd edition. Elsevier; 2020.

8) 日本呼吸器学会びまん性肺疾患診断・治療ガイドライン作成委員会．特発性間質性肺炎 診断と治療の手引き 2022．改訂第 4 版．東京：南江堂；2022．

9) Yernault JC, Bohadana AB. Chest percussion. Eur Respir J. 1995; 8: 1756-60. PMID: 8586135.

10) 日本呼吸器学会，編．新呼吸器専門医テキスト．東京：南江堂；2017．p.44-6.

11) 原永修作，藤田次郎．外来で出会う呼吸器 common 疾患　呼吸器系の身体診察と外来で行える検査法 呼吸器系の身体診察 視診・触診・打診・聴診．medicina. 2015; 52: 1466-9.

12) 林 達哉．難治性口腔・咽頭潰瘍の診断と治療．日耳鼻．2020; 123: 1414-6.

13) Kato K. Diagnostic significance of posterior pharyngeal lymphoid follicles in seasonal influenza. J Gen Fam Med. 2022; 23: 70. PMID: 35004118.

14) 国立感染症研究所感染症疫学センターウイルス第三部．麻疹とは．国立感染症研究所；2017．Available from: https://www.niid.go.jp/niid/ja/kansennohanashi/518-measles.html.

15) Gould Rothberg BE, Quest TE, Yeung SJ, et al. Oncologic emergencies and urgencies: a comprehensive review. CA Cancer J Clin. 2022; 72: 570-93. PMID: 35653456.

16) 国立感染症研究所感染症疫学センター．風疹とは．国立感染症研究所；2013．Available from: https://www.niid.go.jp/niid/ja/kansennohanashi/430-rubella-intro.html.

17) 谷本晋一．プロの技としての身体診察　プロが見落とさない sign Hoover's sign. JIM. 2009; 19: 224.

18) Shamsham F, Mitchell J. Essentials of the diagnosis of heart failure. Am Fam Physician. 2000; 61: 1319-28. PMID: 10735340.

19) 古谷伸之．診察を極める！　Dr. 古谷のあすなろ塾 3．浮腫の診察の 3 原則．レジデント．2008; 6: 6-7.

20) ローレンス・ティアニー．松村正巳，訳．ティアニー先生のベスト・パール．東京：医学書院；2011．

21) 日本皮膚科学会．膠原病と類縁疾患．日本皮膚科学会；2024．Available from: https://www.dermatol.or.jp/qa/qa7/s2_q07.html.

22) Tsuji H, Nakashima R, Hosono Y, et al. Multicenter prospective study of the efficacy and safety of combined immunosuppressive therapy with high-dose glucocorticoid, tacrolimus, and cyclophosphamide in interstitial lung diseases accompanied by anti-melanoma differentiation-associated gene 5-positive dermatomyositis. Arthritis Rheumatol. 2020; 72: 488-98. PMID: 31524333.

23) 濵田久之．効率的な内科外来診療の進め方．日内会誌．2017; 107: 499-504.

Chapter 1 呼吸器総論

4 酸素投与

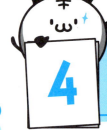

ポイント

- ☑ 酸素 4L までは経鼻カニュラ，5〜6L 以上でマスク，リザーバー付きマスクは 6L 以上で投与する
- ☑ ネーザルハイフロー（NHF）は流量と吸入酸素濃度（FiO_2）を設定できる
- ☑ 低流量システムでは同じ酸素投与量でも肺胞換気量が上昇すると FiO_2 は低くなり，低下すると FiO_2 は高くなる
- ☑ CO_2 ナルコーシスには高流量システム，非侵襲的陽圧換気（NPPV），人工呼吸器を使用する

呼吸器科医にとって酸素投与は日常的に行う処置です．しかしむやみな酸素投与は患者さんに不利益を起こします．特に肺胞換気量が低下（肺胞低換気）して二酸化炭素（CO_2）が体内に貯留すると，意識障害などの中枢神経症状を呈する CO_2 ナルコーシスを引き起こします．酸素投与について改めて確認を行っていきましょう．

まずは酸素投与量と吸入酸素濃度（FiO_2）の換算を 表1 に示します[1,2]．鼻カニュラは鼻腔，咽頭，口腔の空間がリザーバー（酸素の貯蔵庫）として機能し，酸素流量が 5L/分以上では FiO_2 がほぼ頭打ちになります．また 6L/分以上の流量は鼻腔粘膜を乾燥させ粘膜の損傷を起こします[3]．マスクは口と鼻を覆うように装着し，マスク内の空間がリザーバーとなります．吐いた息がマスク内に残存していると CO_2 を再呼吸してしまうため 5L/分以上の流量で使用します[3]．同様の理由でリザーバー付きマスクは 6L/分以上の流量が必要になります[3]．

表1 酸素投与量とFiO₂換算表

酸素投与法	酸素流量	FiO₂
経鼻カニュラ	1L/分	24%
	2L/分	28%
	3L/分	32%
	4L/分	36%
	5L/分	40%
	6L/分	44%
マスク	5〜6L/分	40%
	6〜7L/分	50%
	7〜8L/分	60%
リザーバー付きマスク	6L/分	60%
	7L/分	70%
	8L/分	80%
	9L/分	90%
	10L/分	99%

（工藤翔二，他．血液ガステキスト．第2版．東京：文光堂；2008．p.21-87[2]）

FiO₂ の計算 [2, 4]

ところでこの FiO₂ ってどうやって計算されているか知ってますか？ ちょっと複雑ですが少しお付き合いください．

まず1回換気量＝400mL，呼吸数＝15回/分，吸気時間：呼気時間＝1：3の患者さんに経鼻カニュラで酸素1L/分を投与すると仮定します．この患者さんの分時換気量は1回換気量×呼吸数＝6L/分となります．

分時換気量は吸気時の量なので，呼吸に関わる気流量は分時換気量×（呼気時間＋吸気時間）/吸気時間＝24L/分となります．

酸素を1L/分で投与すると1分間に鼻や口を通過する気体24Lは1Lの100％酸素と23Lの空気（21％酸素）が混合されていることになるので，その酸素濃度（FiO₂）は（1L×1.0＋23L×0.21）/24L＝0.243 となりほぼ24％となります．

表1 の FiO₂ と一緒です．しかし気をつけなければならないのは，この患

者さんの設定は正常な呼吸状態だということです．

　次に低換気の患者さんを想定してみましょう．少し極端ですが，1回換気量＝200mL，呼吸数＝10回/分，吸気時間：呼気時間＝1：3の患者さんに経鼻カニュラで酸素1L/分を投与したとします．同じように計算すると1分間に鼻や口を通過する気体の量は8Lで，FiO_2は（1L×1.0＋7L×0.21）/8L＝0.309となり，同じ1L/分経鼻酸素でも7％もの差ができてしまいます．

　逆に換気量が多くなればFiO_2は正常の呼吸時に比べ下がります．

　以上の理由から肺胞低換気の症例では想定よりも高い酸素濃度となり，CO_2ナルコーシスが起こりやすくなってしまいます．

※この計算式は概算です．実際には呼吸パターンや鼻呼吸/口呼吸の割合などで変化すると考えられます．

高流量システム

　高流量システムとは30L/分以上の高流量で酸素投与ができるシステムです[1]．ここではベンチュリーマスク 図1 について紹介します（高流量鼻カニュラ酸素療法は後述します）．これらの機器は設定できるFiO_2が決まっており，そのFiO_2毎に投与する酸素量が定まっています 表2 ．ベンチュリーマスクは色がついたダイリューター（通称コマ）を交換することでFiO_2を変更でき，そのときに必要な酸素流量がダイリューターに記載されています．ダイリューターに酸素が流れることで陰圧が生じ，脇に空いている穴から空気を流入させます 図2 ．このときに混ざる空気の割合でFiO_2が決まりますが，酸素流量を変えてしまうと空気の流入量が変わるためFiO_2がどう変化するかわかりません．必ず記載通りの設定で酸素投与を行いましょう．高流量での酸素投与がで

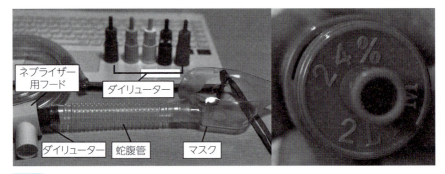

図1　ベンチュリーマスク

表2 ベンチュリーマスクのFiO₂と酸素量の対応

ダイリューターの色	FiO₂	酸素流量
青	24%	2L/分
黄	28%	3L/分
白	31%	4L/分
緑	35%	6L/分
赤	40%	8L/分
橙	50%	12L/分

商品により酸素量の設定が異なりますのでダイリューターに書かれた設定を必ず確認してください．

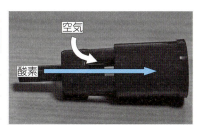

図2 ベンチュリーマスクのダイリューター

きるためⅡ型呼吸不全が適応となりますが，私の感覚ではCO_2を貯留させないようにする程度です．CO_2を排出させることを目的とするならNPPVや人工呼吸器が必要になります．

高流量鼻カニュラ酸素療法（HFNC）

高流量鼻カニュラ酸素療法（high-flow nasal cannula oxygen [therapy]：HFNC），通称ネーザルハイフロー（NHF）は高流量の高濃度酸素を経鼻より投与できるデバイスで，流量とFiO₂を設定できます ．このデバイスは

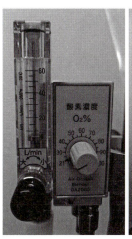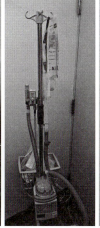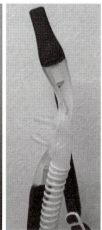

図3 ネーザルハイフロー

鼻カニュラなので会話や経口摂取も可能です．先ほど解説したように低流量では呼吸の仕方でFiO$_2$が変わってしまう可能性がありますが，1分間に鼻や口を通過する気体の量を上回る高流量を投与すれば一定のFiO$_2$が供給できます．前述の正常な人の呼吸例では1分間に鼻や口を通過する気体の量は24L/分でした．換気量の多い症例では40L/分程度にまでなる可能性があります．ですので流量は40L/分以上，私は50〜60L/分で使用しています．また流量が多いことで呼気終末陽圧（PEEP）（1〜3cmH$_2$O）の役目も期待できます[1]．

人工呼吸器

人工呼吸器には非侵襲的陽圧換気（NPPV）と気管挿管/気管切開を要する侵襲的人工呼吸器（以下，人工呼吸器とよびます）があります．いずれもPEEPをかけて，吸気の補助または強制換気を行いますがそれぞれに利点と欠点があります　表3 [3, 5, 6]．

NHFが登場してから人工呼吸器やNPPVを回避できる症例が多くなりました[7]．重症呼吸不全に対してもNHFが非常に優秀であり，NPPVに比べて挿管率，ICU死亡率などが変わらないという報告もあり，その侵襲性の低さからNHFを選択する場面が多くなっています[7]．NPPVを検討すべき疾患は心原性肺水腫とCOPD急性増悪です[3, 5, 6]．その他，挿管拒否，神経筋疾患や肥満

表3 侵襲的人工呼吸器とNPPVの違い

	侵襲的人工呼吸器	NPPV
侵襲性	あり（気管挿管/気管切開）	少ない（マスクをフィッティング）
鎮静・鎮痛	基本的には必須	基本的には不要 逆に深い鎮静はできない
自発呼吸	なくても強制換気で対応可	必須
気道分泌物	適宜吸引で対応可	大量の場合は禁忌
その他	人工呼吸器関連肺炎（VAP）に注意	マスクのフィッティングが重要（リークが多いと十分な換気が得られない） 長期間の使用によりマスクの接触面が潰瘍形成することがある

（日本呼吸器学会，編．新呼吸器専門医テキスト．東京：南江堂；2017. p.164-272[3]，日本呼吸器学会NPPVガイドライン作成委員会，編．NPPV（非侵襲的陽圧換気療法）ガイドライン改訂第2版．東京：南江堂；2015. p.2-35[5]，滝澤 始．シンプルレスピレータ．東京：文光堂；2010. p.65-72[6]）を参考に作成）

低換気症候群によるⅡ型呼吸不全も効果が期待できます[3]．さらに人工呼吸器の適応は NHF や NPPV で酸素化が維持できない症例，自発呼吸がない症例，心原性肺水腫と COPD 急性増悪で NPPV が使用できない症例などが考えられます[3]．

酸素解離曲線

血液中の酸素飽和度はヘモグロビンの何％が酸素と結びついているかの指標です 図4 ．肺胞内では 100％近い酸素飽和度となり，酸素分圧の低い末梢組織では酸素を放出します．図の酸素飽和度の差が末梢組織への酸素供給量となります[2]．

酸素解離曲線は血液の pH や体温などに影響を受け，酸素解離曲線が右方・左方に偏位します．アシドーシス，高体温，CO_2 増加，2,3-DPG 増加では 図4 のように右方偏位となり，末梢組織での酸素供給が高まります．

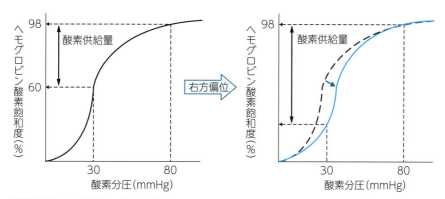

図4　酸素解離曲線と右方偏位
酸素解離曲線（左図黒線）は pH や体温などの影響を受け，右方・左方にシフトする．図では右方偏位により酸素解離曲線が右方にシフト（黒線 → 青線）している．
（工藤翔二，他．血液ガステキスト．第2版．東京：文光堂；2008．p.21-87[2]を参考に作成）

トラブルシューティング

CO₂ ナルコーシス

高二酸化炭素血症により呼吸性アシドーシスとなり中枢神経系の異常（意識障害など）を呈する病態と定義されます．肺胞低換気が原因となり，特に過剰な高濃度の酸素投与は中枢化学受容体を介したネガティブ・フィードバック機構により CO_2 ナルコーシスの誘因となります[8]．しかし CO_2 ナルコーシスを恐れるあまり酸素投与の逡巡は避けるべきであり，SpO_2 88〜92％を目標に吸入酸素濃度を上昇させます[9]．少なくとも推奨されない酸素投与方法，例えば 2L/分の酸素をマスクで投与するなどはやめましょう．

文献

1) 日本呼吸ケア・リハビリテーション学会酸素療法マニュアル作成委員会，日本呼吸器学会肺生理専門委員会，編．酸素療法マニュアル．東京：メディカルレビュー社；2017．p.32-62.

2) 工藤翔二，村田 朗．血液ガステキスト．第 2 版．東京：文光堂；2008．p.21-87.

3) 日本呼吸器学会，編．新呼吸器専門医テキスト．東京：南江堂；2017．p.164-272.

4) Ward JJ. High-flow oxygen administration by nasal cannula for adult and perinatal patients. Respir Care. 2013; 58: 98-122. PMID: 23271822.

5) 日本呼吸器学会 NPPV ガイドライン作成委員会，編．NPPV（非侵襲的陽圧換気療法）ガイドライン改訂第 2 版．東京：南江堂；2015．p.2-35.

6) 滝澤 始．シンプルレスピレータ．東京：文光堂；2010．p.65-72.

7) Nishimura M. High-flow nasal cannula oxygen therapy in adults: physiological benefits, indication, clinical benefits, and adverse effects. Respir Care. 2016; 61: 529-41. PMID: 27016353.

8) 日本呼吸ケア・リハビリテーション学会酸素療法マニュアル作成委員会，日本呼吸器学会肺生理専門委員会，編．酸素療法マニュアル．東京：メディカルレビュー社；2017．p.88-92.

9) 日本呼吸器学会 COPD ガイドライン第 6 版作成委員会，編．COPD（慢性閉塞性肺疾患）診断と治療のためのガイドライン 2022．第 6 版．東京：メディカルレビュー社；2022.

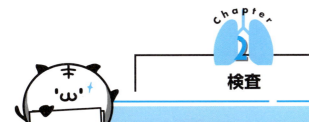

1 血液検査

ポイント

- ☑ 検査は正常／異常だけでなく，病態との矛盾がないかを検討する
- ☑ CRPは炎症の程度を表すが，炎症のフォーカスはそれだけではわからない
- ☑ 白血球は分画をみることでさまざまな疾患の鑑別に有用なことがある
- ☑ 多くの血液検査にはカットオフ値が設定されているが，その感度・特異度を考慮して使用する

　臨床医はさまざまな血液検査所見を駆使して診療を行っています．その中で日常的に使用する指標について取り上げました．正常／異常の判断だけでなく，病態に沿ったデータかどうかも重要です．プロローグでも触れましたが，異常値が出ると予測していたのに正常値であるなど，予測したデータと異なっていることも異常所見といえます．検査データは問診や身体所見で予測した疾患や病態を裏づけたり，あるいは見逃しを防いでくれます．診療の方向性を修正してくれることが多い一方で，逆に検査データに騙されることもあります．ひとつひとつのデータを大事に検討していきましょう．

白血球数とCRP

　白血球数とCRPは炎症反応として毎日のように見ていると思います．しかし疾患の重症度を十分には反映しておらず，A-DROPスコア（→p.132）やCURB-65などの多くの重症度スコアに白血球数とCRPは含まれていません[1,2]．特にCRPは"炎症の程度"の情報を提供するのみで，それがどこからの炎症なのか，感染症なのか自己免疫性疾患なのか悪性腫瘍なのかなど重要な情報は内包されていません．さらにCRPは炎症発生から4〜6時間後に上昇し

始め36時間後にピークとなるため超急性期では正常であったり軽度高値にとどまることがあります[3]. 炎症反応は「体のどこかに炎症がある」という指標であり，常に炎症のフォーカスを考えながら診療しましょう．逆に発熱を認めるのにCRPが陰性の疾患や病態もあります 表1 [4,5].

白血球数も炎症を反映しますが，その分画が重要な情報を与えてくれることがあります．好酸球増多や芽球の出現，異型リンパ球の有無などは臨床的に重要な所見といえます 図1, 2 [7]. さらにステロイド投与下では好中球増加を認めます．間質性肺炎や喘息などでステロイドを投与した際に白血球増加を認め[7],「ステロイドだと思うけど……」と言いつつ他の病状悪化を示す所見がないかチェックすることがあります．さらに抗癌剤は制吐剤としてデカドロンの投与を併用することも多く，投与後に一過性の白血球増多を認めることがあります．ステロイドもレジメンに組み込まれていると，白血球増加とステロイドが結びつきづらいので注意しましょう．

白血球だけでなく，赤血球，血小板の3系統すべてが減少している病態を汎血球減少（pancytopenia）とよびます． 表2 にあげた疾患を中心に鑑別していきましょう[8].

表1 発熱を認めるもCRP陰性もしくは軽度の上昇にとどまる疾患/病態

炎症超急性期	遅れて上昇する
脳限局の炎症	髄膜炎（リステリア，結核，ウイルス）
肝硬変	CRPは肝臓で産生されるため細菌感染を生じても上昇しにくい
炎症を介さない発熱	ホルモン疾患（甲状腺機能亢進，副腎不全，クッシング症候群），頭蓋内圧亢進（脳出血，頭蓋内感染），心因性発熱，薬剤熱
免疫抑制	アクテムラ投与など
その他	全身性エリテマトーデス，強皮症，皮膚筋炎，潰瘍性大腸炎，リンパ腫（免疫芽球性T細胞性リンパ腫），移植片対宿主病（GVHD），猫ひっかき病

(Pepys MB, et al. J Clin Invest. 2003; 111: 1805-12[4]，佐田竜一．medicina. 2019; 56: 1832-6[5]，日本リウマチ学会．関節リウマチ（RA）に対するトシリズマブ使用ガイドライン．日本リウマチ学会; 2008[6] を参考に作成)

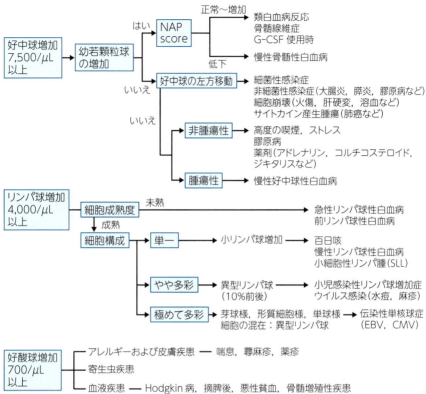

図1 白血球増加症の鑑別

NAP: neutrophil alkaline phosphatase（好中球アルカリホスファターゼ），
SLL: small lymphocytic lymphoma, EBV: Epstein-Barr virus, CMV: cytomegalovirus,
CMML: chronic myelomonocytic leukaemia, CML: chronic myeloid leukemia.
（関根久実, 他. 臨床検査. 2015; 59: 1084-8[7])）

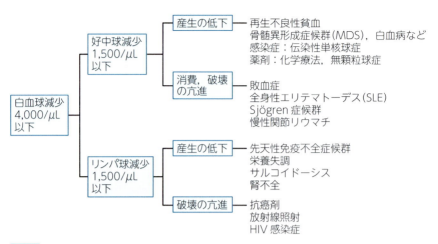

図2 白血球減少症の鑑別

MDS: myelodysplastic syndrome, SLE: systemic lupus erythematosus, HIV: human immunodeficiency virus.
(関根久実, 他. 臨床検査. 2015; 59: 1084-8[7])

表2 汎血球減少（pancytopenia）の原因となる主な疾患/病態

白血病, 再生不良性貧血, 骨髄異形成症候群, 癌の骨髄転移, 血球貪食症候群, 骨髄線維症, 巨赤芽球性貧血, 発作性夜間血色素尿症
全身性エリテマトーデス
肝硬変, 門脈圧亢進症, 脾腫
重症感染症, ヒト免疫不全ウイルス（HIV）感染
栄養障害, アルコール過剰摂取

(半下石明. Hospitalist. 2015; 3: 851-61[8])

プロカルシトニン (PCT)

　PCTはウイルスやその他の非細菌性炎症状態の影響を受けない細菌感染の特異的なマーカーといわれています[9]. 肺炎の診療において細菌性とウイルス性の鑑別に迷うケースがありますが, PCT≧0.5ng/dLをカットオフ値とした場合, 感度55%, 特異度76%で鑑別できると報告されています[10]. しかしその精度は低く, ATS/IDSAのガイドラインではPCTのみでの診断は避けるよう推奨しています[11]. 一方でPCTを使用して市中肺炎を診療したほうが抗菌薬の投与期間, 処方率, 入院期間を減少できる可能性があります[12].

血清 KL-6/SP-D/SP-A

　KL-6, SP-D, SP-A は主に間質性肺疾患（ILD）のバイオマーカーとして用いられています．特に KL-6 は，多くの間質性肺疾患で高い陽性率が報告されています[13]．他にも原発性肺癌（特に非小細胞肺癌），ニューモシスチス肺炎やサイトメガロウイルス，肺胞蛋白症でも上昇します[13]．一方でびまん性肺疾患のうち，特発性器質化肺炎（COP）の KL-6 陽性率は 50％程度と低く[13]，サルコイドーシスや好酸球性肺炎，防水スプレー肺（waterproofing spray-associated pneumonitis: WAP）では正常範囲にとどまることが多いです[14,15]．また過敏性肺炎（HP）ではしばしば特発性間質性肺炎（IIPs）より高値を示し[16-18]，以下のデータが報告されています．

- 急性夏型 HP の KL-6 中央値は 1,690〜2,996U/L であり[19-21]，特発性肺線維症（IPF）や非特異的間質性肺炎（NSIP），結合組織疾患による間質性肺疾患（CTD-ILD）に比べ有意に高値を示す[16-18]．
- 慢性夏型 HP では IPF に比べ高値を示す（中央値 1,506U/L vs. 914U/L）[16]．
- 慢性 HP のサブタイプ間では KL-6 に大きな差なし[22]．
- 季節性変動がみられやすい[18]．
- 加湿器肺の KL-6 は正常値か軽度の上昇（中央値 316〜665U/mL）にとどまり，夏型 HP に比べ有意に低値[20,21]．

　薬剤性肺炎では画像パターンによって KL-6 の値が異なり，びまん性肺胞傷害（DAD）パターンでは 1,000U/L 以上になることが多いですが，線維化を伴う慢性間質性肺炎パターンでは軽度の上昇，OP パターンや HP パターンでは上昇しません[23]．

　また KL-6 は病勢評価としても使用されます．急性呼吸促拍症候群（ARDS）では死亡例で KL-6 の有意な上昇を認め，その中央値は病初期の検体で 1,119U/L，11 日前後経過した検体で 1,323U/L と報告されています[24]．また IPF において，KL-6，SP-D，SP-A がカットオフ値の 2 倍以上を示す例は予後不良です[13]．またベースラインの KL-6 が高い場合，急性増悪のリスクが高く，1,300U/L をカットオフとすると 1 年半以内の急性増悪出現に対し，感度 92％，特異度 61％といわれています[25]．

（1→3）-β-D-グルカン

深在性真菌感染症の補助診断に用いられ，特にニューモシスチス肺炎と侵襲性カンジダ症/カンジダ菌血症で用いられます[26, 27]．測定方法は複数（MKⅡ法，Wako法，ES法など）あり，それぞれでカットオフ値が異なっています 表3 ．各測定法による結果は概ね相関しており，精度も同様といえます[26, 27]．

表3 本邦で使用できる主な（1→3）-β-D-グルカン測定方法とカットオフ値

	MKⅡ法	Wako法	ES法
測定方法	カイネティック比色法	比濁時間分析法	カイネティック比色法
カットオフ値	20pg/mL	11pg/mL	20pg/mL

（番場祐基，他．感染症誌．2019; 93: 500-6[26]）を参考に作成）

ニューモシスチス肺炎の診断に対してはnon-HIVの症例で感度94％，特異度83％，HIVの症例で感度86％，特異度95％と報告されています[28]．Wako法でのカットオフ値については議論があり，一般に使用されているカットオフ値11pg/mL（感度86％，特異度100％）よりも[29]，31.1pg/mLを推奨する報告があります（感度92％，特異度86％）[30]．アスペルギルス症でも高値を認めることがありますが，その感度は低いといわれています 表4 [31]．一方でムコールとクリプトコッカスは陽性になりません[32]．

偽陽性となる状況：アルブミン製剤（2日以内に30g以上），グロブリン製剤（1カ月以内の使用），ガーゼ使用，抗菌薬治療（ピペラシリン/タゾバクタム，アモキシシリン/クラブラン酸），全身性細菌感染症（*Alcaligenes faecalis*，*Pseudomonas aeruginosa*など），漢方薬使用，セルロース素材の透析膜，重症の消化管粘膜障害[26, 32]

アスペルギルス抗原/抗体

アスペルギルス症に対する血液検査はガラクトマンナン抗原，アスペルギルスIgG抗体があります 表4 ．血清でのカットオフ値を0.5とすると，診断に対する感度は21％と非常に低く，侵襲性肺アスペルギルス症（IPA）と慢性進行性肺アスペルギルス症（CPPA）に分けて検討しても感度が低いのは変わり

表4 肺アスペルギルス症の診断に対する精度

	IPA			CPPA		
	カットオフ値	感度	特異度	カットオフ値	感度	特異度
(1→3)-β-D-グルカン	≧80pg/mL	88.9%	25.7%	≧20pg/mL	46%	90.7%
GM抗原						
血清	≧0.5	33%	97%	≧0.5	23%	85%
	≧1.0	19%	96%	≧1.0	8.9%	96%
喀痰	≧1.0	100%	62%	≧0.71	86%	63%
BAL	≧1.0	56%	94%	≧1.375	68%	93%
アスペルギルスIgG抗体	≧80AU/mL	59.6%	77.0%	≧89.3AU/mL	78.6%	53.7%

※血液検体以外のガラクトマンナン抗原検査は保険未収載
※CPPAの診断における（1→3）-β-D-グルカンの感度が46％と報告されていますが，私の経験ではほとんど陽性になりません．

IPA：侵襲性肺アスペルギルス症，CPPA：慢性進行性肺アスペルギルス症，GM：ガラクトマンナン
(Jenks JD, et al. Mycoses. 2021; 64: 1002-14[31], Boch T, et al. J Crit Care. 2018; 47: 198-203[33], Nuh A, et al. J Fungi (Basel). 2022; 8: 188[34], Lu Y, et al. Clin Microbiol Infect. 2023; 29: 797 e1-e7[35], de Oliveira VF, et al. Eur J Clin Microbiol Infect Dis. 2023; 42: 1047-54[36], Shin B, et al. J Infect. 2014; 68: 494-9[37], Takazono T, et al. J Clin Microbiol. 2019; 57: e00095-19[38] を参考に作成)

ません．カットオフ値を 1.0 とすると血清の感度はさらに下がりますが，喀痰を用いた場合，感度 100％，特異度 62％，BAL 検体では高い特異度を維持しながら喀痰よりも感度が上がると報告されています．ただし血液検体以外のガラクトマンナン抗原検査は保険未収載です．またアスペルギルス IgG 抗体は抗原検査に比べ感度は高くなりますが，特異度が低くなり，特に CPPA では 53.7％です[31, 33-38]．

血清クリプトコッカス抗原（グルクロノキシロマンナン抗原）

クリプトコッカス症の診断に抗原検査が有用であり，血清，髄液，BAL，尿などの検体で使用されます．しかし肺クリプトコッカス症ではしばしば偽陰性になることがあります．これは肺外の菌量が少ないことや莢膜欠損株のためと考えられています．肺クリプトコッカス症において抗原の中央値は基礎疾患がない症例で 1：16，免疫不全状態では 1：32 と報告されています．治療により

陰性化しますが数カ月のあいだ陽性が持続する場合があります．髄膜炎または全身性疾患での感度・特異度はそれぞれ 93～100%，93～98% と非常に高い精度を示します．なお標準化はされていませんが，BAL 検体を用いた場合，肺クリプトコッカス症の診断に対し，抗原の力価≧1：8 で感度 100%，特異度 98% と報告されています[39]．

偽陽性：リウマチ因子陽性，クレブシエラ肺炎，*Trichosporon beigelii*，*Stomatococcus mucilaginosus*，*Capnocytophaga canimorsus* の感染症

結核菌インターフェロンγ遊離試験（IGRA）

　結核菌特異抗原で血液中のリンパ球を刺激し，それにより放出されたインターフェロンγを測定することで結核感染を診断する方法です．ツベルクリン反応は BCG 接種者では陽性となってしまいますが，IGRA は BCG の獲得免疫にかかわらず結核感染の鑑別が可能です．ただし感染の有無を確認する検査であり，発病しているかの判断はできないことに注意してください．クォンティフェロン®TB ゴールドプラスと T-SPOT® が利用可能であり，T-SPOT® は血液中のリンパ球を分離して数を調整するため，免疫抑制状態においてもクォンティフェロン® に比べて感度が保たれるといわれています[40]．

※ *M. kansasii*，*M. marinum* などで偽陽性になります[40]．

サイトメガロウイルス検査

　サイトメガロウイルス（cytomegalovirus: CMV）の診断はアンチゲネミア法や気管支肺胞洗浄液を用いたシェルバイアル法による抗原検出，肺組織診や細胞診での核内封入体をもつ巨細胞（フクロウの目 owl's eye）の検出などにより行われます[1, 41]．病理組織検査での診断が望ましいですが，患者さんの病状から組織の採取ができないことがあり，臨床的にはアンチゲネミア法が広く用いられています[41, 42]．なお血清学的検査（IgG，IgM）は強力な化学療法や移植後などで液性免疫が低下している場合は偽陰性になる可能性があります．その他，CMV を分離する方法や拡散増幅検査（PCR）もあります[41]．

　アンチゲネミア法には HRP-C7 法と C10/C11 法の抗体の種類が異なる 2 つの測定系があり，末梢血より分離した多形白血球 3 万～5 万個のうち，CMV 抗原陽性細胞が何個あるかという結果が得られます．CMV 感染症の診断における感度および特異度は 85% 以上と報告されており，CMV 抗原陽性細胞数は病

勢や治療経過と相関します．HRP-C7法とC10/C11法の検査結果は相関しており同様の結果が得られます．ただし宿主の免疫能と逆相関しているため，末梢血中の好中球が少ない場合には感度が低くなります．本検査は気管支肺胞洗浄液を検体として使用することもできます．アンチゲネミア法はCMV肺炎に対しての有用性は高いですが，CMV胃腸炎やCMV網膜炎での感度は低いので注意が必要です[41]．

血液検査以外の感染症検査

インフルエンザウイルス抗原検査

インフルエンザウイルスの検査は主に鼻咽頭ぬぐい液による抗原検査が用いられます．その精度はインフルエンザAの診断に対して感度67〜73％，特異度97〜100％と報告されています[1]．発症から12時間以内では感度35％と低く，偽陰性となる可能性がありますが，24時間を過ぎれば感度92％まで上がります[43]．この偽陰性の時期には咽頭のリンパ濾胞（通称いくらサイン）が有用です（→ p.42)[44]．ちなみに海外のガイドラインでは感度，特異度が高いリアルタイムpolymerase chain reaction（PCR）が推奨され，PCRができない場合は臨床診断を行うこととしています[45]．

※海外では発症後4〜5日の受診が多く，抗原検査が偽陰性になることを警戒した結果と考えられます[46]．

COVID-19の核酸検出検査と抗原検査

COVID-19（Coronavirus disease 2019）の診断は主に鼻咽頭ぬぐい液による核酸検出検査（PCR法，LAMP法など）と抗原検査が用いられます．抗原検査の診断精度は感度72.0％，特異度99.5％といわれていますが，遺伝子検査のほうが感度は高いです．抗原検査は一般的に発症から10日前後で陰性になり[47]，一方で核酸検出検査は症状改善後も1カ月以上にわたって陽性が持続することがあります．陽性持続期間の中央値は34.6日で，14日後の陽性例は42.2％，90日以上陽性が続く症例は12.1％と報告されています[48]．

マイコプラズマ抗原検査

肺炎マイコプラズマに対して咽頭ぬぐい液を用いた迅速検査（イムノクロマトグラフ法）が使用でき，15分程度で結果が得られます．その検査精度は感度

60.8％，特異度97.4％であり，感度が低いことに加え，過去の感染により1年ほど陽性が持続することがあるため注意が必要です[49]．「市中肺炎における細菌性肺炎とマイコプラズマ肺炎の鑑別（→ p.134)」などの臨床所見と併せて総合的に診断する必要があります．咽頭ぬぐい液による遺伝子検査（LAMP法），血清のペア血清検査もありますが検査結果に時間を要します[1]．

レジオネラ尿中抗原

レジオネラに対する検査は主に尿中抗原を用います．莢膜型1-15が検出可能であり，検査精度は感度79％，特異度100％です．特に莢膜型1に対しては感度84％まで上昇します[1]．しかし必ずしも感度は高いとはいえず，尿中抗原が陰性でも，診断予測スコアなど臨床所見と合わせて判断することが大事です（→ p.134，　表3　）．また喀痰による遺伝子検査（LAMP法）もあります[1]．ただしレジオネラ肺炎では喀痰が乏しいことが特徴ですので，検体が採取できないことがあります．

肺炎球菌抗原検査

肺炎球菌尿中抗原の診断精度は感度74.0％，特異度97.2％と報告されています．しかし過去に肺炎球菌肺炎を起こしたのち数カ月にわたって陽性が持続することがあります．逆に抗菌薬をすでに投与された症例では培養検査の菌検出率は低下しますが，尿中抗原の検出率は低下しません．喀痰でも抗原検査ができ，良質な喀痰であれば尿中抗原より精度が高いといわれています．偽陽性になる原因として，数カ月以内の肺炎球菌感染の他，ストレプトコッカス・ミティス感染でも陽性となります[1]．感染症診療において原因菌を同定することは非常に重要ですが，尿中抗原では感受性検査ができないこともあり治療方針には関与しないことが多く，ATS/IDSAのガイドラインではルーチンでの検査はしないように推奨しています[11]．

文献

1) 日本呼吸器学会成人肺炎診療ガイドライン2024作成委員会，編．成人肺炎診療ガイドライン2024．日本呼吸器学会；2024．
2) 岡 秀昭．感染症プラチナマニュアル Ver.8 2023-2024．Grande．東京: MEDSi；2023．
3) Simon L, Gauvin F, Amre DK, et al. Serum procalcitonin and C-reactive protein levels as markers of bacterial infection: a systematic review and meta-analysis. Clin Infect Dis. 2004; 39: 206-17. PMID: 15307030.
4) Pepys MB, Hirschfield GM. C-reactive protein: a critical update. J Clin Invest. 2003; 111: 1805-12. PMID: 12813013.

5）佐田竜一．CRP 陰性なのに連日 39〜40℃の発熱，頭痛が 3 週間持続する 17 歳男性．medicina. 2019; 56: 1832-6.

6）日本リウマチ学会．関節リウマチ（RA）に対するトシリズマブ使用ガイドライン．日本リウマチ学会；2008．Available from: https://www.ryumachi-jp.com/pdf/guideline_TCZ.pdf.

7）関根久実，大畑雅彦．ひとりでも困らない！ 検査当直イエローページ（Ⅲ章）報告前に必要なチェック 血液学検査 白血球数と白血球分画．臨床検査．2015; 59: 1084-8.

8）半下石明．血液疾患 汎血球減少症へのアプローチ 想起すべき疾患の鑑別から支持療法まで．Hospitalist. 2015; 3: 851-61.

9）Assicot M, Gendrel D, Carsin H, et al. High serum procalcitonin concentrations in patients with sepsis and infection. Lancet. 1993; 341: 515-8. PMID: 8094770.

10）Kamat IS, Ramachandran V, Eswaran H, et al. Procalcitonin to distinguish viral from bacterial pneumonia: a systematic review and meta-analysis. Clin Infect Dis. 2020; 70: 538-42. PMID: 31241140.

11）Metlay JP, Waterer GW, Long AC, et al. Diagnosis and treatment of adults with community-acquired pneumonia. An official clinical practice guideline of the American Thoracic Society and Infectious Diseases Society of America. Am J Respir Crit Care Med. 2019; 200: e45-e67. PMID: 31573350.

12）日本呼吸器学会成人肺炎診療ガイドライン 2024 作成委員会．成人肺炎診療ガイドライン 2024：日本呼吸器学会；2024．p.184-7.

13）日本呼吸器学会びまん性肺疾患診断・治療ガイドライン作成委員会．特発性間質性肺炎 診断と治療の手引き 2022．改訂第 4 版．東京：南江堂；2022．

14）Shimoda M, Tanaka Y, Fujiwara K, et al. Waterproofing spray-associated pneumonitis review: comparison with acute eosinophilic pneumonia and hypersensitivity pneumonitis. Medicine (Baltimore). 2021; 100: e25054. PMID: 33725891.

15）Kohno N, Kyoizumi S, Awaya Y, et al. New serum indicator of interstitial pneumonitis activity. Sialylated carbohydrate antigen KL-6. Chest. 1989; 96: 68-73. PMID: 2661160.

16）Onishi Y, Kawamura T, Higashino T, et al. Clinical features of chronic summer-type hypersensitivity pneumonitis and proposition of diagnostic criteria. Respir Investig. 2020; 58: 59-67. PMID: 31615746.

17）Okamoto T, Fujii M, Furusawa H, et al. The usefulness of KL-6 and SP-D for the diagnosis and management of chronic hypersensitivity pneumonitis. Respir Med. 2015; 109: 1576-81. PMID: 26481343.

18）Ohnishi H, Miyamoto S, Kawase S, et al. Seasonal variation of serum KL-6 concentrations is greater in patients with hypersensitivity pneumonitis. BMC Pulm Med. 2014; 14: 129. PMID: 25098177.

19）中島正光，真鍋俊明，吉田耕一郎，他．夏型過敏性肺臓炎における血清 KL-6 値の検討．日呼吸会誌．1998; 36: 763-70.

20）Sakamoto S, Furukawa M, Shimizu H, et al. Clinical and radiological characteristics of ultrasonic humidifier lung and summer-type hypersensitivity pneumonitis. Respir Med. 2020; 174: 106196. PMID: 33096316.

21）Shimoda M, Morimoto K, Tanaka Y, et al. Features of humidifier lung and comparison with summer-type hypersensitivity pneumonitis. Respirology. 2021; 26: 394-5. PMID: 33594737.

22）Okamoto T, Miyazaki Y, Ogura T, et al. Nationwide epidemiological survey of chronic hypersensitivity pneumonitis in Japan. Respir Investig. 2013; 51: 191-9. PMID: 23978646.

23）Ohnishi H, Yokoyama A, Yasuhara Y, et al. Circulating KL-6 levels in patients with drug induced pneumonitis. Thorax. 2003; 58: 872-5. PMID: 14514942.

24) Sato H, Callister ME, Mumby S, et al. KL-6 levels are elevated in plasma from patients with acute respiratory distress syndrome. Eur Respir J. 2004; 23: 142-5. PMID: 14738246.

25) Ohshimo S, Ishikawa N, Horimasu Y, et al. Baseline KL-6 predicts increased risk for acute exacerbation of idiopathic pulmonary fibrosis. Respir Med. 2014; 108: 1031-9. PMID: 24835074.

26) 番場祐基, 茂呂 寛, 永野 啓, 他. 深在性真菌症診断における国内3種の (1→3) β-D-グルカン測定試薬の比較. 感染症誌. 2019; 93: 500-6.

27) Yoshida K, Shoji H, Takuma T, et al. Clinical viability of Fungitell, a new (1-->3)-beta-D:-glucan measurement kit, for diagnosis of invasive fungal infection, and comparison with other kits available in Japan. J Infect Chemother. 2011; 17: 473-7. PMID: 21210174.

28) Del Corpo O, Butler-Laporte G, Sheppard DC, et al. Diagnostic accuracy of serum (1-3)-β-D-glucan for *Pneumocystis jirovecii* pneumonia: a systematic review and meta-analysis. Clin Microbiol Infect. 2020; 26: 1137-43. PMID: 32479781.

29) Dichtl K, Seybold U, Wagener J. Evaluation of a turbidimetric β-d-glucan test for detection of *Pneumocystis jirovecii* pneumonia. J Clin Microbiol. 2018; 56: e00286-18. PMID: 29720434.

30) Tasaka S, Hasegawa N, Kobayashi S, et al. Serum indicators for the diagnosis of *pneumocystis* pneumonia. Chest. 2007; 131: 1173-80. PMID: 17426225.

31) Jenks JD, Nam HH, Hoenigl M. Invasive aspergillosis in critically ill patients: review of definitions and diagnostic approaches. Mycoses. 2021; 64: 1002-14. PMID: 33760284.

32) 村中清春. β-D-グルカン検査には偽陽性があると聞きました. どのような場合に偽陽性になるのですか？ 臨床検査. 2021; 65: 426-7.

33) Boch T, Reinwald M, Spiess B, et al. Detection of invasive pulmonary aspergillosis in critically ill patients by combined use of conventional culture, galactomannan, 1-3-beta-D-glucan and Aspergillus specific nested polymerase chain reaction in a prospective pilot study. J Crit Care. 2018; 47: 198-203. PMID: 30015290.

34) Nuh A, Ramadan N, Shah A, et al. Sputum galactomannan has utility in the diagnosis of chronic pulmonary aspergillosis. J Fungi (Basel). 2022; 8: 188. PMID: 35205942.

35) Lu Y, Liu L, Li H, et al. The clinical value of Aspergillus-specific IgG antibody test in the diagnosis of nonneutropenic invasive pulmonary aspergillosis. Clin Microbiol Infect. 2023; 29: 797 e1-e7. PMID: 36773771.

36) de Oliveira VF, Silva GD, Taborda M, et al. Systematic review and meta-analysis of galactomannan antigen testing in serum and bronchoalveolar lavage for the diagnosis of chronic pulmonary aspergillosis: defining a cutoff. Eur J Clin Microbiol Infect Dis. 2023; 42: 1047-54. PMID: 37430166.

37) Shin B, Koh WJ, Jeong BH, et al. Serum galactomannan antigen test for the diagnosis of chronic pulmonary aspergillosis. J Infect. 2014; 68: 494-9. PMID: 24462563.

38) Takazono T, Ito Y, Tashiro M, et al. Evaluation of *Aspergillus*-specific lateral-flow device test using serum and bronchoalveolar lavage fluid for diagnosis of chronic pulmonary Aspergillosis. J Clin Microbiol. 2019; 57: e00095-19. PMID: 30842231.

39) Setianingrum F, Rautemaa-Richardson R, Denning DW. Pulmonary cryptococcosis: A review of pathobiology and clinical aspects. Medical mycology. 2019; 57: 133-50. PMID: 30329097.

40) 日本結核・非結核性抗酸菌症学会教育・用語委員会. 結核症の基礎知識. 改訂第5版. 結核. 2021; 96: 93-123.

41) 日本造血・免疫細胞療法学会. 造血幹細胞移植ガイドラインウイルス感染症の予防と治療

サイトメガロウイルス感染症．第5版．日本造血・免疫細胞療法学会；2022．
42）JAID/JSC 感染症治療ガイド・ガイドライン作成委員会．JAID/JSC 感染症治療ガイドライン—呼吸器感染症．感染症誌．2016; 88: 1-108.
43）Chartrand C, Leeflang MM, Minion J, et al. Accuracy of rapid influenza diagnostic tests: a meta-analysis. Ann Intern Med. 2012; 156: 500-11. PMID: 22371850.
44）Kato K. Diagnostic significance of posterior pharyngeal lymphoid follicles in seasonal influenza. J Gen Fam Med. 2022; 23: 70. PMID: 35004118.
45）WHO Guidelines Approved by the Guidelines Review Committee. Guidelines for the clinical management of severe illness from influenza virus infections. 2022.
46）菅谷憲夫．インフルエンザの診断と治療最新の WHO ガイドラインから．感染症誌．2023; 97: 42-6.
47）診療の手引き編集委員会．新型コロナウイルス感染症（COVID-19）診療の手引き第 10.1 版．厚生労働省；2024．Available from: https://www.mhlw.go.jp/content/001248424.pdf.
48）Batra A, Clark JR, Kang AK, et al. Persistent viral RNA shedding of SARS-CoV-2 is associated with delirium incidence and six-month mortality in hospitalized COVID-19 patients. Geroscience. 2022; 44: 1241-54. PMID: 35538386.
49）成田光生．マイコプラズマ感染症診断における IgM 抗体迅速検出法の有用性と限界．感染症誌．2007; 81: 149-54.

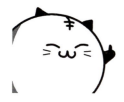

Chapter 2 検査

2 喀痰検査

ポイント

- ☑ 喀痰検査は質が悪い検体では検出率が低くなる．グラム染色における Geckler 4 群または 5 群の喀痰は下気道由来であることが期待できる
- ☑ 喀痰一般細菌検査は塗抹検査（グラム染色）と培養検査があり，培養結果とグラム染色を併せて原因菌を同定する
- ☑ グラム染色において，肺炎球菌は陽性双球菌，インフルエンザ菌は陰性短桿菌，モラクセラ・カタラーリスは陰性双球菌の形態を認める

喀痰検査は大きく一般細菌検査，抗酸菌検査，喀痰細胞診があります．喀痰を採取する際に下気道から良質な痰を喀出する必要がありますが，唾液や口腔内容物による汚染は避けられません．採取前には食事は避け，歯磨きやうがいなどで口腔内を清潔に保つことが望ましいです．喀痰が出にくい患者さんに対しては 3％生理食塩水 20mL をネブライザーで吸入することで排痰を誘発する方法があります[1,2]．

※誘発排痰に蒸留水を使用することは禁忌です（死亡例も報告されています）[3]．

一般細菌検査

ここでは一般細菌検査について解説します．抗酸菌検査については「Chapter 4-3. 抗酸菌感染症」を参照ください（→ p.156）．

一般細菌に対する検査は塗抹検査（グラム染色）と一般細菌培養に分けられます．喀痰の質が悪いと原因菌の検出率は低くなります．質の評価は肉眼的な Miller & Jones 分類 表1 とグラム染色所見での Geckler 分類 表2 があります[4,5]．特に Geckler 分類で 4 群または 5 群であれば下気道由来の質の高い

表1 Miller & Jones分類

M1	唾液または粘性痰
M2	粘性痰のなかに膿性痰が少量含まれる
P1	膿性痰で膿性部分が1/3以下
P2	膿性痰で膿性部分1/3〜2/3
P3	膿性痰で膿性部分2/3以上

(Miller DL. Am Rev Respir Dis. 1963; 88: 473-83[5])

表2 Geckler分類

Group	細胞数/1視野（100倍率）	
	白血球	上皮
1	<10	>25
2	10〜25	>25
3	>25	>25
4	>25	10〜25
5	>25	<10
6	<25	<25

(Geckler RW, et al. J Clin Microbiol. 1977; 6: 396-9[4])

喀痰であることが期待できます[4]．

グラム染色

検体中の細菌を染め分ける染色法で，その色（青＝陽性菌，赤＝陰性菌）と形態（球菌と桿菌）により分類します（図1，表3）．喀痰の場合，良質の

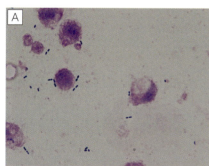
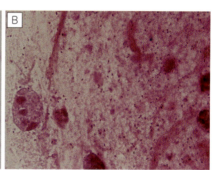
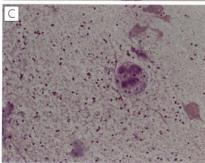

図1 特徴的なグラム染色像（フェイバー法）
A: *Streptococcus pneumoniae* （×1000）
B: *Haemophilus influenzae* （×1000）
C: *Moraxella catarrhalis* （×1000）

表3 臨床医が遭遇する主要な細菌のグラム染色による分類

	陽性	陰性
球菌	Streptococcus pneumoniae Streptococcus pyogenes Streptococcus agalactiae Streptococcus anginosus Streptococcus constellatus Streptococcus intermedius Streptococcus mitis Staphylococcus aureus Coagulase-negative staphylococci (CNS)＊ Enterococcus faecalis/faecium	Moraxella catarrhalis Neisseria gonorrhoeae Neisseria meningitidis Neisseria spp.
桿菌	Clostridium perfringens Corynebacterium spp. Clostridioides difficile Bacillus spp.	Haemophilus influenzae（短桿菌） Escherichia coli Klebsiella pneumoniae/oxytoca Pseudomonas aeruginosa Enterobacter cloacae Acinetobacter baumannii Serratia marcescens Stenotrophomonas maltophilia Bacteroides fragilis

＊CNS：S. epidermidis, S. intermedius, S. lugdunensis, S. saprophyticus, S. hominisなど
グラム染色で検出できない菌：抗酸菌（結核，非結核性抗酸菌），マイコプラズマ，レジオネラ，ウイルス[7]
（青木 眞．レジデントのための感染症診療マニュアル．第2版．東京：医学書院；2007．p.1-41[7]）を参考に作成）

検体を用いれば診断に対する感度は 60～70％と報告され，さらに 1種類の菌体が 1視野に 10個以上観察される場合，感度は約 90％まで上昇します[6]．肺炎の原因菌として頻度の高い肺炎球菌はグラム陽性双球菌でラグビーボールを横に並べたような形態になります **図1A**．インフルエンザ菌はグラム陰性桿菌なのですが，桿菌にしては短く短桿菌とよばれ，一見球菌のようにも見えます **図1B**．モラクセラ・カタラーリスはグラム陰性双球菌ですが，肺炎球菌のような楕円ではなく丸い形態をしています **図1C**．

貪食像：グラム染色において菌体が白血球に貪食された所見を貪食像とよびます．貪食像があれば感染症と判断できるとされてきましたが，近年，菌ごとに貪食されやすさが違うことが報告されました．貪食の有無だけでは感染かどうかの判断はできず，貪食率が高いと感染症と判断できる可能性がありま

すがそのエビデンスはまだ確立されていません[8]．

培養検査

培養検査は菌の分離・同定を行い，さらに薬剤感受性検査を行うことができます．しかし検体に含まれる原因菌以外の細菌も検出してしまいます[6]．そこでグラム染色の結果が原因菌の判断に参考となります[9]．グラム染色は菌量の予想ができるため，培養で検出された菌とグラム染色でみられる菌が一致するかの検討が重要です[7]．

文献

1) 日本呼吸器学会，編．新呼吸器専門医テキスト．東京：南江堂；2017．p.62-161.
2) 日本結核・非結核性抗酸菌症学会 教育・用語委員会．結核症の基礎知識（改訂第5版）．結核．2021; 96: 93-123.
3) Schultz A, Balaguruswamy S, Dentice R, et al. Thoracic Society of Australia and New Zealand position statement: the safe clinical use of sputum induction for bio-sampling of the lower airways in children and adults. Respirology. 2024; 29: 372-8. PMID: 38556839.
4) Geckler RW, Gremillion DH, McAllister CK, et al. Microscopic and bacteriological comparison of paired sputa and transtracheal aspirates. J Clin Microbiol. 1977; 6: 396-9. PMID: 334796.
5) Miller DL. A study of techniques for the examination of sputum in a field survey of chronic bronchitis. Am Rev Respir Dis. 1963; 88: 473-83. PMID: 14068432.
6) 日本呼吸器学会成人肺炎診療ガイドライン2024作成委員会．成人肺炎診療ガイドライン2024：日本呼吸器学会；2024.
7) 青木 眞．レジデントのための感染症診療マニュアル．第2版．東京：医学書院；2007．p.1-41.
8) Shimoda M, Saraya T, Yonetani S, et al. The significance of bacterial engulfment in Gram-stained sputum in patients with respiratory infections. Medicine (Baltimore). 2018; 97: e0150. PMID: 29620628.
9) 安本和正，滝澤 始，編．呼吸器感染症における不思議50．千葉：アトムス；2011．p.51-2.

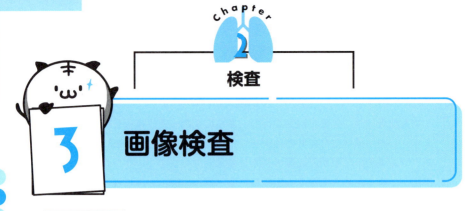

画像検査

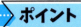

- ☑ 正常を含めた胸部単純写真を数多く見る
- ☑ 胸部単純写真の読影方法は小三Jで見逃しを減らす
- ☑ 胸部CTは小葉構造を意識して小葉中心性分布，汎小葉性分布，リンパ路分布，ランダム分布に分けて考える

胸部単純写真

　胸部単純写真の読影は本当に難しいと思います．3次元のものを2次元に落とし込んでいる影響で，正常陰影が重なり濃淡が生まれて異常陰影との見分けが困難なことが多々あります．一方で胸部単純写真を読影する機会は多く，日常診療や健診などで毎日のように接することになります．読影の精度を上げる方法は正常構造を知ることと，とにかく数をこなすことです．特に正常写真を繰り返し見ることが重要です 図1 ．ただ闇雲に見ていてもうまくいきませんので，見落としの多いポイントを意識して読影しましょう．

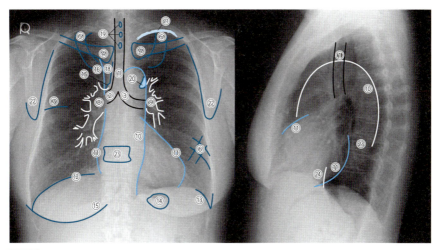

図1 胸部単純写真の正常構造
① 気管, ② 右主気管支, ③ 左主気管支, ④ 鎖骨, ⑤ 第1肋骨, ⑥ 肋骨の重なり,
⑦ 小葉間裂 (minor fissure), ⑧ 右肺動脈, ⑨ 左肺動脈, ⑩ 大動脈, ⑪ 心陰影,
⑫ 横隔膜, ⑬ 肋横隔膜角 (CP angle), ⑭ 胃胞, ⑮ 乳房, ⑯ 上大静脈, ⑰ 奇静脈弓,
⑱ 傍気管線, ⑲ 棘突起, ⑳ 大動脈肺動脈窓 (AP window), ㉑ apical cap,
㉒ 肩甲骨, ㉓ 椎体, ㉔ 下大静脈

小三J読影法

多くの呼吸器科医が実践している読影法で「小三J読影法」というものがあります[1]．読影の際に目の動きを小 → 三 → Jと動かすことで，見落としやすいポイントをしっかりチェックすることができます 図2〜5 ．

① 小：気管と両側肺尖部の観察

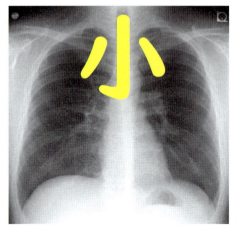
図2

② 三：肺野を左右差に注意しながら観察

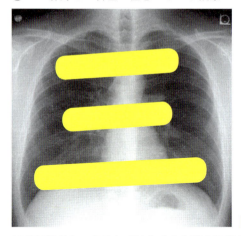
図3

※3回見るということではなく左右差を注意するという意味で何回確認してもよいです．

③ **J**：両側肺門〜大動脈のライン〜心陰影の裏〜両側横隔膜の裏を観察

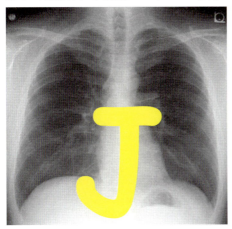

図4

"J" について，実際の読影では，上は動脈弓から下は両側横隔膜の裏までチェックしますので正確には "ち" のように目線を動かしています．

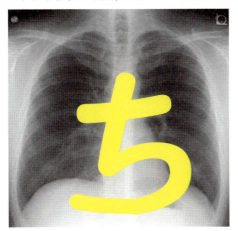

図5

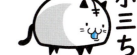

次に一見異常影に見えてしまう所見をあげていきます．

① **第1肋骨頭**：肋骨頭が石灰化を起こしていたり，鎖骨や他の肋骨が重なることで結節影に見えてしまうことがあります．肋骨との連続性を確認することで見きわめます 図6 ．

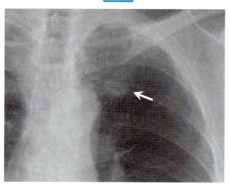

図6

ちなみに 図7 の写真はどうでしょう？　右第一肋骨頭周囲に陰影があるように見えます．肋骨の重なる部位であり，そのせいで濃く見えているかもしれませんが，左右差がありますよね．さぁこれは異常影でしょうか，それとも正常でしょうか？

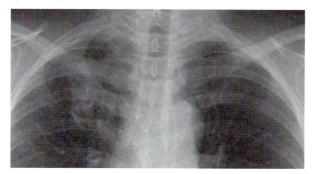

図7

ということでCTを撮影したところ肺炎がありました 図8 ．骨が重なる部位は判断が難しいことがあるので注意しましょう．

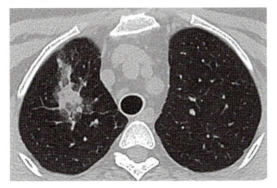

図8

② **肋骨骨折**：過去の骨折があると結節様に見えてしまいます 図9 ．肋骨との連続性を確認することが大事です．

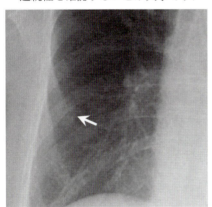

図9

③ **肺動脈**: 前後方向に走行する血管は円形に見えます．特に上葉前方に向かうA3の肺動脈は気管支と伴走して結節に見えることがあります 図10 ．

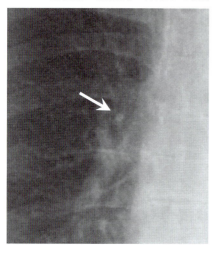

図10

④ **乳頭**: 辺縁整の結節影として見えることがあります 図11 ．内側の輪郭が不明瞭で外側が明瞭であることが特徴です．対側にも同様な所見が見られればさらに可能性が高くなりますが，片側しか見えないこともあります．

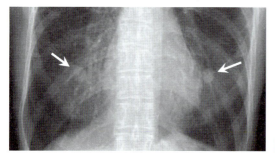

図11

⑤ **食道裂孔ヘルニア**：食道が胸腔内に脱出している部位が結節様に見えてしまうことがあります．特に脱出した胃内に胃泡があると空洞結節（ 図12 右）やニボーのように見えたりします．ちなみにこの2枚の写真は同一の患者さんで2日の間隔で撮影されたものです．

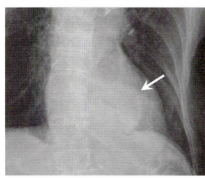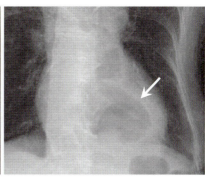

図12

胸部 CT

　胸部 CT は二次小葉を意識して読影することがポイントです．二次小葉とは肺を構成する単位で1つの小葉が1cm前後（0.5～3.0cm）となります．小葉の中心には終末細気管支と肺動脈が存在し，小葉間隔壁，小葉より中枢の肺動静脈と気管支で境界されます．リンパ管は気管支肺血管周囲や小葉間隔壁，胸膜面に分布しています（リンパ路）[2-4]． 図13 に小葉間隔壁肥厚を伴った CT 画像を示します．矢印で示した隔壁に囲まれた部分が小葉となります．さらに

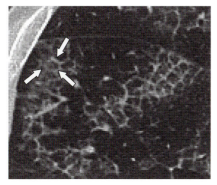

図13 **胸部CTにおける二次小葉構造（肺胞蛋白症症例）**
矢印で示した線で囲まれた領域が小葉となる．

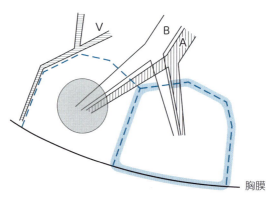

図14 二次小葉構造：胸膜直下肺の模式図
青点線で囲まれた部位が小葉．灰色の円が小葉中心を表しており，終末細気管支と肺動脈が存在する．小葉の辺縁には肺静脈，太い肺動脈が存在する．青で塗られた領域が小葉辺縁である．
B：気管支，A：肺動脈，V：肺静脈

小葉内部には4〜24個の細葉が含まれます[2]．

　小葉の真ん中を小葉中心，小葉の端を小葉辺縁と表現し，胸膜，小葉間隔壁，小葉間肺静脈，小葉間気管支動脈によって小葉辺縁構造を形成しています 図14 ．小葉中心部以外にCTで見える構造は小葉辺縁に位置します．肺胞壁や肺胞を取り囲む支持組織を間質といいますが，間質には狭義と広義の2種類があります．狭義の間質は肺胞隔壁性間質を指し，Ⅰ型，Ⅱ型肺胞上皮細胞の基底膜と血管内皮細胞の基底膜に挟まれた領域（肺胞隔壁から肺胞上皮細胞とその基底膜および血管内皮とその基底膜を除いたもの）であり，広義の間質（広義間質）はリンパ路性間質を指し，気管支血管束周辺，小葉間隔壁，胸膜下間質，肺静脈周囲間質が含まれます[2]．

　この小葉構造を意識した読影が重要であり，小葉中心性分布，汎小葉性分布，リンパ路分布，ランダム分布に分けて考えることが鑑別の基本となります[2-5]．
小葉中心性分布：小葉の辺縁をなす構造からやや離れた気管支肺動脈束に沿った分布を示します．経気道性の疾患が主で血管性の疾患も含まれます[2]．
　例）気管支肺炎，肺結核，過敏性肺炎，びまん性汎細気管支炎，血管内リンパ腫など
※粒状影が気管支に連なってY字やV字状の形態を示すことがあります．これをtree-in-bud appearanceとよび，肺結核やびまん性汎細気管支炎などで見られます 図15 ．

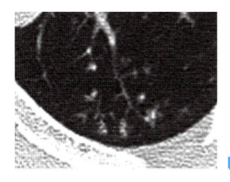

図15 tree-in-bud appearance

汎小葉性分布：小葉全体に陰影が見られ，1個の小葉ないしは隣接する小葉に陰影を呈します．肺胞充填性の肺実質病変のこともあれば間質性病変によることもあります．汎小葉性分布は肺胞領域に病変がある疾患が含まれます．また過敏性肺炎などの閉塞性細気管支病変を伴う疾患では汎小葉性病変とair trappingによる低吸収～正常領域が混在することでモザイク状になります[6]．

　例）細菌性肺炎，間質性肺疾患，器質化肺炎，ニューモシスチス肺炎，肺胞蛋白症など

リンパ路（広義間質）分布：気管支肺動脈束や小葉辺縁構造，胸膜面に陰影を認め，経リンパ管の病変を想定します．

　例）サルコイドーシス，癌性リンパ管症，悪性リンパ腫，リンパ増殖性疾患

ランダム分布：小葉構造とは無関係に陰影が分布し，血行性散布病変を想定します．

　例）転移性肺腫瘍，粟粒結核，血行播種性真菌症

文献

1) 佐野雅史．胸部写真の読み方と楽しみ方．東京：秀潤社；2006．p.9-27．
2) 村田喜代史，上甲 剛，村山貞之．胸部のCT．東京：メディカル・サイエンス・インターナショナル；2011．p.107-37．
3) Kim J, Dabiri B, Hammer MM. Micronodular lung disease on high-resolution CT: patterns and differential diagnosis. Clin Radiol. 2021; 76: 399-406. PMID: 33563413.
4) Gotway MB, Reddy GP, Webb WR, et al. High-resolution CT of the lung: patterns of disease and differential diagnoses. Radiol Clin North Am. 2005; 43: 513-42, viii. PMID: 15847814.
5) 酒井文和．びまん性肺疾患：診断と治療の進歩 I．診断の進歩 1．画像診断からみたびまん性肺疾患．日内会誌．2006; 95: 980-5．
6) 日本呼吸器学会過敏性肺炎診療指針2022作成委員会．過敏性肺炎診療指針2022．日本呼吸器学会；2022．p.33-43．

Chapter 2 検査

4 生理検査

ポイント

- ☑ スパイロメトリーにより1秒率<70%で閉塞性換気障害，%肺活量<80%で拘束性換気障害，両方該当する場合は混合性換気障害と診断する
- ☑ フローボリューム曲線の形によるパターン分類を行う
- ☑ 呼気一酸化窒素（FeNO）は好酸球を中心とした気道炎症を反映して喘息患者で上昇する

スパイロメトリー

口から出入りする気量の変化を時間−気量曲線（スパイログラム 図1 ）として記録し換気能力を評価します．喘息や慢性閉塞性肺疾患（COPD）などの気道の疾患や間質性肺疾患などのびまん性肺疾患など幅広い肺疾患に対する検査となります[1, 2]．

$$1秒率（FEV_1/FVC）= FEV_1/FVC \times 100（\%）（Gaensler）$$
$$= FEV_1/VC \times 100（\%）（Tiffeneau）$$
$$対標準1秒量（\%FEV_1）= FEV_1 実測値 / FEV_1 予測値 \times 100（\%）$$
$$\%肺活量（\%VC）= VC 実数値 / VC 予測値 \times 100（\%）$$

%VCが80%未満で拘束性換気障害，FEV_1/FVC が70%未満で閉塞性換気障害，両方を満たす場合は混合性換気障害と診断します 図2 [1, 3]．

COPDでは1秒率（FEV_1/FVC）が診断に用いられ，対標準1秒量（%FEV_1）が気流閉塞の重症度に用いられます[4]．GaenslerとTiffeneauの1秒率の使い分けですが，一般的に1秒率とよばれるのはGaenslerの1秒率で，1秒率（G）と記載し，エアートラッピングが大きい時にはTiffeneauの1秒

率を用います（1秒率 [T]）．呼吸器機能障害などの書類作成時は1秒率（G）を使用します．また肺過膨張のためにVCが減少し混合性換気障害のようにみえることがありますが，肺の硬化ではなく閉塞性換気障害の進行が原因です[1]．

また，びまん性肺疾患の病状評価や抗線維化薬の治療評価にはVCが用いられます[5]．びまん性肺疾患では拘束性換気障害を認め，進行するVCの低下は予後不良因子です．特発性肺線維症（IPF）において無治療であれば1年に130～233.1mL程度FVCが低下しますが，6～12カ月の期間にFVCが10%以上低下する場合は有意に死亡率が上昇します[6]．さらに特発性間質性肺炎（IIPs）全体でも12カ月間にFVCが5%低下すると死亡率が約2倍になります[7]．

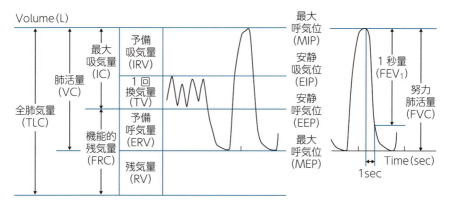

図1 スパイログラムと肺気量分画

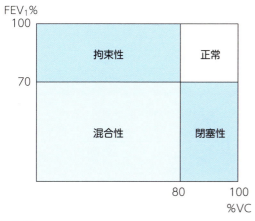

図2 呼吸機能障害の分類

フローボリューム曲線

スパイロメトリーの努力呼気曲線を肺気量変化に対する気流速度の変化を表したものです 図3 ．縦軸が流速，横軸が肺気量を表しています．フローボリューム曲線のパターンから末梢気道病変，拘束性障害，上気道病態の評価が可能です 図4, 5 [1,8]．

スパイロメトリーでは 表1 のような結果が得られます．

最大呼気流量（PEF）：フローボリューム曲線において初期に出現する呼気流量の最大値を表し，気流制限の指標となります[1,9,10]．

EFE$_{50}$（$\dot{V}_{50}$），EFE$_{75}$（$\dot{V}_{25}$），EFE$_{50}$/EFE$_{75}$（$\dot{V}_{50}/\dot{V}_{25}$）：努力肺活量において50％の肺気量のときの呼気流量を EFE$_{50}$（$\dot{V}_{50}$），75％の肺気量のときの呼気流量を EFE$_{75}$（$\dot{V}_{25}$）とよびます．その比の EFE$_{50}$/EFE$_{75}$（$\dot{V}_{50}/\dot{V}_{25}$）は末梢気道病変の評価ができ，3〜4以上で異常値と判断します．しかし気道径には個人差があるためフローボリューム曲線パターンと併せて総合的に判断します[8,9]．

最大呼気中間流量（MMF）：努力肺活量の25〜75％までの平均呼気流量で，中〜小気道の状態を反映する指標です[3]．

Air-trapping index（ATI）：気流制限の指標であり，ATI＝([VC−FVC]/VC)×100 が5％以下で正常となります[9]．

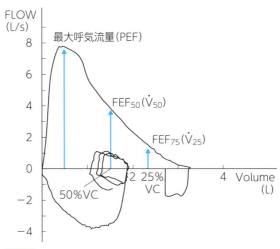

図3 フローボリューム曲線

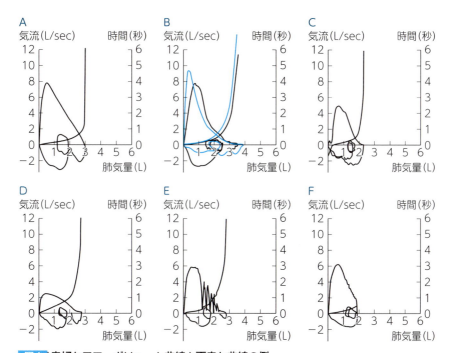

図4 良好なフローボリューム曲線と不良な曲線の例

A: 良好例.
B: 呼気開始不良.
　黒線: 不良例. ピークが低くピークまでの呼気量が多い. 外挿気量は200mLでFVCの5.7%, 呼気時間は5.8秒と短くプラトーに達していない (FEV$_1$ 2.64L, FEV$_1$/FVC 75%). 青線: 同じ被検者の良好例. 外挿気量は80mLでFVCの2.1% (FEV$_1$ 2.47L, FEV$_1$/FVC 65%). 不良例のほうがFEV$_1$は多いが妥当な測定とはいえない. 呼気努力不十分で閉塞性換気障害が見落とされている.
C: 呼気開始不良. 少し呼気してから最大呼気している.
D: 呼気が弱くピークがない.
E: 呼気早期に咳.
F: 呼気途中の声門閉鎖.
(日本呼吸器学会, 他編. 呼吸機能検査ガイドライン. 日本呼吸器学会; 2004. p.17より引用)

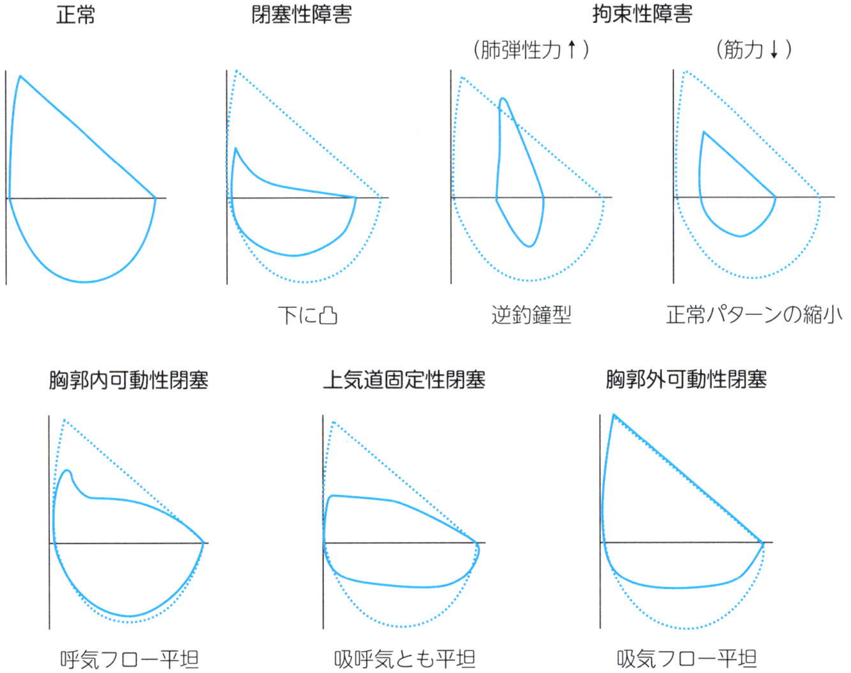

図5 フローボリューム曲線によるパターン分類

（日本呼吸器学会，編．新呼吸器専門医テキスト．改訂第2版．東京：南江堂；2020．p.141より引用）

表1 スパイロメトリーの結果

SVC		測定値	予測値	%予測値
肺活量（VC）	(L)	3.34	3.17	105.4
予備呼気量（ERV）	(L)	1.54	1.05	146.7
予備吸気量（IRV）	(L)	1.29		
1回換気量（TV）	(L)	0.51		
最大吸気量（IC）	(L)	1.80		

FVC		測定値	予測値	%予測値
努力肺活量（FVC）	(L)	3.50	3.05	114.8
1秒量（FEV1.0）	(L)	2.92	2.64	110.6
FEV1.0%（G）	(%)	83.43	88.05	94.8
FEV1.0%（T）	(%)	87.43		
最大呼気流量（PEF）	(L/s)	7.79	7.96	97.9
$\dot{V}$75	(L/s)	7.22	5.68	127.1
$\dot{V}$50	(L/s)	3.51	3.97	88.4
$\dot{V}$25	(L/s)	1.31	1.72	76.2
$\dot{V}$25/HT	(L/s)	0.84	1.21	69.4
最大呼気中間流量（MMF）	(L/s)	2.92	3.55	82.3
CVI		—		
OI		2.44		
Air-trapping index（ATI）		−4.79		
FEV1.0/VCpr		92.1		

肺拡散能（D_{LCO}）　

　一酸化炭素がどれだけ効率よく肺胞から毛細血管に拡散されたかをみる指標です．D_{LCO} と肺容量（VA）で除した D_{LCO}/VA の 2 つの指標が用いられます．明確な基準値および正常下限値は定まっていませんが，D_{LCO}，D_{LCO}/VA ともに予測値の 80％以上を正常と判定し，D_{LCO} が 10％以上あるいは 3mL/min/Torr 以上変化した際には有意な変化としてとらえるのが一般的です．ちなみに D_{LCO}/VA は K_{CO} と記載されることもあります[1, 2]．間質性肺疾患では FVC や

VCの低下に先行してD_{LCO}の低下を認めます．特にベースラインから15%以上の低下が予後予測因子として使用されます[6]．

残気量（RV）／機能的残気量（FRC）

残気量と機能的残気量はスパイロメトリーでは測定することができず，ガス気釈法やガス洗い出し法での測定が必要になります．残気量を測定することで全肺気量（TLC）も測定可能になります．代表的な疾患における肺気量分画の変化を **表2** に示します[1]．

表2 代表的な疾患における肺気量分画の変化

疾患	TLC	FRC	RV	D_{LCO}
特発性肺線維症	↓	↓	↓	↓
気腫合併肺線維症	↓〜正常〜↑	↓〜正常〜↑	↓〜正常〜↑	↓↓
COPD	↑	↑	↑	↓

TLC：全肺気量，FRC：機能的残気量，RV：残気量，D_{LCO}：肺拡散能
（日本呼吸器学会COPDガイドライン第6版作成委員会，編．COPD（慢性閉塞性肺疾患）診断と治療のためのガイドライン2022．第6版．東京：メディカルレビュー社；2022[4] を改変）

気管支拡張薬反応性試験

短時間作用型β_2刺激薬吸入前後のスパイロメトリーを行うことで気道可逆性の程度を判定することができます．原則として，気道可逆性に影響する薬剤は検査前に休薬するように指導します．作用持続時間が異なるため使用薬剤ごとに休薬期間が異なります[1, 2, 8, 10]．

休薬期間例：短時間作用型β_2刺激薬 4〜6時間，長時間作用型β_2刺激薬 24〜36時間，長時間作用型抗コリン薬 36〜48時間，吸入ステロイド 12〜24時間，ロイコトリエン拮抗薬 48時間

吸入前後のFEV_1の改善率が12%以上かつ改善量が200mL以上で有意な気道可逆性があると判定します．気道可逆性の存在は喘息の特徴となりますが，長期の罹患による気道リモデリングによって気道可逆性が失われていることもあります[1, 2, 8, 10]．

気道過敏性試験
（日本アレルギー学会標準法，アストグラフ法）

　気管支収縮薬（メサコリン）を低濃度から吸入し，気道収縮を起こす際の薬剤累積投与量と気道抵抗の変化から気道過敏性を評価する方法です．FEV_1 を用いる日本アレルギー学会標準法と呼吸抵抗（Rrs）を用いるアストグラフ法があり，テスト前値に比べ FEV_1 が20％低下もしくは Rrs が2倍増加で気道過敏性陽性とします．FEV_1 が20％低下したときの吸入濃度 PC_{20} もしくは Rrs 増加時の薬物吸入累積濃度 Dmin を気道過敏性指標とします[2,8,10]．

広域周波オシレーション検査

　強制オシレーション法を基本原理に気道抵抗や呼吸リアクタンスを中心とした呼吸器系の抵抗を評価します．R5～R20 がしばしば注目され，その数値が大きいと周波数依存性があると判断でき，中枢気道あるいは末梢気道での不均等換気が疑われます．喘息，喘息と COPD のオーバーラップ（ACO），COPD の特徴を に示します[2,8]．

呼気一酸化窒素（FeNO）

　FeNO は好酸球を中心とした気道炎症を反映して喘息患者で上昇し[10]，吸入ステロイド治療により低下します[2,4]．特にアトピー型喘息でより高い値を示し，喀痰好酸球数，気管支生検における好酸球浸潤および気管支肺胞洗浄液中の好酸球数とも正の相関を示すため，気道の好酸球性炎症の評価に用いられます．35ppb 以上を喘息病態があると考えますが，ICS 投与や現喫煙は FeNO を低下させます．さらに喘息患者における治療効果の判断や予測にも使用できます．症状がなく FeNO≦50ppb では ICS 量が適切と判断でき，50ppb 以上の症例では ICS を減量すると症状が再燃する可能性があります．喘息症状があり，FeNO＜25ppb では ICS 増量の有効性は乏しいかもしれません[2]．また FeNO 高値例では IgE や IL-4Rα を指標とした生物学的製剤の有効性が期待できます．喘息コントロールの指標として使用すると増悪回数を減らせるという報告がある一方で，一般臨床において使用できるかどうかのエビデンスはまだ十分とはいえません[10]．

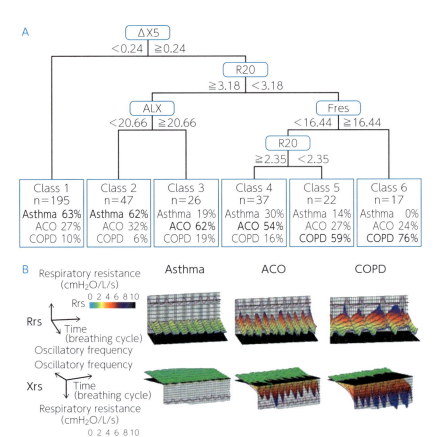

図6 オシロメトリーを用いた喘息，ACO，COPDの特徴

A: オシロメトリーを用いた再帰分割法による喘息，ACO，COPDの分類．四角は内部または終端ノードを表す．クラス3と4がACOを最も含む．R20，ΔX5: cmH$_2$O/L/s，Fres: Hz，ALX: cmH$_2$O．

B: 代表例における典型的なモストグラフのカラー3D画像．ACOは喘息とCOPDの中間のパターンを示す．

(日本呼吸器学会，他編．喘息とCOPDのオーバーラップ（Asthma and COPD Overlap: ACO）診断と治療の手引き．第2版．日本呼吸器学会; 2023．p.89[2]) より引用)

COPDにおいて一般的にFeNOの上昇はわずかですが，35ppb以上を示す場合はICSによる呼吸機能や症状の改善効果が高いといわれています[4]．

ピークフロー（PEF）

気流制限の程度を示し，FEV_1と相関します．PEFの日内変動（＝［朝と夜の差］／［朝と夜の平均］×100）が20％以上の場合は気流制限があると判断します．喘息に対するPEFの変動は気道過敏性のレベルを示唆しており，気道炎症の重症度の指標になります．正常値は予測式を使って求めることもできますが，個人差があるため自己最良値を基準としてモニタリングを行うことも可能です[10]．

文献

1) 日本呼吸器学会，肺生理専門委員会，呼吸機能検査ハンドブック作成委員会，編．呼吸機能検査ハンドブック．日本呼吸器学会；2021．
2) 日本呼吸器学会，喘息とCOPDのオーバーラップ（Asthma and COPD Overlap: ACO）診断と治療の手引き第2版作成委員会，編．喘息とCOPDのオーバーラップ（Asthma and COPD Overlap: ACO）診断と治療の手引き．第2版．日本呼吸器学会；2023．p.81-108．
3) 日本臨床衛生検査技師会．呼吸機能検査技術教本．日本臨床衛生検査技師会；2016．p.2-33．
4) 日本呼吸器学会COPDガイドライン第6版作成委員会，編．COPD（慢性閉塞性肺疾患）診断と治療のためのガイドライン2022．第6版．東京：メディカルレビュー社；2022．
5) 「特発性肺線維症の治療ガイドライン」作成委員会．特発性肺線維症の治療ガイドライン2023．改訂第2版．日本呼吸器学会；2023．
6) 日本呼吸器学会びまん性肺疾患診断・治療ガイドライン作成委員会．特発性間質性肺炎診断と治療の手引き2022．改訂第4版．東京：南江堂；2022．
7) Maher TM. Interstitial lung disease: a review. JAMA. 2024; 331: 1655-65. PMID: 38648021.
8) 日本呼吸器学会，編．新呼吸器専門医テキスト．東京：南江堂；2017．p.62-161．
9) 日本呼吸器学会肺生理専門委員会．臨床呼吸機能検査．第7版．日本呼吸器学；2008．p.9-33．
10) 日本アレルギー学会喘息ガイドライン専門部会．喘息予防・管理ガイドライン2021．日本アレルギー学会；2021．

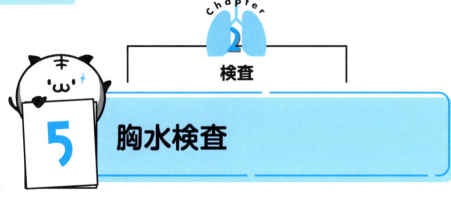

5 胸水検査

ポイント

- ☑ 胸水の鑑別はまず Light の基準，胸水細胞分画，胸水 ADA を見る
- ☑ 利尿薬を使用している心不全の胸水は滲出性になることがある
- ☑ リンパ球優位の滲出性胸水で胸水 ADA 高値でも結核性胸膜炎と断定しない
- ☑ 結核性胸膜炎，悪性胸水，肺炎随伴性胸水 / 膿胸のいずれの診断にも至らない場合は稀な疾患も含め精査を行う

　胸水貯留を認める疾患は 表1 に示すように多岐にわたります[1]．うわぁってなりますよね．その中でも悪性胸水，細菌性胸膜炎（肺炎随伴性胸水 / 膿胸），結核性胸膜炎，漏出性胸水の頻度が高く，まずはこれら 4 疾患の鑑別を行います．いずれにも当てはまらない場合，稀な疾患も視野に入れて検討を行います[1,2]． 図1 におおまかな胸水鑑別のフローチャートを示します．さぁ，まずは胸水穿刺をして鑑別の一歩を踏み出しましょう！

表1 主な胸水貯留を示す疾患

	疾患
漏出性	心不全 腎疾患（腎障害，ネフローゼ症候群，糸球体腎炎） 肝硬変 低アルブミン血症 尿胸 粘液水腫 上大静脈閉塞 腹膜透析
滲出性	悪性胸水 細菌性胸膜炎（肺炎随伴性胸水/膿胸） 結核性胸膜炎 自己免疫疾患（RA，SLE，SS，血管炎，IgG4関連疾患，家族性地中海熱） 非結核性抗酸菌症 真菌/ウイルス/寄生虫/Whipple病 肺血栓塞栓症 悪性リンパ腫 薬剤性 消化器疾患（食道破裂，胆嚢炎，膵疾患，横隔膜下膿瘍，肝膿瘍，脾膿瘍，腹部手術後） ARDS 特発性好酸球性胸水 良性アスベスト胸水 気胸/血胸 乳び胸，乳び様胸水/偽性乳び胸（慢性結核性膿胸） サルコイドーシス，アミロイドーシス 心血管疾患（Dressler症候群，心外膜炎，大動脈解離） 尿毒症 Meigs症候群，Pseudo-Meigs症候群 黄色爪症候群 手術/処置後（肺手術，内視鏡的静脈瘤硬化療法，肝移植，骨髄移植，CABG，カテーテルアブレーション，放射線治療，その他医原性） Trapped lung 横隔膜ヘルニア 縦隔嚢胞破裂 髄外造血 Milk of calcium pleural effusion 事故（溺死，電撃傷）

RA: rheumatoid arthritis, SLE: systemic lupus erythematosus, SS: Sjögren's syndrome, IgG4: immunoglobulin G4, ARDS: acute respiratory distress syndrome, CABG: coronary artery bypass graft

（Light RW. Med Clin North Am. 2011; 95: 1055-70[1]を参考に作成）

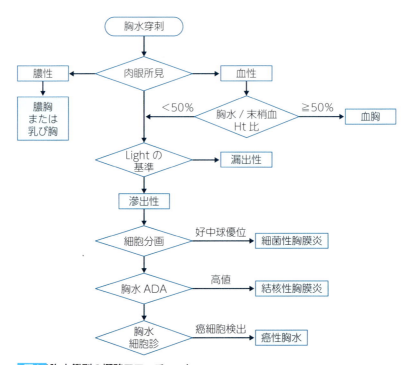

図1 胸水鑑別の概略フローチャート
Ht：ヘマトクリット
(Light RW. Pleural diseases chapter 8 approach to the patient. 6th ed. Philadelphia: Lippincott Williams & Wilkins; 2013[3]) を参考に作成．文献3では細胞分画より先に細胞診を配置しているが，実臨床では細胞診より先に生化学検査の結果が参照できるためこの順番とした）

胸水穿刺

　胸水を採取したら検体を滅菌スピッツ3本以上に分注して，生化学検査，細菌検査，細胞診を提出します[4]．細菌感染を疑う場合は血液培養のボトルを使用することが推奨されます[2]．胸水細胞診には十分な胸水量が必要で，少なくとも25mL以上，可能であれば50mLを検査に回しましょう．50mL以上に増やしても診断上の利点はないとされていますが[2]，セルブロックの作成ができますし，病理の先生もできるだけ多く欲しいとおっしゃいますので，私は悪性腫瘍を疑う症例には取れれば取れるだけ出しています．胸水穿刺の手技はChapter 3を参照してください（→p.121）．

穿刺した時点で胸水の外観（肉眼所見）が確認でき，淡黄色〜黄色，膿性，血性，褐色，黒色などに分けられます．血性胸水は少量の血液が存在するだけでかなり赤く見えてしまうため血胸以外にも悪性腫瘍を中心にさまざまな疾患で見られます．血胸との鑑別は胸水と末梢血のヘマトクリット値を測定します．胸水/末梢血の比が50％以上であれば血胸と診断し，すぐに胸腔ドレーン留置などの治療を行いましょう．また膿性の胸水であれば膿胸を疑います[4]．黒色胸水は，① *Aspergillus niger* などの感染症，② メラノーマ，③ 出血/溶血（肺癌や膵胸腔瘻を含む），④ その他（活性炭での胃洗浄の時に食道穿孔という症例報告あり）で見られます[5]．その他にも乳び胸による乳び胸水（乳白色），黄緑〜ダークブラウンの胆汁性胸水など特徴的な色調を認めることがあります[6,7]．

Lightの基準（滲出性 vs 漏出性）

胸水の鑑別は，Lightの基準で滲出性か漏出性かを見分けることから始めます．Lightの基準は胸水と血清の乳酸脱水素酵素（lactate dehydrogenase: LDH）と総蛋白が含まれ 表2 [1,8]，① 胸水LDH/血清LDH＞0.6，② 胸水総蛋白/血清総蛋白＞0.5，③ 胸水LDH＞血清LDH正常上限の2/3のうち1項目でも満たせば滲出性と診断できます．漏出性胸水は胸膜に炎症はなく，うっ血や浸透圧低下によるため，心不全，肝硬変，腎障害，低アルブミン血症などが疑われます．ちなみに血清LDHの正常上限についてですが，本邦での正常値は220U/L以下が一般的ですが，原文では300U/L以下を正常値として，その2/3の200U/Lをカットオフ値にしていますので注意してください[9]．

Lightの基準は多くの滲出性胸水を正しく診断できますが，漏出性胸水のうち25％は誤って滲出性に分類されるといわれています[4]．特に利尿薬を使用している心不全の胸水は濃縮により滲出性の基準を満たしてしまうことがあります[10]．Lightの基準で判断に困った時には，胸水コレステロール値や胸水アルブミン値，総蛋白の胸水と血清の差が使用できます 表2 [4,10]．アルブミンの胸水と血清の差＞1.2g/dLまたは総蛋白の胸水と血清の差＞3.1g/dLのどちらかを満たせば心不全の診断に対する感度が100％，肝疾患による胸水の診断に対する感度が99％になるといわれています[11]．しかし胸水中のコレステロール値とアルブミン値は一般的にルーチンでの検査を行いませんので必要時に追加しましょう．また心不全による胸水ではLightの基準の診断精度が低いという報告もあり，未治療の心不全に対しては胸水中のNT-proBNP≧1,500ng/

表2 滲出性/漏出性胸水の基準

指標	数値	感度	特異度
滲出性の基準			
Lightの基準	胸水LDH/血清LDH＞0.6	90%	82%
	胸水総蛋白/血清総蛋白＞0.5	86%	84%
	胸水LDH＞血清LDH正常上限の2/3	82%	89%
	上記3項目中1項目以上合致	98%	83%
コレステロール	胸水コレステロール＞60mg/dL	54%	92%
	胸水コレステロール＞43mg/dL	75%	80%
	胸水と血清の比＞0.3	89%	81%
アルブミン	胸水と血清の差＜1.2g/dL	87%	92%
漏出性の基準			
アルブミン	胸水と血清の差＞1.2g/dL	86〜95%	—
総蛋白	胸水と血清の差＞3.1g/dL	82〜93%	—
	上記2項目中1項目以上合致	99〜100%	—

LDH: lactate dehydrogenase
(Light RW. N Engl J Med. 2002; 346: 1971-7[8]），Bielsa S, et al. Respirology. 2012; 17: 721-6[11]
を参考に作成）

dL が感度，特異度ともに 90％以上と報告されています．しかし NT-proBNP は胸水と血清の相関が高く，その係数は＞0.95 とのことですので血清での評価で十分なようです[12]．

細胞分画

　細胞分画による所見は主に好中球優位とリンパ球優位に分けられ，好中球優位であれば肺炎随伴性胸水／膿胸（→ p.148）を筆頭に膵炎，肺塞栓症，横隔膜下膿瘍などの疾患を疑います[4]．好中球優位とは細胞分画で好中球が 50％以上を指します[8]．さらに細胞変性により分画が測定できないことがありますが，その多くは膿性の胸水で炎症が強いために細胞が変性してしまうことが原因です．よって細胞変性も細菌性胸膜炎／膿胸の指標となります[13]．結核性胸膜炎の初期や悪性胸水でも好中球優位になることがあり，その頻度はそれぞれ 4.5〜17％，16％程度と報告されています[8,14]．さらに漏出性胸水の 10％でも好中球優位になりますが臨床的な意義はありません[4]．好中球優位だからといっ

て細菌感染症と決めつけるのは実は危険です．一方でリンパ球優位の疾患は多岐にわたり，その代表的な疾患が悪性胸水，結核性胸膜炎となります[4]．

　胸水中の好酸球も重要な所見であり，その比率が10％以上であれば好酸球性胸水に分類されます．その原因は悪性腫瘍，胸腔内の血液／空気の存在，薬剤性胸水，好酸球性肺炎，感染症，尿毒症性胸膜炎，自己免疫疾患，特発性などがあります[15]．また興味深いことに好酸球性胸水は繰り返しの穿刺により好酸球比率が変わることがあります．特に1回目の穿刺のみが好酸球性胸水で2回目以降は好酸球が10％以下に減少したり，2回目以降の穿刺ではじめて好酸球性胸水になったりなどさまざまです[16,17]．

　細胞分画を多核白血球と単核白血球に分類している施設もあると思いますが，多核白血球は好中球，好酸球，好塩基球の合計です．好中球優位の胸水と好酸球性胸水では鑑別が異なりますので可能な限り細胞分画を測定しましょう[4]．

胸水アデノシンデアミラーゼ（ADA）

　胸水中のADA（adenosine deaminase）値は結核性胸膜炎の診断に非常に有用です．カットオフ値はさまざま報告されていますが，40U/Lが広く用いられており，結核性胸膜炎の診断に対して感度と特異度はともに90％程度と報告されています[18]．結核性胸膜炎の診断には菌の証明が重要ではありますが，胸水の抗酸菌検査の診断精度は決して高くありません（陽性率：塗抹6％，PCR 51.4％，培養35％）[19,20]．臨床的にリンパ球優位の滲出性胸水で胸水ADAが高値であれば結核性胸膜炎と診断することがしばしばみられます[21-24]．しかし最近の研究では結核診断に対する胸水ADA値の特異度が31〜78％程度と低く[25-27]，私の研究でも胸水ADA≧40U/Lの症例のうち55.5％が結核以外の疾患でした[13]．さらに胸水ADAが高値であればあるほど結核性胸膜炎の可能性が高くなるともいわれていますが[4]，悪性リンパ腫や非結核性抗酸菌症では同等かそれ以上の胸水ADA値を示すことがあります[13]．胸水ADAの使用について海外のガイドラインでは，結核の有病率が高い集団に対して診断に用いることが可能ですが，有病率の低い集団に対しては除外に使用するよう推奨しています[2]．結核の低蔓延国である日本では[28]，胸水ADA値を使用した臨床診断には注意が必要です．結核菌の証明がなく臨床診断をもとに治療を行う場合，1〜2カ月程度で効果が乏しければ再度精査を行うことが重要です．実際に胸水ADA高値により結核性胸膜炎と診断した症例で，抗結核薬治療の効果が乏しく，再び精査をした結果シェーグレン症候群による胸水であったと

いう経験があります[29]．胸水 LDH/ADA 比が結核性胸膜炎と膿胸／肺炎随伴性胸水や悪性胸水との鑑別に有用と報告されていますが[30-33]，特異度が低い（49.5～62％）という報告や[30, 31, 33]，胸水 ADA 値のみの場合と比べて診断精度に差がないという報告もあります[33]．よって胸水 ADA は低値であれば除外に使用できますが，高値例のなかでさらなる鑑別が必要になります．そこで胸水 ADA≧40U/L の症例に対する結核性胸膜炎の診断フローチャートを作成しました（通称，下田基準）　図2 [34]．このフローチャートは結核の有病率の異なる集団でバリデーション研究も行っており，有病率が高い集団では特異度が高く，有病率が低い集団では感度が高くなります[13, 34]．

胸水中の結核菌インターフェロンγ遊離試験（IGRA）の有効性も報告されています．結核性胸膜炎の診断に対して感度 95％，特異度 96％と報告されていますが[2]，一方で胸水の IGRA は結核性胸水と非結核性胸水で差はなかったとする報告もあります[35]．メタアナリシスでは血液を用いた IGRA との間に差はなく，感度 72％，特異度 78％と報告されています[20]．

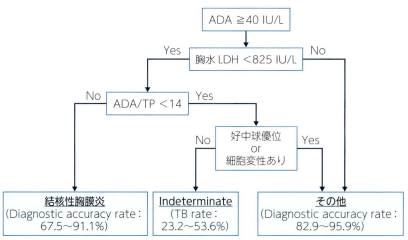

図2 胸水ADAが40U/L以上の症例における結核性胸膜炎の診断フローチャート（通称，下田基準）

ADA: adenosine deaminase, LDH: lactate dehydrogenase, TP: total protein
(Shimoda M, et al. Respir Investig. 2024; 62: 963-9[34])

胸水細胞診

悪性胸水は滲出性胸水のなかで頻度の高い疾患ですが[1,21]，胸水細胞診の陽性率は約60%であり，中皮腫に対してはさらに低下します[36]．細胞診を繰り返し検査してもその陽性率の変化は大きくなく，2回目で27%，3回目で5%の上昇にとどまります[36]．悪性胸水に対して，胸水中の腫瘍マーカーの測定も有効ではありますが，その感度は50%程度です（特異度90%以上）[2,12]．統一されたカットオフ値はありませんが，CEA＞45ng/mL または CA 15-3＞77IU/L は特異度100%であったという報告があります[37,38]．また胸水中のアミラーゼ値が悪性腫瘍の診断に有用であり，75U/L 以上の場合，感度は34.7%と低いですが特異度は93.6%と非常に高いです[21]．また75U/L以上を示す悪性胸水では EGFR 陽性例が多く，予後が良い傾向があります[39]．

悪性胸水，肺炎随伴性胸水/膿胸，結核性胸膜炎のいずれの診断にも至らない場合

胸水の診断の難しさは細胞診や培養検査の検出率が低いことにあります．前述の通り，悪性胸水における胸水細胞診と結核性胸膜炎における胸水抗酸菌検査の陽性率は低く[19,20,36]，肺炎随伴性胸水/膿胸に対する病原菌の検出率も40～60%程度と報告されています[40]．さらに胸水の生化学検査においてもさまざまな指標が報告されていますが，一つの指標でバシッと診断できるものはありません．そこでそれらの指標をどのように組み合わせて使用すればよいかという診断フローチャートを作成しました ．このフローチャートの診断的中率は71.7%で，結核性胸膜炎，悪性胸水，肺炎随伴性胸水/膿胸の感度と陽性的中率はそれぞれ79.3%と75.4%，88.6%と68.8%，75.8%と83.2%ですが，この3つ以外の疾患については感度33.0%，陽性的中率60.0%でした[21]．以上より胸腔穿刺のみでの診断には限界があり，滲出性胸水患者の15%は確定診断がつかないといわれています[4]．経過が良好で肺内に浸潤影を認めない症例では経過観察を行うこともできますが，必要に応じて胸腔鏡下または開胸胸膜生検の検討が必要です[4]．特に胸膜生検は悪性疾患の診断に有用であり，その診断率は90%以上です[4]．結核性胸膜炎についても胸膜生検により乾酪性肉芽腫を認めることで診断に寄与でき[14]，抗酸菌培養検査と組み合わせると診断率は79%と報告されています[41]．また肺炎随伴性胸水/膿胸におい

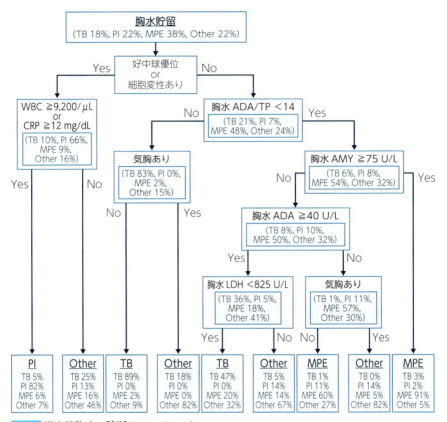

図3 滲出性胸水の診断フローチャート

TB：結核性胸膜炎，PI：肺炎随伴性胸水/膿胸，MPE：悪性胸水，WBC：白血球，CRP：C-リアクティブプロテイン，ADA：アデノシンデアミナーゼ，AMY：アミラーゼ，LDH：乳酸脱水素酵素
(Shimoda M, et al. Respir Investig. 2024; 62: 157-63[21])

て，胸膜生検による組織培養が原因菌の検出率を30%上昇させるといった報告があります[40]．さらに 図2, 3 のフローチャートには誤診の割合も示されていますので，それを参考に鑑別を進めることができます[21, 34]．

文献

1) Light RW. Pleural effusions. Med Clin North Am. 2011; 95: 1055-70. PMID: 22032427.
2) Roberts ME, Rahman NM, Maskell NA, et al. British Thoracic Society Guideline for pleural disease. Thorax. 2023; 78: 1143-56. PMID: 37553157.
3) Light RW. Pleural diseases chapter 8 approach to the patient. 6th ed. Philadelphia: Lippincott Williams & Wilkins; 2013.
4) Light RW. Pleural diseases chapter 7 clinical manifestations and useful tests. 6th ed.

Philadelphia: Lippincott Williams & Wilkins; 2013.
5) Saraya T, Light RW, Takizawa H, et al. Black pleural effusion. Am J Med. 2013; 126: 641 e1-6. PMID: 23591042.
6) Yokoe N, Yamaguchi E. Chylothorax and bilious pleural effusion. Intern Med. 2019; 58: 3195-6. PMID: 31292379.
7) Light RW. Pleural diseases chapter 26 chylothorax and pseudochylothorax. 6th ed. Philadelphia: Lippincott Williams & Wilkins; 2013.
8) Light RW. Clinical practice. Pleural effusion. N Engl J Med. 2002; 346: 1971-7. PMID: 12075059.
9) Light RW, Macgregor MI, Luchsinger PC, et al. Pleural effusions: the diagnostic separation of transudates and exudates. Ann Intern Med. 1972; 77: 507-13. PMID: 4642731.
10) Romero-Candeira S, Fernandez C, Martin C, et al. Influence of diuretics on the concentration of proteins and other components of pleural transudates in patients with heart failure. Am J Med. 2001; 110: 681-6. PMID: 11403751.
11) Bielsa S, Porcel JM, Castellote J, et al. Solving the Light's criteria misclassification rate of cardiac and hepatic transudates. Respirology. 2012; 17: 721-6. PMID: 22372660.
12) Zheng WQ, Hu ZD. Pleural fluid biochemical analysis: the past, present and future. Clin Chem Lab Med. 2023; 61: 921-34. PMID: 36383033.
13) Shimoda M, Hirata A, Tanaka Y, et al. Characteristics of pleural effusion with a high adenosine deaminase level: a case-control study. BMC Pulm Med. 2022; 22: 359. PMID: 36131272.
14) Zhao T, Chen B, Xu Y, et al. Clinical and pathological differences between polymorphonuclear-rich and lymphocyte-rich tuberculous pleural effusion. Ann Thorac Med. 2020; 15: 76-83. PMID: 32489442.
15) Kalomenidis I, Light RW. Eosinophilic pleural effusions. Curr Opin Pulm Med. 2003; 9: 254-60. PMID: 12806236.
16) Krenke R, Nasilowski J, Korczynski P, et al. Incidence and aetiology of eosinophilic pleural effusion. Eur Respir J. 2009; 34: 1111-7. PMID: 19386682.
17) Martinez Garcia MA, Cases Viedma E, Perpina Tordera M, et al. Repeated thoracentesis: an important risk factor for eosinophilic pleural effusion? Respiration. 2003; 70: 82-6. PMID: 12584396.
18) Liang QL, Shi HZ, Wang K, et al. Diagnostic accuracy of adenosine deaminase in tuberculous pleurisy: a meta-analysis. Respir Med. 2008; 102: 744-54. PMID: 18222681.
19) Porcel JM. Advances in the diagnosis of tuberculous pleuritis. Ann Transl Med. 2016; 4: 282. PMID: 27570776.
20) Aggarwal AN, Agarwal R, Gupta D, et al. Interferon gamma release assays for diagnosis of pleural tuberculosis: a systematic review and meta-analysis. J Clin Microbiol. 2015; 53: 2451-9. PMID: 25994163.
21) Shimoda M, Tanaka Y, Morimoto K, et al. Diagnostic flowchart for tuberculous pleurisy, pleural infection, and malignant pleural effusion. Respir Investig. 2024; 62: 157-63. PMID: 38141528.
22) Light RW. Update on tuberculous pleural effusion. Respirology. 2010; 15: 451-8. PMID: 20345583.
23) Valdes L, San Jose E, Alvarez D, et al. Adenosine deaminase (ADA) isoenzyme analysis in pleural effusions: diagnostic role, and relevance to the origin of increased ADA in tuberculous pleurisy. Eur Respir J. 1996; 9: 747-51. PMID: 8726940.
24) Krenke R, Safianowska A, Paplinska M, et al. Pleural fluid adenosine deaminase and

interferon gamma as diagnostic tools in tuberculosis pleurisy. J Physiol Pharmacol. 2008; 59 Suppl 6: 349–60. PMID: 19218659.

25) Beukes A, Shaw JA, Diacon AH, et al. The utility of pleural fluid lactate dehydrogenase to adenosine deaminase ratio in pleural tuberculosis. Respiration. 2021; 100: 59–63. PMID: 33333531.

26) Na F, Wang Y, Yang H, et al. Performance of adenosine deaminase in detecting paediatric pleural tuberculosis: a systematic review and meta-analysis. Ann Med. 2022; 54: 3129–35. PMID: 36345981.

27) Ho CY, Tsai YH, Chang CC, et al. The role of pleural fluid lactate dehydrogenase-to-adenosine deaminase ratio in differentiating the etiology of pleural effusions. Chin J Physiol. 2022; 65: 105–8. PMID: 35775528.

28) WHO. Global tuberculosis report 2023. Available from: https://www.who.int/publications/i/item/9789240083851.

29) Shimoda M, Tanaka Y, Morimoto K, et al. Sjögren's syndrome with pleural effusion: difficult to distinguish from tuberculous pleurisy because of a high adenosine deaminase level. Intern Med. 2022; 61: 517–21. PMID: 34393170.

30) Saraya T, Ohkuma K, Koide T, et al. A novel diagnostic method for distinguishing parapneumonic effusion and empyema from other diseases by using the pleural lactate dehydrogenase to adenosine deaminase ratio and carcinoembryonic antigen levels. Medicine. 2019; 98: e15003. PMID: 30921217.

31) Wang J, Liu J, Xie X, et al. The pleural fluid lactate dehydrogenase/adenosine deaminase ratio differentiates between tuberculous and parapneumonic pleural effusions. BMC Pulm Med. 2017; 17: 168. PMID: 29202740.

32) Verma A, Abisheganaden J, Light RW. Identifying malignant pleural effusion by a cancer ratio (Serum LDH: Pleural Fluid ADA Ratio). Lung. 2016; 194: 147–53. PMID: 26678281.

33) Yan Z, Wen JX, Wang H, et al. Diagnostic accuracy of pleural fluid lactate dehydrogenase to adenosine deaminase ratio for tuberculous pleural effusion: an analysis of two cohorts. BMC Pulm Med. 2022; 22: 428. PMID: 36402998.

34) Shimoda M, Tanaka Y, Ohe T, et al. Validation of a diagnostic flowchart for tuberculous pleurisy in pleural fluid with high levels of adenosine deaminase. Respir Investig. 2024; 62: 963–9. PMID: 39186880.

35) Keng LT, Shu CC, Chen JY, et al. Evaluating pleural ADA, ADA2, IFN-gamma and IGRA for diagnosing tuberculous pleurisy. J Infect. 2013; 67: 294–302. PMID: 23796864.

36) Gayen S. Malignant pleural effusion: presentation, diagnosis, and management. Am J Med. 2022; 135: 1188–92. PMID: 35576996.

37) Porcel JM. Biomarkers in the diagnosis of pleural diseases: a 2018 update. Ther Adv Respir Dis. 2018; 12: 1753466618808660. PMID: 30354850.

38) Porcel JM, Civit C, Esquerda A, et al. Utility of CEA and CA 15-3 measurements in non-purulent pleural exudates in the diagnosis of malignancy: a single-center experience. Arch Bronconeumol. 2017; 53: 427–31. PMID: 28237067.

39) Shimoda M, Tanaka Y, Morimoto K, et al. Differences in pleural fluid amylase levels in patients with malignant pleural effusion based on cancer type, histologic type, and epidermal growth factor receptor mutations. Intern Med. 2023; 62: 3601–7. PMID: 37081679.

40) Bedawi EO, Hassan M, Rahman NM. Recent developments in the management of pleural infection: a comprehensive review. Clin Respir J. 2018; 12: 2309–20. PMID: 30005142.

41) Janssen JP. Why you do or do not need thoracoscopy. Eur Respir Rev. 2010; 19: 213–6. PMID: 20956195.

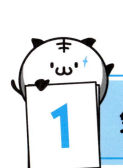

Chapter 3 手技

1 気管支鏡

ポイント

- ☑ 術前に病変へ到達する気管支を確認する
- ☑ 気管支鏡操作のコツは気管支鏡をまっすぐに伸ばして自分の体の位置を工夫すること
- ☑ 病変へのアプローチが困難な時は透視を見ながら気管支鏡の方向をつけたり，キュレットや極細径気管支鏡を使用するなどの選択肢がある

呼吸器科医の手技は決して多くはありません．その中で気管支鏡は呼吸器科医にとって最大といってよい大事な手技になります．アイデンティティーといっても過言ではありません．ここでは私が経験から得たコツやトラブルの解決法を伝授します．

気管支番号

まず最初に気管支の番号を覚えてますか？　かなり覚えにくくて私は非常に苦手で，そんな時に気管支番号がわかりやすい図があったらうれしいなと思っていました．ということで 図1, 2 をご査収ください．気管支分岐の命名は実は一定の法則のもとに行われています．同レベルの気管支に対して，上方→下方，後方→前方，外側方→内側方（縦隔側）の順番に番号をつけています[1]．

ただし気管支は正常変異や ectopic bronchus（気管支が過剰にあったり，本来の位置から転位して存在する）がしばしば見られバリエーションが豊富です[2,3]．なので厳密には気管支の番号は実際にその枝が肺のどこに向かうのかを見ないと判断できません．胸部 CT と見比べて病変に到達する気管支を同定し，それが気管支の内腔でどのように見えるかを考えることが大事です．

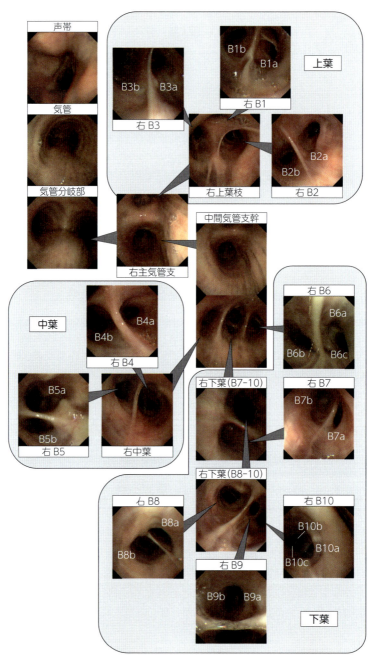

図1 右気管支の内腔所見

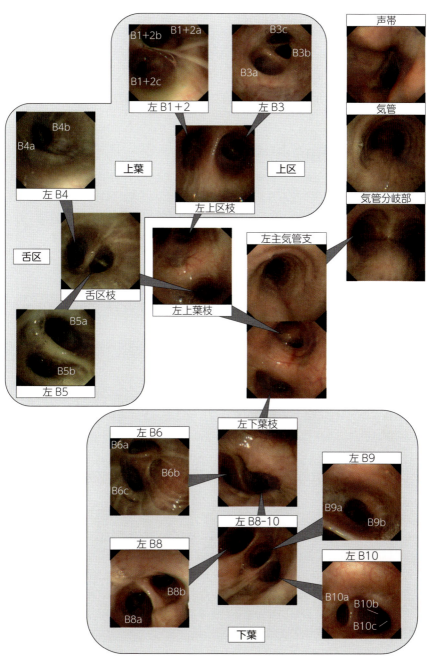

図2 左気管支の内腔所見

気管支へのアプローチ

気管支の枝を把握したら次はその気管支にどうやってアプローチするかが問題になります．私がレジデントの時に困ったことをあげ，その解決策を書いていきます．

① カメラが思ったより動かない

気管支鏡は上下のアングルレバーがありますが，消化器内視鏡と違い左右に曲げるためのレバーがありません．右に行きたいときは気管支鏡を持つ手を右向きに回転させ，左方向に行きたいときは左向きに回転させます 図3 ．しかし先輩の手技に比べてうまく回せないと感じることがあると思います．そのポイントは2つです．

- 気管支鏡をまっすぐに伸ばす
  → 気管支鏡がたわんでいると回転させた力が先のほうまで伝わりません．
- 自分の体の位置をズラす
  → 右に回すときに体を左側にズラし，左に回すときには体を右側へズラすと，より気管支鏡を回せるようになります．

左手は親指を上下のアングルレバーにかけ，人指し指を吸引ボタンの上に置きますが，基本そこから動かしません．気管支鏡が回らないからと持ち替えることは私はやりません．

上の2点をもってしてもダメなら挿入部回転リングを活用しています．

あと個人的なテクニックですが，図4 の右上葉B1にアプローチしようとしたときにアップが十分かからず鉗子が入らないことがあります．そんなときは矢印のあたりを狙ってみてください．まず鉗子を当てて気管支鏡を押し込み，さらに鉗子を進めるといった感じでよじ登れることがあります．この部分の粘膜はB1に向けて坂のような状態になっていますので，押しながら左上に舵を切るイメージです．鉗子を入れるとアップが効きにくくなるので，気管支鏡だけB1に入れてから鉗子を挿入する手もあります．もちろん粘膜損傷にはお気をつけください．厳しいなと思ったときは無理をせず細径気管支鏡や極細径気管支鏡に切り替えましょう．

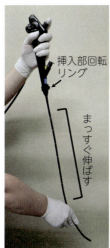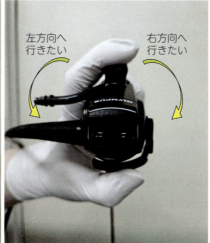

図3 気管支鏡の操作方法

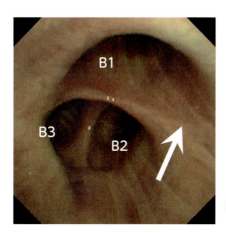

図4 右上葉B1のアプローチ困難時の
テクニック

② カメラに痰や血液が付着して画面が見えなくなる

- 生理食塩水を噴霧して吸引する
  → 付着している痰や血液は粘稠性が高いので生理食塩水で洗うと吸引しやすくなります．

- 気管 / 気管支の粘膜で拭う
  - → 気管や気管支の膜様部にカメラの先端をつけて左右に回します．その時に カメラと膜様部がこすれて付着物を取ってくれます．粘膜障害は稀ですが， 中枢の気管・気管支で行い，強く押し当てないようにしましょう．
- 気管支鏡を抜いて直接付着物を拭う
  - → 上記を行っても付着物が取れなければ，早めに見切りをつけて気管支鏡を 抜きましょう．気管支内で無理に粘るよりも逆に時間がかかりません．

③ 鉗子を入れた時に痰が増えて画面が見にくくなる

気管支鏡のなかに吸引した痰が残った状態で鉗子を挿入すると痰を押し出し てしまいます．画面の中で吸引した痰は気管支鏡の中を通って吸引ボタンの場 所から排出されます．鉗子挿入口は吸引ボタンの近くに位置していますので， かなりの距離を吸引しないと痰が気管支鏡内に残ってしまいます．

- 鉗子を入れる前にしっかりと吸引する
- 鉗子を挿入する際に吸引しながら入れる
- 目的気管支より近位の気管支で鉗子を挿入し，痰が出たらそれを避けて目的 気管支にアプローチを行う

④ 病変へのアプローチができない
（亜区域枝以降の分岐が選択できない）

目的の気管支へのアプローチができても亜区域枝以降の分岐が選択できない ため病変へ到達できないことがあります．その際の対策は 3 つあります．

- 透視を見ながら気管支鏡を病変の方向へ向ける
  - → カメラを病変の方向に向けることで目的の気管支にアプローチできること があります．しかし気管支鏡の先端部近辺の枝でないと選択できませんし， 気管支鏡と気管支の位置によっては病変方向に向かないこともあります．
- キュレット
  - → 透視を見ながらキュレットの先端を病変のほうに向け分岐する気管支を探 すことができます．しかし前後方向の気管支分岐については選択が困難で す．

- 極細径気管支鏡
    → 径が約3.0mmの気管支鏡を使用すればより遠位の気管支へのアプローチが可能です．内腔を観察しながら進めていくのが理想ですが，気管支が細くなってくると内腔が見えなくなることが多く，透視を使って気管支鏡の方向を調整します．キュレットよりも細かい操作が可能ですが，ガイドシースは使用できないことに注意が必要です．
    ※極細径気管支鏡は気管支鏡自体がガイドシースの役割を担います．
    私の場合，この3つのアプローチを行っても病変へ到達できないときは気管支鏡ではない方法での精査（例：CTガイド下生検，VATSなど），あるいは経過観察を検討します．

⑤ ガイドシースの中で鉗子が進まない

　気管支鏡の湾曲が強い場合，ガイドシースの中を鉗子などの医療器具が通過できなくなることがあり，その際のちょっとしたテクニックを紹介します．鉗子の先端が固い金属製なので，基本的にはその先端が湾曲部を通過さえできればその後はスルスル進んでいきます．

- 通過するときだけ気管支鏡のアップを緩める
- 通過できなくなった場所で鉗子と同時にガイドシースも奥に入れる
- 通過できなくなった場所で気管支鏡自体を奥に入れる

⑥ 声門通過に手間取る

　声門通過に手間取る理由は3つあります．

- 麻酔が不十分で反射が強い
    → まずはしっかり麻酔をしましょう．
- 逆に鎮静が深く喉頭蓋が弛緩してその下を通れなくなっている
    → 左右のどちらからか回り込んで声帯にアプローチします．
- 通過のテクニック不足
    → 声帯を通過する時は声帯の頂部を目指して少しアップをかけて進め，通過する前にダウンをかけながら気管内に侵入するとスムーズにいきます 図5 [3]．

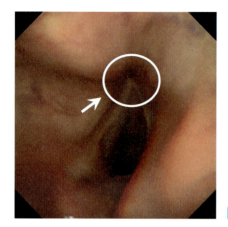

図5 声帯の通過テクニック

超音波気管支鏡ガイド下針生検（ENUS-TBNA）

次に ENUS-TBNA に役立つ図とテクニックを紹介します．ENUS-TBNA とは超音波気管支鏡を用いて気管や気管支の壁外にある縦隔/肺門リンパ節に対し針生検を行う手技です．ということでリンパ節の番号を IASLC lymph node map で確認しましょう ．

多くは気管分岐部周囲の#7，#4R，#4L が対象となりますが，病変の部位により#10R/L，#11R/L，#2R/L も選択することがあります[5]．

針を穿刺する際は気管支鏡でアップをかけるのが一般的です．アップをかけることで針の刺入角度がつきリンパ節の深くまで刺すことができます．一方でリンパ節の奥に血管があるなど深く刺したくないときはアップを少し緩めることで針の角度を浅くすることも可能です[5]．リンパ節の形に合わせて角度を調整してみましょう．

抗凝固薬，抗血小板薬の中止

気管支鏡検査の出血リスクは中等度に分類されており，基本的には抗凝固薬と抗血小板薬，さらには血管拡張薬や高脂血症改善薬であるイコサペント酸エチル，オメガ-3 脂肪酸エチルを休薬して検査を行います[6,7]．しかし冠動脈疾患に対するステント留置後6カ月以内や脳梗塞発症後6カ月以内の症例では抗血小板薬中止による再発リスクが高く，出血リスクが中等度に分類されている

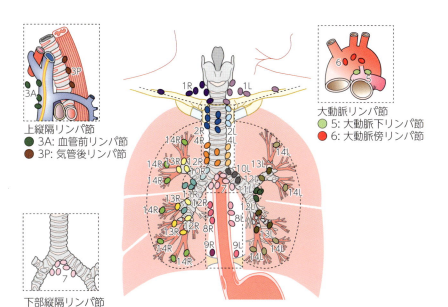

右
下位頸部リンパ節
● 1R: 右鎖骨上窩リンパ節

上部縦隔リンパ節
● 2R: 右上部気管傍リンパ節
● 4R: 右下部気管傍リンパ節

下部縦隔リンパ節
● 8R: 右食道傍リンパ節
● 9R: 右肺靱帯リンパ節

N1 リンパ節
● 10R: 右主気管支周囲リンパ節
● 11R: 右葉気管支間リンパ節
● 12R: 右葉気管支周囲リンパ節
● 13R: 右区域気管支周囲リンパ節
● 14R: 右亜区域気管支周囲リンパ節

左
下位頸部リンパ節
● 1L: 左鎖骨上窩リンパ節

上部縦隔リンパ節
● 2L: 左上部気管傍リンパ節
● 4L: 左下部気管傍リンパ節

下部縦隔リンパ節
● 8L: 左食道傍リンパ節
● 9L: 左肺靱帯リンパ節

N1 リンパ節
● 10L: 左主気管支周囲リンパ節
● 11L: 左葉気管支間リンパ節
● 12L: 左葉気管支周囲リンパ節
● 13L: 左区域気管支周囲リンパ節
● 14L: 左亜区域気管支周囲リンパ節

図6 リンパ節の部位（IASLC lymph node map）
（El-Sherif AH, et al. Radiographics. 2014; 34: 1680-91[4]）

気管支鏡では低用量アスピリン継続での施行が推奨されています[6, 7]. アスピリンを継続しながら経気管支肺生検を行うのはかなり勇気がいると思いますが,出血の頻度や量を増加させないと報告されています[8]. カンファレンスなどで十分なディスカッションを行って適応を決めましょう.

また従来,抗凝固薬や抗血小板薬の休薬時にはヘパリンによる代替療法が行われてきました. しかし抗血小板薬の代替療法は有効性が示されていません.ワルファリンに対しては血栓塞栓症の発生に差はなく,逆に出血イベントが増加したと報告されているため,現在は推奨されていません[7]. なお日本呼吸器内視鏡学会が作成した呼吸器内視鏡診療を安全に行うための手引書ではヘパリンによる置換が推奨されていますが,上記は「循環器疾患における抗凝固・抗血小板療法に関するガイドライン 2009 年改訂版」を参考にしているので注意してください[6].

トラブルシューティング

リドカイン（キシロカイン®）アレルギー

　気管支鏡検査に欠かせないリドカインですが,アレルギーのある患者さんに対しては代替薬を使用します. 呼吸器内視鏡診療を安全に行うための手引書に記載されているテトラカインは2023年に販売中止となっています.私の所属施設ではプロカインでの麻酔を行った経験があります. ちなみにアナフィラキシーを起こしたら0.5mLのアドレナリンを筋注です！[9]

リドカイン中毒

　気道へのリドカイン最大投与量は400mg（2%リドカインでは20mL）とされています. リドカインの血中濃度が5μg/mL以上になると意識レベルの低下,痙攣,不穏,不随意運動,呼吸停止などを起こし[6, 10],拮抗薬がないため対症療法となります. 頻度は0.03%と稀ですが,特にリスク症例（肝障害,心機能障害,腎障害,高齢者）では過量投与にならないように注意しましょう. なおリドカイン噴霧カテーテルを用いたほうがリドカイン使用量を抑えられ,さらに咳嗽も抑えられるという報告があります[11].

検査後に顎が外れた

　稀に気管支鏡検査終了後に顎が外れてしまう（顎関節脱臼）患者さんがいます. 対応は徒手的整復（顎をつかんで下後方に引っ張る）を行いますが,慣れていない先生は整形外科にコンサルトするほうが安全かもしれません.

COLUMN
ゲーマーは気管支鏡がうまい説

気管支鏡操作はテレビゲームと似ています．手元の操作により，モニターに映し出された気管支に狙いを定め，鉗子などを挿入していく様子はまさにシューティングゲームそのものです．なのでゲームがうまい人は気管支鏡もうまいんだろうなーと思ってました．じゃあ実際に検証しようということで，ドクターや学生に協力をお願いし，モデルを使った気管支鏡操作とテレビゲームをやってもらいました．その結果，気管支鏡初心者ではゲームのクリア時間と内腔観察にかかる時間が有意に相関しました（熟練者では相関なし）[12]．そうしてゲーマーは気管支鏡がうまいという説を立証したのです．

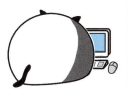

文献

1) 日本呼吸器学会．気管支鏡テキスト．第3版．東京：医学書院；2022．p.76-88．
2) 佐藤 功，小林琢哉，佐々木真弓，他．気管支分岐異常と正常変位—CTによる検討．気管支学．1996; 18: 225．
3) 杏林大学呼吸器内科，編．気管支鏡入門マニュアル第III章基本手技．第2版．東京：メジカルビュー社；2021．p.72-88．
4) El-Sherief AH, Lau CT, Wu CC, et al. International association for the study of lung cancer (IASLC) lymph node map: radiologic review with CT illustration. Radiographics. 2014; 34: 1680-91. PMID: 25310423.
5) 杏林大学呼吸器内科，編．気管支鏡入門マニュアル第IV章実践手技．第2版．東京：メジカルビュー社；2021．p.131-48．
6) 日本呼吸器内視鏡学会安全対策委員会，編．手引き書—呼吸器内視鏡診療を安全に行うために—．ver.4.0．2017．Available from: https://www.jstage.jst.go.jp/article/jjsre/39/6/39_Tebiki4/_pdf/-char/ja.
7) 日本循環器学会．2020年JCSガイドライン フォーカスアップデート版冠動脈疾患患者における抗血栓療法2020．Available from: https://www.j-circ.or.jp/cms/wp-content/uploads/2020/04/JCS2020_Kimura_Nakamura.pdf.
8) Herth FJ, Becker HD, Ernst A. Aspirin does not increase bleeding complications after transbronchial biopsy. Chest. 2002; 122: 1461-4. PMID: 12377879.
9) 日本アレルギー学会，Anaphylaxis対策委員会．アナフィラキシーガイドライン2022．日本アレルギー学会；2022．
10) 杏林大学呼吸器内科，編．気管支鏡入門マニュアル第II章検査前の必要事項．第2版．東京：メジカルビュー社；2021．p.46-68．
11) Motoko T, Takashi I, Naoko F, et al. Catheter spray of lidocaine : a randomized study of topical anesthesia for flexible bronchoscopy. 気管支学．2014; 36: 359-63．
12) Shimoda M, Tanaka Y, Morimoto K, et al. Video gamers demonstrate superior bronchoscopy skills among beginners. Sci Rep. 2024; 14: 2290. PMID: 38280910.

Chapter 3 手技

2 中心静脈カテーテル

ポイント

- ☑ 手技は準備が大事!
- ☑ 血管確保ができないときの問題は3つ,① ちゃんと血管壁を貫いていない,② 血管の端を刺している,③ 血管が虚脱している
- ☑ 動静脈の鑑別方法:① エコーでの拍動,圧迫での血管虚脱,血流フロー,② 逆血の色調,③ 逆血の勢い,④ 処置後X線写真で静脈の走行に合致しているか,⑤ CVからの逆血を用いた血液ガス分析

手技は準備が8割

　中心静脈カテーテルの挿入は上大静脈または下大静脈に留置することで血流量の豊富な太い静脈に高カロリー輸液や確実な薬剤投与を可能にする手技です.呼吸器科に特有のものではありませんが,内科医として必須の手技となります.まず手技は準備が大事です.必要物品がそろっているか,エコーの位置は,患者さんの体位は,清潔野の位置は,などなど全ての準備を終えてから開始しましょう.私は清潔野で物品を使う順番に並べてから始めます 図1 .

　一見,物品を整えるのは時間がかかって面倒くさく感じるかもしれません.しかし 図2 のように物品を出しただけで準備をしていないとどうでしょうか? 次に使う物品がどこにあるか探しながらの手技は失敗しやすくなり余計に時間がかかってしまいます.さらに針刺し事故にもつがなりますので,清潔野は自分の作業しやすい環境に整理することが大事です.手技の成否は準備が8割と思っています.手技に慣れてくると横着して少しやりづらい状況でも大丈夫と思ってしまいがちです.実際に私もそういう時期がありました.しかし絶対に成功率は下がります.

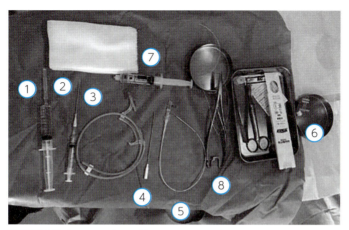

図1 準備済みのCV物品（白いドレープで清潔野を広げている）
① キシロカイン入り注射器，② 本穿刺用針，③ ガイドワイヤー，
④ ダイレーター，⑤ CVカテーテル，⑥ 固定用の羽根，⑦ 生食注，
⑧ 持針器に針と糸を準備

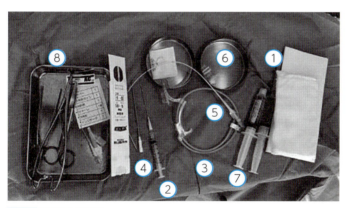

図2 準備前の物品

穿刺部位

次にどの血管にアプローチをするかですが，患者さんの病態によって変わります．**表1**に穿刺部位ごとの特徴を示します．私の場合，基本的に急性期の患者さんには内頸静脈を，CVポートは上腕の尺側皮静脈を選択しています．しかし呼吸状態が極端に悪く頸部が短い場合（気胸を起こしたら命が危なくな

表1 穿刺部位ごとの特徴

穿刺部位	長所	短所
内頸静脈	静脈の同定が容易 機械的合併症と血栓形成が少ない	カテーテルの違和感が強い 気胸の合併リスクがある
大腿静脈	静脈の同定が容易 自己抜去しにくい	カテーテルの違和感が強い 血栓形成のリスクが高い 感染リスクが高い
PICC（尺側皮静脈）	致命的な合併症が起こりにくい 感染リスクが低い	血栓形成リスクが高い
鎖骨下静脈	カテーテル違和感が少ない 血栓形成と感染のリスクが低い	静脈の同定が難しい 迷入しやすい 気胸，血気胸のリスクが高い 熟練者でないと超音波ガイド法で 　の穿刺は困難

（Frykholm P, Pikwer A, Hammarskjöld F, et al. Clinical guidelines on central venous catheterisation. Swedish Society of Anaesthesiology and Intensive Care Medicine. Acta Anaesthesiol Scand. 2014; 58: 508-24より改変）

ると予想）や重度の認知機能低下があって自己抜去のリスクがある場合は大腿静脈を選択しています．ちなみに私は鎖骨下静脈の穿刺経験はありません．

手技の実際

それでは実際の CV の手技を示します 図3 .

CV 留置で手間取るのは主に血管確保です．本穿刺からガイドワイヤーを挿入するまでの手技が最も技術を要します．血管を穿刺できているのにガイドワイヤーが入らない，そんな時の原因は 3 つ想定できます．

- ちゃんと血管壁を貫いていない

血管壁を貫くと逆血を確認できますが，図4 のように針が静脈内に完全に貫通していない状態でも逆血が確認できます．しかしこの状態でガイドワイヤーを入れようとしても血管内に入らず，外筒のある穿刺針であれば外筒はまだ血管外ですので内筒を抜くと血管の確保ができていない状態になります．ですのでしっかりと外筒が血管中に侵入するまで針を進めなければなりません．

- 血管の端を刺している

図5 のように血管の端を穿刺してしまうと逆血は確認できるのですが，な

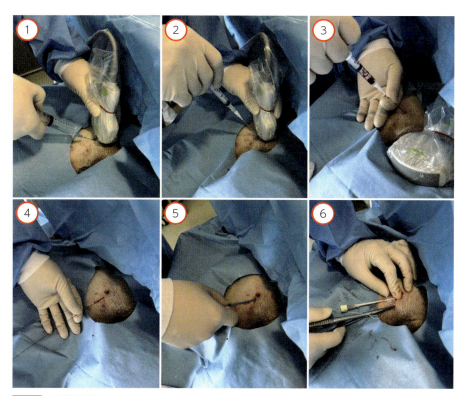

図3 CV挿入手技
①エコーを見ながら試験穿刺，②本穿刺，③逆血確認し④ガイドワイヤーを挿入，⑤ダイレーターで刺入口を広げる（ガイドワイヤーを放さない！），その後，ダイレーターを抜いてCVカテーテルを挿入し（ガイドワイヤーを放さない！），ガイドワイヤーを抜去（抜くまで絶対にガイドワイヤーから手を放さない！！），⑥固定用の羽根をつけ，針糸で固定

かなかうまくガイドワイヤーが入っていきません．エコーで針先を確認するときにちゃんと血管の中心にアプローチできているかを意識しましょう．

- 血管が虚脱している

脱水などで血管内の水分量が少ないとエコーを当てたり，針を刺すだけの少しの圧迫ですぐに血管が虚脱してしまい，正しく血管を穿刺できても逆血が認められないことがあります．虚脱しやすい血管にアプローチする場合は，いったん血管後壁まで貫通させ，陰圧をかけながら針を引き戻しましょう（貫通法）図6 [1]．針を引き抜く際に血管が広がりますので逆血を確認できます．ここ

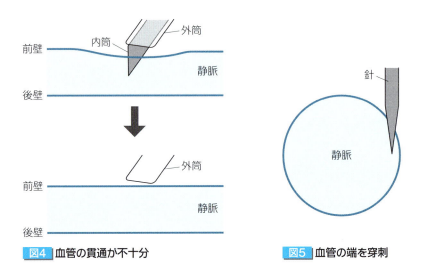

図4 血管の貫通が不十分

図5 血管の端を穿刺

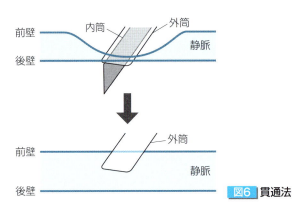

図6 貫通法

でのポイントは引き抜いてくる際にエコーなどで圧迫していると血管が広がらないのと，奥まで穿刺しすぎると臓器を損傷してしまう可能性がありますので注意してください．

※静脈後壁まで貫通させる方法をセルジンガー法と誤解している方もいらっしゃるかもしれませんが（私も誤解していました），セルジンガー法とはガイドワイヤーを用いて留置する方法のことで一般的な CV 留置は全てセルジンガー法となります[1]．

動脈か静脈か見分ける方法

CVカテーテルは静脈に留置しますが，しばしば動脈への誤穿刺が問題になります．そのため動脈穿刺の予防とチェック事項を常に確認することが必要です[1]．

- エコー
  拍動：動脈の拍動は外側に向かう拍動，静脈は拍動しないか内側への拍動
  圧迫での血管虚脱：静脈は圧迫で容易に虚脱する
  血流フロー：動脈は拍動性にフローを認め，静脈はフローが見えないか持続的に認める
- 逆血が赤黒い静脈血の色調かどうか
- 穿刺時の外筒からの逆血の勢い（動脈だと血液が拍動性に飛び出てくる）
- カテーテル挿入後のX線写真でカテーテルと静脈の走行が合致しているか
- CVからの逆血を用いて血液ガス分析提出（見分けがつかない場合に）

トラブルシューティング

少しの違和感も見逃さない

CVカテーテル留置ではさまざまなトラブルを経験することがあります．せっかく留置したカテーテルの先端がループしていたり，枝葉の静脈に迷入した時の残念感は非常につらいものがあります．加えて細い静脈への迷入では血管が破たんし血腫を起こすことがあります．とは言うもののなかなか手技中に気づくのは難しいのも事実です．私の経験上，手技中に"何か変だ"と思ったときはだいたいトラブルを起こしています．カテーテルの挿入時や逆血の確認時にちょっと抵抗があったり，ガイドワイヤーを挿入/抜去するときにほんのちょっと引っかかる感じがあったり，微かな違和感ですが，その違和感を大事にしましょう．

カテーテル抜去

カテーテルを抜去する際に穿刺孔から空気を吸い込んで空気塞栓を起こすことがあります[1]．空気迷入予防のため，息ごらえ（バルサルバ手技）を行って胸腔内圧を上昇させた状態で抜去しましょう．

文献

1）日本麻酔科学会安全委員会．安全な中心静脈カテーテル挿入・管理のためのプラクティカルガイド 2017．日本麻酔科学会；2017．Available from: https://anesth.or.jp/files/pdf/JSA_CV_practical_guide_2017.pdf.

Chapter 3 手技

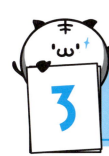

3 胸腔穿刺／胸腔ドレーン留置

ポイント

- ☑ 胸腔穿刺と胸腔ドレーン留置の手技は共通する部分が多い
- ☑ 再膨張性肺水腫の予防のために胸水の排液は原則1回1,000mL以内にとどめる
- ☑ 胸腔ドレーン留置後のフルクテーションとエアリークで病状評価を行う

　胸腔内にある空気や液体を体外に排出することを胸腔ドレナージといい，そのための手技は胸腔穿刺と胸腔ドレーン留置の2つがあります．胸腔穿刺と胸腔ドレーン留置は共通する操作が多いです．その2つの使い分けは以下のようになります．

胸腔穿刺：単発のドレナージ＝検査目的や一過性の症状緩和
ドレーン留置：持続したドレナージが目的（入院で行うことが多い）

胸腔穿刺

　胸腔穿刺の手技を順を追って見ていきましょう[1]．図1に胸水に対する胸腔穿刺の流れを示します．先の中心静脈カテーテルでお伝えした通り，まずは準備です．自分がやりやすいように自分と清潔野，患者さんとの位置，エコーの配置を整え，患者さんの体位を調整し，物品を全てそろえてから始めましょう．

① **エコーで胸水の量と周囲の臓器の位置を確認**
　→肋間に沿ってエコーのプローブを当てると見やすくなります．

② **リドカイン（キシロカイン®）入り注射器で表面麻酔をした後に肋骨の上縁で試験穿刺**
　→左手を患者さんの体に当てた状態で針を持ち，奥に刺しすぎないように調

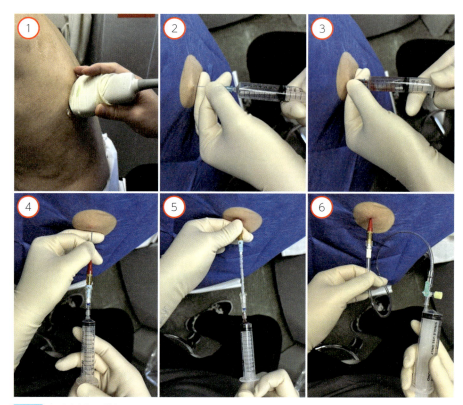

図1 胸腔穿刺の手技

節します.また試験穿刺はエコーで確認した際の角度と同じ方向に刺しましょう.肋骨下縁は血管や神経が走行していますので上縁でアプローチを行います.

③ **陰圧をかけながら針を進め,液体の逆流を認めたら少し引き,逆流が止まった場所で麻酔をかける**
　→ 液体の逆流を認めたら胸膜を貫いて胸腔に入った合図です.そこから少し引いて逆流が止まったところが胸膜となります 図2 .胸膜は痛みを強く感じますので多めに麻酔をします.

④ **本穿刺**
　→ 試験穿刺と同じ場所,同じ角度で穿刺しましょう.私は液体の逆流がわかりやすいように 10mL のシリンジを装着しています.

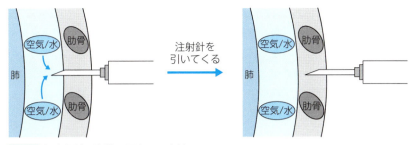

図2 胸腔穿刺で胸膜を同定する方法
針が胸膜を貫いた瞬間に気体または液体が逆流します．そこから少し引いて逆流が止まったところが胸膜となります．

⑤ **陰圧をかけながら進め，液体が逆流したところで外筒を挿入する**
  → 私は液体が逆流した（胸膜を貫いた）ところから外筒が完全に胸腔内に入るようにさらに1～2mm程度進めています．

⑥ **内筒を抜いて延長チューブを装着する**
  → 内筒を抜く際に患者さんが息を吸うと空気が外筒を通じて胸腔内に吸い込まれてしまう恐れがあります．予防のため患者さんに吸気終末で息止めしてもらいながら内筒を抜いて延長チューブを装着しましょう．

※写真で使用している針は逆流防止弁がついていますが，より確実に息止めをしてもらっています．

⑦ **50mLシリンジで陰圧をかけて胸水を採取**
  → 胸水を採取してシリンジを外す際に延長チューブの三方活栓をロックするのを忘れずに．吸気時に空気を吸い込んでしまうことがあります．

　穿刺を行う体位は胸水が安全に穿刺できるなら仰臥位（腋窩中央線の患側）でも問題ありませんが，胸水は癒着がなければ重力方向に貯まるため，ADLが自立している患者さんには座位で背部（肩甲骨中線）からのアプローチが最も簡単で安全性が高いといわれています[1]．実際にはエコーでより安全な場所があればそちらを選択します．

　胸水の排液方法ですが，用手的に排液する以外にも重力による排液や吸引を用いる方法があります[2]．いずれも合併症の比率は低いと報告されていますが，私は用手的な排液を採用しています．正直一番手間がかかる方法ですが胸水の排液スピードを自分でコントロールできるのが理由です．重力による排液はチューブを開放することで自然排液させる方法です．胸腔内が陽圧であれば問題ありませんが，胸腔内の陽圧が低い症例では吸気時に陰圧に転じてしまい外の

空気が逆流してしまう可能性があります．
　気胸に対する胸腔穿刺も手順は同じです．液体の逆流を空気に置き換えて考えてください．違うのは穿刺部位で，空気は液体とは逆に上方に貯まるので第2〜3肋間鎖骨中線上，またはその周囲を穿刺します．気胸の場合は肺エコーに慣れていないと判断が難しいので胸部単純写真またはCT写真と十分照らし合わせて安全な場所を選択しましょう．

合併症

　胸腔穿刺では気胸，出血，臓器損傷（肝損傷，脾損傷），迷走神経反射などの合併症が0.61〜11.0％の頻度で起こります[3-5]．特に海外ではエコーガイド下で穿刺を行うことが多いですが，本邦では術前エコー検査のみで穿刺を行うことが一般的だと思います[6,7]．エコーで確認した角度や方向を忠実に守って穿刺することが大事ですが，人間ですので狙った方向から少しずれてしまうことは避けられません．胸水穿刺において5cmほど針を刺した場合，針先は中心から1cm以下の距離でズレることが知られており，術者ごとにズレやすい方向があります[6]．そのため前後上下左右に2cm以上の胸腔スペースの余裕があったほうがよいと考えます．ちなみに私が所属する施設では術前エコー検査のみで穿刺を行っていますが，合併症の発生率はエコーガイド下で行っている過去の報告と同等の成績でした[6]．胸腔穿刺は習熟度により合併症の頻度に差が出るため，シミュレーターを使用しての練習やエキスパートによる直接指導が推奨されています[8]．ぜひ手技の上手な指導医にコツを聞いたり実際に処置を見てもらいましょう．また胸水を急速に排液すると再膨張性肺水腫を生じる危険があります．胸腔内圧が陰圧にならない限り排液量の制限はないといわれていますが[9]，一般的に1回の穿刺での排液は原則1,000mL以下（最大3L）としている報告が多く[10,11]，排液が1,000mLに満たなくても新たな咳嗽や胸部不快感が出現した時点で手技の終了を検討しましょう[11]．再膨張性肺水腫が発生した場合は基本的に対症療法となり，CPAP，ステロイド，利尿薬などの効果も報告されていますがエビデンスは乏しいです[11]．

胸腔ドレーン留置

　次に胸腔ドレーン留置についてですが，しつこいようですがまずは準備です．胸腔穿刺のときに述べたように自分が処置しやすい状況を作ってから始めます．

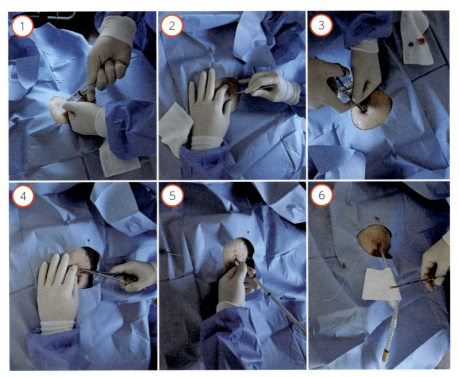

図3 胸腔ドレーン留置の手技

繰り返しますが手技の8割は準備で決まります.

では実際の手技を確認しましょう 図3 .ドレーンを留置する場所は,気胸では第4〜6肋間の前〜中腋窩線上,または第2肋間鎖骨中線上が推奨され,胸水では第6〜8肋間の中〜後腋窩線上が推奨されています[12].しかし胸腔内臓器の位置関係などにより適宜変更が必要です.

① リドカイン(キシロカイン®)入り注射器で表面麻酔をした後に肋骨上縁で試験穿刺
　→ 胸腔穿刺と同様です.
② 皮膚をメスで切開する
　→ 切開はドレーンが入る大きさであれば問題ありません.
③ ペアン鉗子でドレーンを挿入するトンネルを作る
　→ メスの切開部からペアン鉗子を挿入し,中で広げることでドレーンを入れるスペースを作ります.左手は患者さんの体に当て,ペアン鉗子が不用意

に奥に行きすぎるのを防止します．ペアン鉗子を広げた後，中で閉じてしまうと組織を把持してしまう可能性があります．一度広げたら体外に出してから閉じるようにしましょう．またペアン鉗子の動きは肋間に沿う横方向が安全で，肋骨に向かう縦方向は血管や神経損傷などの危険があります．

④ **ペアン鉗子が胸膜を貫いたら固定用の糸をかける**

→ 固定方法は人によって違っていて，ドレーンを留置した後に行うことも多いです．ドレーンを留置した後に縫う場合，ドレーンを傷つけないよう注意が必要ですし，手技もさらに難しくなります 図4 ．後の手技を楽にするために私はこのタイミングで糸をかけておきます．

⑤ **ドレーンを留置する**

→ 先ほど作ったトンネルに沿ってドレーンを挿入します．左手を患者さんの体に当て予期せず奥へ進まないようにします．ドレーンが胸膜を貫いたら内筒を少し抜き，ドレーンを進めます．その後，内筒をすべて抜きますが，ドレーンバックにつなぐまではペアン鉗子でクランプします．ドレーンをクランプするときは管を傷つけないようにガーゼを嚙ませます．ドレーンが胸膜を貫く感覚がわかるのがベストですが，ペアン鉗子が胸膜を貫くまでの距離を参考にしてドレーンを奥に入れすぎないようにしましょう．

⑥ **ドレーンバックにつないだ後，ドレーンを固定する**

→ ドレーンバックにつないでクランプを解除し，フルクテーション / エアリーク（後述）の有無を確認します．フルクテーションがないときは何かし

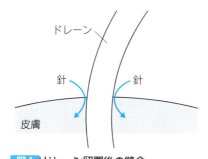

図4 ドレーン留置後の縫合
ドレーン留置後に縫う場合，ドレーンを傷つけないようにドレーンの脇から針を入れてドレーンから離れる方向に縫います．逆側も同様に糸をかけることで安全に縫合ができます．

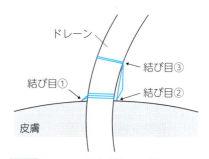

図5 ドレーン固定方法の一例
ドレーン刺入部に糸を2カ所かけ，それぞれドレーンの隙間を縫縮するように結びます．結び目①のほうの糸をドレーンに巻き付けて結びドレーンを固定します．結び目②のほうの糸を少し間隔おいて再度結び（結び目③），ドレーンに巻き付けて結ぶことで固定をします．

らトラブルが発生している可能性があります．ドレーンの留置する長さは体格や留置位置によりますが 10〜15cm 程度が一般的です．糸の固定方法はさまざまなやり方がありますが，私のやり方を 図5 で紹介します.

フルクテーション / エアリークの確認

ドレーンバックを 図6 に示します．3つの空間があり，それぞれ，①排液ボトル，②水封室，③吸引圧制御ボトルとよびます．

①排液ボトル

排液された胸水が貯留します．図のバックでは 2,200mL まで貯められますが，胸水がいっぱいになる前にドレーンバックの交換が必要です．

②水封室

胸腔内に外の空気が入らないように逆流防止の役目があります．②に注入した液体（青色）は胸腔内圧を反映して上下に動きます（図中 A）．これをフルクテーションとよびます．胸腔内圧が $+2cmH_2O$ 以上になった際に空気が押し出されて右側に出ていくのをエアリークまたはバブリング（図中 B）とよびます．エアリークは胸腔内にある空気/液体が胸腔外に排出されたことを意味します．一方で胸腔内が陰圧になっても水封室の液体が上昇するだけで外から空気が入らない構造になっています．なおフルクテーションの判断が難しい症例

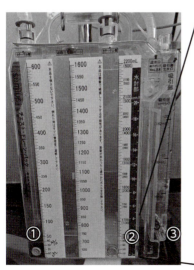
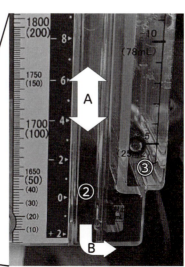

図6 ドレーンバック

でドレーン内に液体貯留がある場合，それが呼吸に合わせて動いていればフルクテーションありと判断します．なおドレーン内の液体貯留は逆流しないよう排液ボトルに流しましょう．

③ 吸引圧制御ボトル

空気や液体の排出を促進するために吸引をかけることがあり，吸引圧制御ボトルにつながるチューブを吸引源（壁配管）につないで使用します．その吸引圧を調整するため，吸引圧制御ボトルに蒸留水または生理食塩水を注入します（黄色の液体）．図は吸引がかかっている状態なのでわかりづらいですが，液面が10cmのところにあります．この場合，配管から得られる高い陰圧を10cmの水を利用することで胸腔内に$10cmH_2O$の陰圧をかけてくれます．$10cmH_2O$以上の陰圧に対し外から空気を引き込むことで打ち消して圧を調整しています．つまり液面の高さ＝陰圧となります．

フルクテーションとエアリークの有無でドレーンの効果が評価できます 表1 ．肺の拡張が得られているかが最も重要であり，肺が拡張していないのにフルクテーションやエアリークがなくなった場合は何かしらの介入が必要なことが多いです．

ドレナージ中に皮下気腫が悪化する場合： ドレナージ中の皮下気腫で最も多い原因が，胸腔内の空気がドレーンから排出する以上に貯留してしまい，その圧力によりドレーン挿入部から皮下に進展することです．つまり皮下気腫は病状悪化のサインであることがあります．吸引圧を増やしたりドレーンを追加で留置するなど対応を検討しましょう．

表1 フルクテーションとエアリークによるドレーンの評価

	エアリークあり	エアリークなし
フルクテーションあり	胸腔内に空気/液体が残存している状態． 肺の拡張良好＝継続可 肺の拡張不良＝吸引やドレーン追加など検討	ドレーンは正常に働いているが，空気/液体の排出はなし． 肺の拡張良好＝経過良好 肺の拡張不良＝吸引などを検討
フルクテーションなし	基本的にはわかりづらいだけでフルクテーションあり． ※ドレーンバックやドレーンの破損の可能性も	ドレーンの効果が乏しい． 肺の拡張良好＝ドレーンが肺の組織に押されていることが多い．経過良好と考えてよい． 肺の拡張不良＝ドレーン閉塞を疑う．ドレーン入れ替えなど対策が必要．

ドレーン抜去手順

① ドレーン挿入部周囲の皮下に麻酔を行う
② 固定していた糸を切る
③ 糸をかける → 図4 のように管を傷つけないように
④ 最大吸気で息止めを行い介助者にドレーンを抜去してもらう
⑤ 速やかに糸を結びドレーン刺入部を閉じる（皮膚切開の大きさにより縫合を追加する）
⑥ 抜糸はドレーン抜去1～2週間後に行う

トラブルシューティング

ドレーン留置中の胸痛

　　胸腔ドレーンは胸膜を刺激して強い胸痛を起こします．人によりその強さに差がありますが，多くの患者さんで鎮痛薬が必要になります．患者さんには数日以内に慣れてくるのでそれまで痛み止めでしのいでくださいと説明しています．

ドレーンが狙った方向に行かない

　胸腔ドレーンの先端は気胸なら肺尖部または前胸部，胸水なら背側に留置することが一般的です[13]．しかし先端が狙った方向に行かずにもやもやする経験があると思います．私の経験では 図7 のAのように胸壁に対し垂直にドレーンを留置すると狙った方向に行きにくいです．それもそのはずで胸壁には筋肉や結合組織があるため胸腔に入った後から急に方向をつけようとしても難しいです．私は 図7B のように少しだけ角度をつけてドレーンを挿入しています．ただし 図7C のように角度をつけすぎると肋間動静脈・神経を損傷してしまうリスクがありますので注意してください．

　一方で肺炎随伴性胸水／膿胸の場合にドレーンの位置と治療のアウトカムは変わらなかったとの報告もあります[14]．ドレーンの位置を過剰に気にする必要はなく，有効なドレナージさえできていれば問題ないと思います．とはいえ，有効なドレナージのためにも大まかな位置は狙って入れたいですよね．

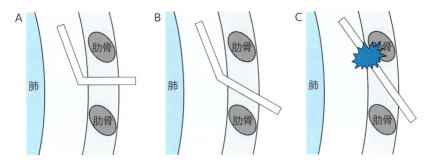

図7 上方向を狙ってドレーン留置を行った際のドレーンの角度
A：胸壁に対し垂直にドレーン挿入
B：角度をつけてドレーン挿入
C：ドレーン挿入の角度をつけすぎると肋間動静脈・神経を損傷してしまうリスクがある

文献

1) Wiederhold BD, Amr O, Modi P, et al. Thoracentesis. StatPearls. Treasure Island (FL) ineligible companies. Disclosure: Omar Amr declares no relevant financial relationships with ineligible companies. Disclosure: Pranav Modi declares no relevant financial relationships with ineligible companies. Disclosure: Maria O'Rourke declares no relevant financial relationships with ineligible companies. 2024.
2) Mohammed A, Hochfeld U, Hong S, et al. Thoracentesis techniques: a literature review. Medicine. 2024; 103: e36850. PMID: 38181250.
3) Health and Public Policy Committee ACoP. Diagnostic thoracentesis and pleural biopsy in pleural effusions. Health and Public Policy Committee, American College of Physicians. Ann Intern Med. 1985; 103: 799-802. PMID: 4051357.
4) Grogan DR, Irwin RS, Channick R, et al. Complications associated with thoracentesis. A prospective, randomized study comparing three different methods. Arch Intern Med. 1990; 150: 873-7. PMID: 2183735.
5) Ault MJ, Rosen BT, Scher J, et al. Thoracentesis outcomes: a 12-year experience. Thorax. 2015; 70: 127-32. PMID: 25378543.
6) Shimoda M, Morimoto K, Tanaka Y, et al. Evaluation of the position of the needle tip during thoracentesis. Experimental study. Medicine. 2021; 100: e26600. PMID: 34260543.
7) Raptopoulos V, Davis LM, Lee G, et al. Factors affecting the development of pneumothorax associated with thoracentesis. AJR Am J Roentgenol. 1991; 156: 917-20. PMID: 2017951.
8) Gordon CE, Feller-Kopman D, Balk EM, et al. Pneumothorax following thoracentesis: a systematic review and meta-analysis. Arch Intern Med. 2010; 170: 332-9. PMID: 20177035.
9) Light RW. Pleural diseases chapter 29 chest tubes. 6th ed. Philadelphia: Lippincott Williams & Wilkins; 2013.
10) Light RW. Pleural diseases chapter 6 radiographic examinations. 6th ed. Philadelphia: Lippincott Williams & Wilkins; 2013.
11) Havelock T, Teoh R, Laws D,; Group BTSPDG. Pleural procedures and thoracic ultrasound: British Thoracic Society Pleural Disease Guideline 2010. Thorax. 2010; 65 Suppl

2: ii61-76. PMID: 20696688.
12) 日本呼吸器学会, 編. 新呼吸器専門医テキスト. 東京: 南江堂; 2017. p.227-9.
13) Laws D, Neville E, Duffy J; Pleural Diseases Group SoCCBTS. BTS guidelines for the insertion of a chest drain. Thorax. 2003; 58 Suppl 2(Suppl 2): ii53-9. PMID: 12728150.
14) Taniguchi J, Nakashima K, Matsui H, et al. The relationship between chest tube position in the thoracic cavity and treatment failure in patients with pleural infection: a retrospective cohort study. BMC Pulm Med. 2022; 22: 358. PMID: 36127681.

Chapter **4**

疾患各論

1 細菌性肺炎

> **ポイント**
>
> ☑ 重症度評価は市中肺炎と医療・介護関連肺炎では A-DROP を，院内肺炎で
> は I-ROAD を使用する
> ☑ 耐性菌リスクを評価する
> ☑ 非定型菌の鑑別を行う
> ☑ 原因菌を想定した上で重症度と耐性菌リスクを踏まえて抗菌薬を選択する

　細菌性肺炎は市中肺炎（community-acquired pneumonia: CAP），医療・
介護関連肺炎（nursing and healthcare-associated pneumonia: NHCAP），
院内肺炎（hospital-acquired pneumonia: HAP）に分類され，それぞれで想
定すべき原因菌が異なります．重症度の評価は市中肺炎と NHCAP に対しては
A-DROP スコア **表1** を，院内肺炎に対しては I-ROAD **図1** を使用しま
す[1]．なお海外では CURB-65 が広く使用されています[2]．肺炎の診療は CAP,

表1 A-DROPスコア

A （age）：男性≧70歳，女性≧75歳
D （dehydration）：BUN≧21mg/dLまたは脱水あり
R （respiration）：SpO_2≦90%（PaO_2≦60Torr）
O （orientation）：意識変容あり
P （blood pressure）：収縮期血圧≦90mmHg

軽　症：合致項目なし
中等症：1〜2項目合致
重　症：3項目合致
超重症：4〜5項目合致，ただしショックがあれば1項目でも超重症とする

（日本呼吸器学会成人肺炎診療ガイドライン2024作成委員会．成人肺炎診療ガイド
ライン2024．日本呼吸器学会；2024[1]．p.31より引用改変）

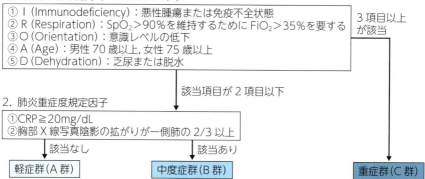

図1 I-ROADスコアを用いたHAPの重症度評価

（日本呼吸器学会成人肺炎診療ガイドライン2024作成委員会．成人肺炎診療ガイドライン2024．日本呼吸器学会；2024[1]．p.64）

NHCAP，HAPのいずれにおいても同様で，重症度と原因菌の検索を行い，推定された原因菌をターゲットに抗菌薬を投与します[1]．

市中肺炎（CAP）

市中で生活している人に発症する肺炎です．原因菌は肺炎球菌，インフルエンザ菌，肺炎マイコプラズマの頻度が多いですが，口腔内連鎖球菌やプレボテラ属，フソバクテリウム属などの嫌気性菌も報告されています[3]．A-DROPスコア 表1 で中等度以上であれば入院とし，超重症はICU管理を行い，軽症例は外来治療も可能です[1]．

さらに市中肺炎は定型肺炎と非定型肺炎に分類されます．非定型肺炎は肺炎マイコプラズマ，肺炎クラミジア，レジオネラが含まれ，喀痰のない乾性咳嗽以外に，頭痛，咽頭痛，嗄声，鼻汁，筋肉痛，消化器症状などの呼吸器以外の多彩な症状を呈することが特徴です[4,5]．市中肺炎における細菌性肺炎とマイコプラズマ肺炎の鑑別 表2 はマイコプラズマ肺炎に対する指標として非常に有用です[1]．

一方でレジオネラ肺炎については， 表2 のスコアが3項目以下の合致にとどまることが多く，その有用性は低いと報告されています[6]．その代わりに多数の予測スコアがあり，私はRicoらのスコアを使用しています 表3 [7]．このスコアは0〜1点であればレジオネラ肺炎をルールアウトできますが（陰性

表2 市中肺炎における細菌性肺炎とマイコプラズマ肺炎の鑑別

1) 年齢60歳未満
2) 基礎疾患がない，あるいは軽微
3) 頑固な咳がある
4) 胸部聴診所見が乏しい
5) 痰がない，あるいは迅速診断法で病原菌が証明できない
6) 末梢白血球数が10,000/μL未満である

| 1〜5）の5項目中 | 3項目以上合致 | 非定型肺炎疑い |
| | 2項目以下合致 | 細菌性肺炎疑い |

| 1〜6）の5項目中 | 4項目以上合致 | 非定型肺炎疑い |
| | 3項目以下合致 | 細菌性肺炎疑い |

（日本呼吸器学会成人肺炎診療ガイドライン2024作成委員会．成人肺炎診療ガイドライン2024．日本呼吸器学会；2024[1]．p.32より引用改変）

表3 レジオネラ肺炎のスコア（RICOのスコア）

	感度（%）	特異度（%）	レジオネラ肺炎の分布（%）	非レジオネラ肺炎の分布（%）
体温＞39.4℃	48.1	84.4		
喀痰なし	—	—		
血清Na値＜133mEq/L	64.6	70.8		
LDH＞225U/L	67.1	58.1		
CRP＞18.7mg/dL	71.6	58.1		
Plt＜17.1万/μL	45.7	83.6		
カットオフ				
0項目	100	—	0	19.0
1項目	92.7	50.3	7.3	31.3
2項目	78.0	78.8	14.6	28.5
3項目	58.5	93.2	19.5	14.4
4項目	14.6	98.9	43.9	5.7
5項目	2.4	100	12.2	1.1
6項目	—	100	2.4	0

（Fiumefreddo R, et al. BMC Pulm Med. 2009; 9: 4[7]）

的中率 99％），スコアが 1〜2 点の場合の特異度は十分とはいえません[8]．

　一般的にレジオネラ肺炎は大葉性肺炎になりやすく，重症のイメージがあるかもしれません．しかし炎症が高く高熱を伴っていても大葉性肺炎や呼吸不全を認めない軽症例も多く経験します．実際に Saraya らの報告では軽症例（A-DROP 0〜1 点）が 52.7％認められました[9]．

　その他にも多数のスコアが報告されていますので，参考にしてください．
Clin Infect Dis. 2003; 37: 483-9（doi: 10.1086/376627）
Intern Med. 2018; 57: 2479-87（doi: 10.2169/internalmedicine.0491-17）
J Infect Chemother. 2017; 23: 727-32（doi: 10.1016/j.jiac.2017.09.001）

医療・介護関連肺炎（NHCAP）

　NHCAP は以下の 4 項目のうちいずれかを満たす肺炎と定義されます（院内肺炎は除く）[1]．
① 長期療養型病床（精神病棟を含む）もしくは介護施設に入所
② 過去 90 日以内に病院を退院
③ 介護（PS 3 以上）を要する高齢者，身体障害者
④ 通院で継続的に血管内治療（透析，抗菌薬，化学療法，免疫抑制剤等による治療）を受けている

　NHCAP は CAP と HAP の中間的位置にあり，誤嚥性肺炎との関連も強く，口腔内の連鎖球菌や嫌気性菌の関与が重要になります[1]．

院内肺炎（HAP）

　入院後 48 時間以上経過してから発症した肺炎を HAP と定義します．特に人工呼吸器管理開始後 48 時間以降に新たに発症した肺炎を人工呼吸器関連肺炎（VAP）とよびます．典型的な症状が見られないことがあり，バイタルサインにも注意する必要があります．肺炎のなかで HAP が最も死亡率が高く（15〜20％），その中でも特に VAP の死亡率が高いといわれています[1]．

誤嚥性肺炎

　誤嚥リスクのある宿主に生じる肺炎を誤嚥性肺炎といいます．40 代までは稀ですが高齢化の影響もあって肺炎の 38.4％が誤嚥性肺炎と報告されており，

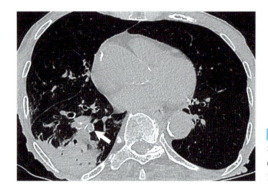

図2 誤嚥性肺炎のCT所見
右下葉S9～10領域に気道に沿った consolidationを認め，B9，B10の気管支内に貯留物を認める（矢印）

NHCAPだけでなくCAPやHAPでも見られます[1]．口腔内常在菌（*Streptococcus anginosus* groupや嫌気性菌）による感染症だけでなく唾液や食物，胃内容物が肺に誤嚥されることで起こす化学性の炎症も関与し，それらはどちらか一方だけでなくオーバーラップして肺炎を起こします[10]．加齢による身体的な衰弱が背景にあるため，多くの症例で肺炎を繰り返してしまい徐々に死に向かうこととなります[1, 10]．

誤嚥のリスクについて，食事の際にむせ込むエピソード（顕性誤嚥）があればわかりやすいですが，咳反射が低下していると明らかなむせ込みがなく（不顕性誤嚥），診断が困難なことがあります[1]．

画像所見の特徴： 重力方向，すなわち下葉や背側に分布する肺炎像を認めます．しばしば気管～気管支に誤嚥成分の貯留も見られます 図2 ．

誤嚥性肺炎は繰り返し発症しやすく，口腔内衛生，食事形態の変更，向精神薬やプロトンポンプ阻害薬の適正使用の検討も必要です．入院中の患者さんに対しては呼吸リハビリテーション，嚥下リハビリテーションが推奨されます[1]．逆に嚥下機能が低下した患者さんに対する鎮咳薬の投与は更なる咳反射の低下を起こす可能性があり，慎重に検討する必要があります．ACE阻害薬やシロスタゾールは咳嗽反射を改善させる効果があり，誤嚥性肺炎予防に効果があるかもしれません．なおハイリスク患者に限ってACE阻害薬は有効ですが，シロスタゾールは出血リスクがあるため使用すべきではないといわれています[11]．

原因菌

CAP，NHCAP，HAPで考慮する原因菌が変わります 表4 ．また肺化膿症／肺膿瘍ではフソバクテリウム属などの嫌気性菌の関与が多く，混合感染が

表4 喀痰培養での主要な検出上位菌種

	1位	2位	3位以降
CAP	肺炎球菌	インフルエンザ菌	肺炎マイコプラズマなど
NHCAP	肺炎球菌	肺炎桿菌	黄色ブドウ球菌（MRSA, MSSA），緑膿菌，インフルエンザ菌など
HAP	MRSA	緑膿菌	MSSA，肺炎桿菌など

MRSA：メチシリン耐性黄色ブドウ球菌，MSSA：メチシリン感受性黄色ブドウ球菌
（日本呼吸器学会成人肺炎診療ガイドライン2024作成委員会．成人肺炎診療ガイドライン2024．日本呼吸器学会；2024[1]）を参考に筆者が作成）

62.7％を占めます[1]．

しかし近年行われている遺伝子検査を用いた気管支肺胞洗浄液（BAL）の網羅的細菌叢解析では検出菌の傾向が少し異なります[1]．

CAP：口腔内レンサ球菌，嫌気性菌が上位となり，インフルエンザ菌が肺炎球菌を上回る

NHCAP：ストレプトコッカス属が45.5％を占め，プレボテラ属などの嫌気性菌も多く検出

HAP：口腔内レンサ球菌が46.6％を占め，コリネバクテリウム属，ヘモフィリス属などの検出頻度も高い

検査

画像検査

肺炎の確定診断は胸部単純写真および胸部CTによって行われます[1]．多くの肺炎にCTでの評価は必須ではないといわれていますが[12]，単純写真で肺炎像がわからない症例が9.4％程度あります[1]．成人市中肺炎の画像診断ガイドラインでは胸部単純写真で陰影が確認できない場合にCTを撮影してもよいとしています[12]．一方で高齢者では28.4％が胸部単純写真で陰影を確認できず，気管支肺炎も検出しにくい傾向にあります[1]．さらに非感染性疾患との鑑別が単純写真では難しいこともあり，胸部CTを撮影することが多いのも現実です．肺炎はその形態から肺胞性肺炎と気管支肺炎に分類されます[13]．

肺胞性肺炎（大葉性肺炎） 図3A ：肺胞を埋める広範で均一なconsolidationが主体であり，気管支透亮像（air bronchogram）も認めることがあります．

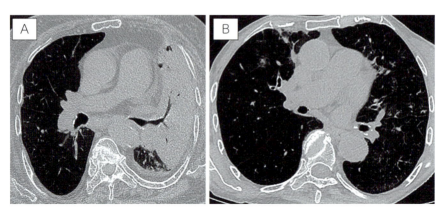

図3 肺胞性肺炎（大葉性肺炎）(A) と気管支肺炎 (B)
いずれも肺炎球菌による

辺縁部は肺胞内の滲出物が乏しい部分を反映してすりガラス影を呈することがあります．肺炎球菌や肺炎桿菌，レジオネラ，肺炎クラミジアで見られます[13]．

※肺炎球菌は気管支肺炎で発症することもあります 図3B [14]．

気管支肺炎 図3B：小葉中心性の陰影（粒状影，すりガラス影，consolidation）と気管支壁の肥厚を認めます．インフルエンザ菌，モラクセラ・カタラーリス，肺炎マイコプラズマなど多くの市中肺炎でこのパターンを呈します[13]．

マイコプラズマ肺炎の炎症の主体は免疫反応による間接的な細胞障害であり，気管支血管周囲間質への炎症細胞浸潤により閉塞性気管支炎を生じます．その特徴として定型肺炎同様に浸潤影を認めますが，① 気管支血管周囲間質肥厚，② 小葉中心性あるいは細葉中心性粒状影，③ すりガラス影が多く見られます 図4A [1, 15]．

レジオネラ肺炎は境界明瞭な汎小葉性の consolidation とその周囲のすりガラス影が特徴であり，区域性あるいは気管支血管束周囲に散在します 図4B [16]．

喀痰検査

肺炎の原因菌は喀痰培養の結果から推定しますが，口腔内に存在する細菌も検出されてしまい判断が難しいことがあります[1]．塗抹検査（グラム染色）と培養検査を組み合わせると非常に参考になると考えます[17, 18]．喀痰検査の詳細は Chapter 2 を参照ください（→ p.68）．

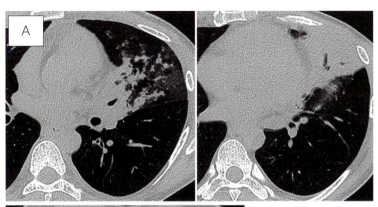
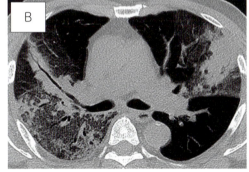

図4 マイコプラズマ肺炎（A）とレジオネラ肺炎（B）の画像所見

その他の菌検査

■ 肺炎球菌抗原検査（→ p.64）

　肺炎球菌尿中抗原は感度74.0％，特異度97.2％と報告されていますが，過去に肺炎球菌肺炎を起こしたのち数カ月にわたって尿中抗原陽性が持続することがあります[1]．また尿中抗原では感受性検査ができず，治療方針には関与しないことが多いためATS/IDSAのガイドラインではルーチンでの検査をしないように推奨しています[19]．

■ 非定型菌に対する検査（→ p.63-4）

　肺炎マイコプラズマに対しては咽頭ぬぐい液を用いた迅速検査（イムノクロマトグラフ法）があります．しかし過去の感染により1年ほど陽性が持続することがあります[20]．咽頭ぬぐい液による遺伝子検査（LAMP法），ペア血清検査もありますが結果が出るまで時間がかかるといった問題があります[1]．

レジオネラに対する検査は主に尿中抗原を用います．以前は莢膜型1しか検出できませんでしたが，現在は1～15の莢膜型を検出可能なキットが市販されています[1]．喀痰による遺伝子検査（LAMP法）もありレジオネラ肺炎を疑う症例には検査を提出します[1]．

抗菌薬の基本

抗菌薬は想定される菌の感受性を考慮して選択します．市中肺炎で多い肺炎球菌とインフルエンザ菌，またモラクセラ・カタラーリス，誤嚥性肺炎について以下にまとめます[1,21]．実際の感受性は培養結果や，ローカルファクター（地域における薬剤感受性傾向）を考慮して作成されたアンチバイオグラムなども参考にしてください[1]．

肺炎球菌：8割がマクロライド耐性であり，ペニシリンは高用量での使用が推奨．
　第一選択：アンピシリン 1回3g，1日3～4回投与，内服はアモキシシリン 1回500mg，1日3回
　第二選択：第3世代セフェム静脈注射，内服ならガレノキサシン（ジェニナック®），ラスクフロキサシン（ラスビック®）など

インフルエンザ菌：β-ラクタム耐性化が進行しており，アンピシリンと第1～2世代セフェム耐性のBLNARが28.2%（ピペラシリンは効果あり），クラブラン酸/アモキシシリン耐性のBLPACRが4.0%の頻度で存在する．
　第一選択：スルバクタム/アンピシリン 1回3g，1日3～4回投与，内服ならクラブラン酸/アモキシシリン 1回250mg，1日3回＋アモキシシリン 1回250mg，1日3回
　BLNAR：ピペラシリンや第3世代セフェム静脈注射，内服ならレスピラトリーキノロン薬
　BLPACR：タゾバクタム/ピペラシリン

モラクセラ・カタラーリス：ほとんどがβラクタマーゼ産生株
　第一選択：スルバクタム/アンピシリン 3g，1日3～4回投与，内服ならクラブラン酸/アモキシシリン 1回250mg，1日3回＋アモキシシリン 1回250mg，1日3回
　第二選択：第2～3世代セフェム，内服ならマクロライド系薬

誤嚥性肺炎
　第一選択：スルバクタム/アンピシリン 1回3g，1日3～4回投与

耐性菌（耐性化傾向の強い菌を含む）に効果が期待できる抗菌薬の例

緑膿菌：（タゾバクタム /）ピペラシリン，セフタジジム，セフェピム，メロペネム，タゾバクタム / セフトロザン，アザクタム（重度のβラクタム系抗菌薬にアレルギーがある場合に選択），シプロキサシン，レボフロキサシン，アミカシン，トブラマイシン

ESBL 産生菌：カルバペネム系薬，タゾバクタム / ピペラシリン，セフメタゾール

※菌血症例に対して現時点ではカルバペネム系薬がより安全かもしれません．

MRSA：バンコマイシン，テイコプラニン，リネゾリド，ダプトマイシン（肺サーファクタントで不活化されるため肺炎には効果なし）

　カルバペネム系薬，フルオロキノロン系薬，アミノグリコシド系薬の3系統に耐性をもつ多剤耐性緑膿菌，カルバペネム耐性腸内細菌科細菌，薬剤耐性アシネトバクターによる感染症ではコリスチン，タゾバクタム / セフトロザン，セフィデロコル，レレバクタム / イミペネム / シラスタチンなどの効果が期待できます．ただしこれらの薬の使用に際しては，病院の抗菌薬適正使用支援チーム（AST）や感染症科などへ相談しましょう．

治療

　臨床像から原因菌を想定して治療選択を行うことが重要です．特に肺炎においては，①緑膿菌をカバーするか，②非定型菌の可能性があるか，③その他の耐性菌を考慮するかを考えて抗菌薬を選択します．**表5**に耐性菌のリスク因子を示します[1]．

　以上をふまえて，市中肺炎の治療についてガイドラインの記載を見てみましょう**図5**．定型肺炎の原因菌は肺炎球菌，インフルエンザ菌に加え，慢性心疾患・肺疾患がある場合はモラクセラ・カタラーリスを考慮します．加えて重症の市中肺炎に対してはマクロライド系薬の併用で短期死亡が減少し，肺炎治療成功率が増加するといわれています．黄色ブドウ球菌や緑膿菌が原因菌になることは数％と稀ですが，以下の場合に治療を考慮します[1,22]．

黄色ブドウ球菌：インフルエンザウイルス感染後，敗血症性膿瘍，壊死性肺炎[23,24]

表5 NHCAPとHAPにおける耐性菌リスク因子

	NHCAP	HAP
背景因子	経腸栄養，免疫抑制状態，過去90日以内の抗菌薬使用歴，過去90日以内の入院歴，過去1年間の耐性菌検出歴	活動性の低下，歩行不能，慢性腎障害，過去90日以内の抗菌薬使用歴
発症時の状況	低アルブミン血症，挿管による人工呼吸器管理を要する	ICUでの発症，敗血症/敗血症性ショック
耐性菌高リスクの定義	A-DROPスコア重症・超重症の場合：背景因子・発症時の状況から1個以上 A-DROPスコア軽症・中等症の場合：背景因子・発症時の状況から3個以上	I-ROADスコア中等症・重症の場合：高リスクと判断 I-ROADスコア軽症の場合：背景因子・発症時の状況から2個以上

（日本呼吸器学会成人肺炎診療ガイドライン2024作成委員会．成人肺炎診療ガイドライン2024．日本呼吸器学会；2024[1]）を参考に作成）

緑膿菌：COPD，気管支拡張症のような肺の構造変化のある慢性肺疾患，30日以内の入院歴，1年以内の緑膿菌の定着[22]

※市中感染ではありませんが，VAPでは緑膿菌が最多で，次いで黄色ブドウ球菌（MRSA）が関与します[1]．

原因菌が確定できればde-escalation（狭域抗菌薬への変更）を行います．しかし実際に原因菌が特定できるのは55.9%といわれています[1]（私の体感ではもっと少ない）．

非定型肺炎はβラクタム系抗菌薬の効果が乏しく，マクロライド系，テトラサイクリン系，キノロン系などを使用します．

マイコプラズマ肺炎 [1, 25)]

① アジスロマイシン　1回500mg，1日1回，3日間

　　クラリスロマイシン　1回200mg，1日2回，10日間

　　ミノマイシン　1回100mg，1日2回，7〜14日間

② レボフロキサシン　1回500mg，1日1回，7〜14日間

※2000年以降，マクロライド耐性マイコプラズマが報告されていますが2012年をピークに減少傾向にあります．ガイドラインではマクロライド系抗菌薬が第一選択とされ，48時間以上臨床的に改善がみられない場合はミノマイシンやレボフロキサシンへの変更が推奨されています[1, 21)]．COVID-19パンデミック以降，一時期みられなくなったマイコプラズマですが，2023年秋以降に徐々にみられるようになりました．耐性菌の状況についても今後の動向に注意が必要です．

142

外来患者群	一般病棟入院患者群	ICU入院患者群
内服薬 ➤細菌性肺炎が疑われる場合 ・アモキシシリン・クラブラン酸*1 　またはスルタミシリン*1 ・セフジトレン ピボキシル高用量*2 ・レスピラトリーキノロン*3,*4 ➤非定型肺炎が疑われる場合 ・ミノサイクリン ・クラリスロマイシンまたは 　アジスロマイシン ・レスピラトリーキノロン*3,*4 ➤細菌性肺炎と非定型肺炎の鑑別困難， レジオネラ肺炎が疑われる，または 慢性呼吸器疾患がある場合 ・レスピラトリーキノロン*3,*4 注射薬 ➤細菌性肺炎が疑われる場合 ・セフトリアキソンまたは 　ラスクフロキサシン*4 ➤非定型肺炎が疑われる場合 ・ラスクフロキサシン*4 ・アジスロマイシン	注射薬 ➤細菌性肺炎が疑われる場合 ・スルバクタム・アンピシリン ・セフトリアキソンまたは 　セフォタキシム ・ラスクフロキサシン*4 ➤非定型肺炎が疑われる場合 ・ミノサイクリン ・アジスロマイシン ・ラスクフロキサシン*4 ➤細菌性肺炎と非定型肺炎の鑑別困難な 場合 ・ラスクフロキサシン*4 ・レボフロキサシン*4 ➤レジオネラ肺炎が疑われる場合 ・レボフロキサシン*4または 　ラスクフロキサシン*4 ・アジスロマイシン	注射薬 A法（緑膿菌を考慮しない場合） ・スルバクタム・アンピシリン ・セフトリアキソンまたは 　セフォタキシム B法（緑膿菌を考慮する場合） ・タゾバクタム・ピペラシリン ・カルバペネム系薬*5 C法 ・A法またはB法＋アジスロマイ 　シン D法 ・A法またはB法＋ラスクフロキ 　サシン*4,*6 E法 ・A法またはB法またはC法また 　はD法＋抗MRSA薬*7

図5 市中肺炎の治療

*1: 高用量が望ましく具体的な投与量はガイドライン巻末「参考資料: 代表的な抗菌薬名と用法・用量」(p.228) を参照
*2: インフルエンザ菌BLNARを考慮する必要がある場合
*3: ラスクフロキサシン，ガレノキサシン，モキシフロキサシン，シタフロキサシン，トスフロキサシン，レボフロキサシン
*4: 結核に対する抗菌力を有しており，使用に際しては結核の有無を慎重に診断する（トスフロキサシンを除く）
*5: メロペネム，ドリペネム，ビアペネム，イミペネム・シラスタチン
*6: 代替薬: レボフロキサシン*4またはシプロフロキサシン*4またはパズフロキサシン*4
*7: MRSA肺炎のリスクが高い患者で選択する: リネゾリド，バンコマイシン，テイコプラニン，アルベカシン

(日本呼吸器学会成人肺炎診療ガイドライン2024作成委員会. 成人肺炎診療ガイドライン2024. 日本呼吸器学会; 2024[1]. p.35より引用)
ラスクフロキサシンは抗緑膿菌作用がありません（筆者注）

レジオネラ肺炎 [1,5]

　① レボフロキサシン 1回500mg，1日1回，7〜14日間
　② アジスロマイシン 1回500mg，1日1回，3〜5日間

　肺炎の治療期間は基本的に7日以内とされていますが，原因菌や病態によって変わります[1].
肺炎球菌: 5日間以上でかつ解熱後3〜5日間（菌血症併発では10〜14日間）
壊死性肺炎: 14日間以上

緑膿菌：10～14日間

その他の CAP：5日間以上でかつ解熱後2～3日間

※肺化膿症／肺膿瘍ではより長期間の投与が必要であることがあります.

ステロイド

　重症の市中肺炎において，全身性ステロイドが死亡率を低下させるため，併用することが（弱く）推奨されています[1]. 決まった投与量はありませんが，ヒドロコルチゾン 200mg/日を4～7日間の投与が報告されています（減量して終了する研究もあります）[26].

　また重症マイコプラズマ肺炎にも抗菌薬とともにステロイド治療（メチルプレドニゾロン 500～1000mg，3～5日間）を行うことがあります[25].

急性呼吸促迫症候群（ARDS）

　重症感染症などの基礎疾患や外傷に続発して非心源性肺水腫による急性呼吸不全を起こすことがあります. 表6 に診断基準を示します[27].

　有効な治療方法はなく，原疾患の治療を行いながら呼吸管理を行います. 1回換気量を4～8mL/kgとし，10～16.3cmH$_2$O 程度の高 PEEP を用います. さらに下記の薬物療法についての推奨が示されています[28].

副腎皮質ステロイド：低用量投与（メチルプレドニゾロン 1～2mg/kg，7日以上投与）を強く推奨，高用量（30mg/kg）は使用しない

トロンボモジュリン：敗血症性播種性血管内凝固に対し弱く推奨されているが ARDS でのデータは限られている

シベレスタット：使用しないことを推奨

表6 ARDS診断基準

急性発症		1週間以内の呼吸器疾患の増悪
胸部画像所見		両側性陰影（bilateral opacities）
肺水腫の原因		心不全やうっ血を除外（心エコーなどの客観的評価が必要）
酸素化		5cmH$_2$O以上のPEEPを使用した状態で
	軽度	200mmHg$<$PaO$_2$/FiO$_2$$\leqq$300mmHg
	中等度	100mmHg$<$PaO$_2$/FiO$_2$$\leqq$200mmHg
	高度	PaO$_2$/FiO$_2$$\leqq$100mmHg

(Force ADT, et al. JAMA. 2012; 307: 2526-33[27])

緩和医療

近年，個人の意思や QOL を考慮する医療・ケアの原則に基づいた診療が推奨され，「反復する誤嚥性肺炎」または「疾患末期や老衰」と判断される場合には抗菌薬の投与はせず，緩和医療を優先して行う選択肢も考慮されます．もちろん十分な説明を行ったうえで患者さんや家族の意思を尊重することが大事です[1]．

トラブルシューティング
抗菌薬が効かない肺炎

画像所見から細菌性肺炎と診断し抗菌薬を投与しているのに効果がないという経験はありませんか？　感染症であれば，① 抗菌薬がカバーしていない病原体，② 膿瘍形成，③ 抗菌薬の用量不足，④ ARDS などがあげられます．一方で一見肺炎に見えるのに感染症じゃない疾患があります．代表例を以下にあげます[1]．

① 心不全
② 肺血栓塞栓症による肺梗塞（→ p.310）
③ 放射線肺炎，急性間質性肺炎，器質化肺炎，薬剤性肺炎，好酸球性肺炎，過敏性肺炎
④ 肺胞出血
⑤ 悪性腫瘍（浸潤性粘液産生性腺癌など），リンパ増殖性疾患
⑥ 誤嚥

COLUMN
肺炎の治療前に血液培養は必要？

肺炎による菌血症の頻度は低く，5.7〜10.2％といわれています[29, 30]．え，じゃあやる意味あるの？　と思う先生もいらっしゃるかもしれません．一方で重症例では陽性率が上がり，特に敗血症性ショックでは血液培養検査の陽性率が 69％との報告があります[31]．海外のガイドラインにおいて，BTS では中等度以上の市中肺炎（CURB-65 2 点以上）の CAP 症例に対し，ATS/IDSA では入院が必要な CAP で，① 重症患者，② MRSA や緑膿菌に対するエンピリック治療を行う患者，③ 過去 90 日以内に入院して非経口抗菌薬治療を受けた患者に対し，それぞれ血液培養検査を推奨しています[19, 32]．さらに VAP が疑われる症例にも実施が勧められます[33]．本邦のガイドラインでは入院症例には実施すべきとしており[1]，感染症治

療における原因菌を特定することの重要性を考慮してハードルを低く実施することが求められます.

文献

1) 日本呼吸器学会成人肺炎診療ガイドライン 2024 作成委員会. 成人肺炎診療ガイドライン 2024. 日本呼吸器学会; 2024.

2) Lim WS, Smith DL, Wise MP, et al. British Thoracic Society community acquired pneumonia guideline and the NICE pneumonia guideline: how they fit together. Thorax. 2015; 70: 698-700. PMID: 25977290.

3) Nemoto K, Yatera K, Akata K, et al. Comparative study of bacterial flora in bronchoalveolar lavage fluid of pneumonia patients based on their pneumonia subtypes and comorbidities using 16S ribosomal RNA gene analysis. J Infect Chemother. 2022; 28: 1402-9. PMID: 35803555.

4) 宮原庸介, 高柳 昇, 窪田素子, 他. マイコプラズマ肺炎 90 例の重症度・治療・予後に関する検討. 日呼吸会誌. 2006; 44: 607-12.

5) Cunha BA, Burillo A, Bouza E. Legionnaires' disease. Lancet. 2016; 387: 376-85. PMID: 26231463.

6) Miyashita N, Higa F, Aoki Y, et al. Clinical presentation of Legionella pneumonia: evaluation of clinical scoring systems and therapeutic efficacy. J Infect Chemother. 2017; 23: 727-32. PMID: 28951197.

7) Fiumefreddo R, Zaborsky R, Haeuptle J, et al. Clinical predictors for Legionella in patients presenting with community-acquired pneumonia to the emergency department. BMC Pulm Med. 2009; 9: 4. PMID: 19152698.

8) Haubitz S, Hitz F, Graedel L, et al. Ruling out Legionella in community-acquired pneumonia. Am J Med. 2014; 127: 1010 e11-9. PMID: 24813862.

9) Saraya T, Nunokawa H, Ohkuma K, et al. A novel diagnostic scoring system to differentiate between *Legionella pneumophila* pneumonia and *Streptococcus pneumoniae* pneumonia. Intern Med. 2018; 57: 2479-87. PMID: 29607950.

10) Mandell LA, Niederman MS. Aspiration pneumonia. N Engl J Med. 2019; 380: 651-63. PMID: 30763196.

11) 日本呼吸器学会咳嗽・喀痰の診療ガイドライン 2019 作成委員会. 咳嗽・喀痰の診療ガイドライン 2019. 東京: メディカルレビュー社; 2019.

12) 日本医学放射線学会および日本放射線科専門医会・医会合同ガイドライン委員会. 成人市中肺炎の画像診断ガイドライン 2007. Available from: https://www.radiology.jp/content/files/407.pdf.

13) 村田喜代史, 上甲 剛, 村山貞之. 胸部の CT. 東京: メディカル・サイエンス・インターナショナル; 2018.

14) Reittner P, Ward S, Heyneman L, et al. Pneumonia: high-resolution CT findings in 114 patients. Eur Radiol. 2003; 13: 515-21. PMID: 12594553.

15) Miyashita N, Sugiu T, Kawai Y, et al. Radiographic features of Mycoplasma pneumoniae pneumonia: differential diagnosis and performance timing. BMC Med Imaging. 2009; 9: 7. PMID: 19400968.

16) Sakai F, Tokuda H, Goto H, et al. Computed tomographic features of Legionella pneumophila pneumonia in 38 cases. J Comput Assist Tomogr. 2007; 31: 125-31. PMID:

17259844.

17）青木 眞．レジデントのための感染症診療マニュアル．第 2 版．東京：医学書院；2007．
p.1-41.

18）安本和正，滝澤 始．呼吸器感染症における不思議 50．千葉：アトムス；2011．p.51-2.

19）Metlay JP, Waterer GW, Long AC, et al. Diagnosis and treatment of adults with commu-
nity-acquired pneumonia. An official clinical practice guideline of the American Thoracic
Society and Infectious Diseases Society of America. Am J Respir Crit Care Med. 2019;
200: e45-e67. PMID: 31573350.

20）成田光生．マイコプラズマ感染症診断における IgM 抗体迅速検出法の有用性と限界．感染
症誌．2007; 81: 149-54.

21）JAID/JSC 感染症治療ガイド・ガイドライン作成委員会．JAID/JSC 感染症治療ガイドライ
ン—呼吸器感染症．感染症学雑誌．2016; 88: 1-108.

22）Arancibia F, Bauer TT, Ewig S, et al. Community-acquired pneumonia due to gram-
negative bacteria and pseudomonas aeruginosa: incidence, risk, and prognosis. Arch
Intern Med. 2002; 162: 1849-58. PMID: 12196083.

23）成人の新型インフルエンザ治療ガイドライン（第 2 版）作製委員，編．成人の新型インフ
ルエンザ治療ガイドライン．2017；第 2 版: 16-22.

24）MRSA 感染症の治療ガイドライン作成委員会．MRSA 感染症の治療ガイドライン改訂版
2019．日本化学療法学会・日本感染症学会；2019．p.34-40.

25）日本マイコプラズマ学会．肺炎マイコプラズマ肺炎に対する治療指針．日本マイコプラズ
マ学会；2016．Available from: https://square.umin.ac.jp/jsm/shisin.pdf.

26）Dequin PF, Meziani F, Quenot JP, et al. Hydrocortisone in severe community-acquired
pneumonia. N Engl J Med. 2023; 388: 1931-41. PMID: 36942789.

27）Force ADT, Ranieri VM, Rubenfeld GD, et al. Acute respiratory distress syndrome: the
Berlin Definition. JAMA. 2012; 307: 2526-33. PMID: 22797452.

28）ARDS 診療ガイドライン 2021 作成委員会．ARDS 診療ガイドライン 2021．日本呼吸療法
医学会，日本呼吸器学会，日本集中治療医学会；2023．p.72-971.

29）Torres A, Cilloniz C, Ferrer M, et al. Bacteraemia and antibiotic-resistant pathogens in
community acquired pneumonia: risk and prognosis. Eur Respir J. 2015; 45: 1353-63.
PMID: 25614173.

30）Campbell SG, Marrie TJ, Anstey R, et al. The contribution of blood cultures to the clinical
management of adult patients admitted to the hospital with community-acquired pneu-
monia: a prospective observational study. Chest. 2003; 123: 1142-50. PMID: 12684305.

31）日本版敗血症診療ガイドライン 2020 特別委員会．日本版敗血症診療ガイドライン 2020:
日本集中治療医学会・日本救急医学会；2020．p.21-30.

32）Lim WS, Baudouin SV, George RC, et al. BTS guidelines for the management of com-
munity acquired pneumonia in adults: update 2009. Thorax. 2009; 64 Suppl 3: iii1-55.
PMID: 19783532.

33）Kalil AC, Metersky ML, Klompas M, et al. Management of adults with hospital-acquired
and ventilator-associated pneumonia: 2016 Clinical Practice Guidelines by the Infectious
Diseases Society of America and the American Thoracic Society. Clin Infect Dis. 2016;
63: e61-e111. PMID: 27418577.

疾患各論

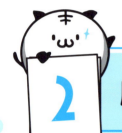

2 肺炎随伴性胸水 / 膿胸

ポイント

- ☑ 胸水の肉眼所見，培養検査，胸水グルコース，胸水 LDH，胸水 pH，隔壁の有無などで分類し，治療法を決定する
- ☑ 抗菌薬は肺炎球菌，黄色ブドウ球菌，連鎖球菌，嫌気性菌を中心にカバーする
- ☑ 治療の基本は抗菌薬とドレナージだが，効果が乏しいと判断したときは速やかに外科的治療や線維素溶解療法を検討する

肺炎随伴性胸水は肺感染症に伴ったあらゆる胸水であり，膿胸は胸腔内に膿が貯留した状態と定義されます．それらは胸水の肉眼所見，培養検査，胸水グルコース，胸水 LDH，胸水 pH，隔壁の有無などで分類します 表1 [1]．胸水穿刺 / 胸腔ドレーン留置の手技については Chapter 3（→ p.121），胸水の鑑別については Chapter 2（→ p.92）を参照してください．

原因菌

肺炎随伴性胸水 / 膿胸に対する病原菌の検出率は 40〜60％程度であり [2]，表2 のような菌が報告されています [3]．単一菌感染のことも混合感染のこともあり，単一の好気性菌が検出されるのは 35％程度，単一の嫌気性菌が検出されるのは 35％程度，12％は複数菌が検出されると報告されています [1]．嫌気性菌はバクテロイデス属とペプトストレプトコッカス属が多く，誤嚥との関与が考えられます [1]．

表1 肺炎随伴性胸水/膿胸の分類

Class	胸水グルコース (mg/dL)	胸水LDH (U/L)	胸水pH	胸水中の細菌	胸水	治療
1. Nonsignificant pleural effusion				—	少量 (<10mm)	穿刺不要
2. Typical parapneumonic pleural effusion		<1000	>7.2	—		抗菌薬のみ
3. Borderline complex pleural effusion	>40	>1000	7.0〜7.2	—		抗菌薬+胸腔穿刺
4. Simple complicated pleural effusion	<40		<7.0	+	単房	抗菌薬+胸腔ドレーン
5. Complex complicated pleural effusion				+	多房化	線維素溶解療法検討
6. Simple empyema				膿	単房	線維素溶解療法, 被膜剥離術を検討
7. Complex empyema				膿	多房化	

（Light RW. Pleural diseases chapter 12 parapneumonic effusions and empyema. 6th ed. Philadelphia: Lippincott Williams & Wilkins; 2013[1] を参考に作成）

表2 肺炎随伴性胸水/膿胸の原因菌

	市中感染	院内感染
グラム陽性菌	65.1%	51.5%
グラム陰性菌	17.1%	37.5%
嫌気性菌	17.8%	11%
頻度の高い原因菌	口腔内レンサ球菌 肺炎球菌 黄色ブドウ球菌（MSSA>MRSA） 腸内細菌科細菌（Klebsiella属除く） Klebsiella属 Pseudomonas属	黄色ブドウ球菌（MSSA<MRSA） 腸内細菌科細菌（Klebsiella属除く） 腸球菌 口腔内レンサ球菌 Pseudomonas属 Klebsiella属

（Addala DN, et al. Clin Chest Med. 2021; 42: 637–47[3] を参考に作成）

治療

抗菌薬治療

抗菌薬は肺炎球菌，黄色ブドウ球菌，連鎖球菌，嫌気性菌を中心にカバーします[4]．

第一選択：スルバクタム/アンピシリン 1回3g，1日3〜4回投与

第二選択：アンピシリン 1回2g，1日3〜4回＋クリンダマイシン 1回600mg，1日2〜4回投与またはメトロニダゾール 1回500mg，1日4回

さらに原因菌やその薬剤感受性による薬剤選択が必要です．特にMRSAやESBL産生腸内細菌，緑膿菌，さらには真菌，抗酸菌などの可能性もあるため注意しましょう[4,5]．治療期間は後述するドレナージが良好にできたときは10〜14日間，ドレナージが難航したり，著明な胸膜肥厚や被包化膿胸では4週間前後を要することがあります[4]．

胸水ドレナージ

有効な抗菌薬を投与しても改善しない症例をしばしば経験します．その多くは胸水のドレナージが成功すれば病状が改善します． 表1 の分類を参考に胸水ドレナージを検討しましょう[1]．膿胸のドレナージはかつて20Fr以上の径の大きいチューブが推奨されていましたが，最近は14Fr以下のドレーン径でも問題がないことが報告されています[11]．ただし，この報告でのチューブサイズはランダム化されていないため粘稠度の高い膿瘍の場合にも適応できるかは不明です．The American Association for Thoracic Surgeryのガイドラインでは20mLの生理食塩水を6時間ごとにフラッシュすることでドレーン閉塞の予防効果があったと紹介しています[12]．

外科的手術

本邦の膿胸治療ガイドラインにおいて，線維素膿性期（stage II）と器質化期（stage III）の急性膿胸では胸腔鏡下掻把術がドレナージ単独に比較し治療効果，ドレナージ期間，入院期間が優れており，早期での外科的治療が推奨されます[6]．

線維素溶解療法

線維素溶解療法はウロキナーゼ（海外では tPA と DNase 併用療法も使用）を胸腔内投与することでフィブリン隔壁を融解して胸水を排液する治療法です. その結果，外科介入率，治療不成功率を低減できますが死亡率は変わりません. 方法はドレーンをクランプした状態でウロキナーゼ 12 万単位＋生理食塩水 100mL を胸腔内に投与し，2 時間後にクランプを解除，これを 3 日間行うのが一般的です. しかし線維素溶解療法は本邦では保険適用外であり，本邦のガイドラインでは推奨度が決定されていません[6].

※ 2025 年現在，ウロキナーゼは出荷停止の状態であり使用できません.

胸腔内洗浄

生理食塩水を胸腔内に投与し，時間をおいて排液することで胸腔内の洗浄を行う方法です. 胸腔鏡下掻爬術に比べ治療成功率が低く，60％程度と報告されています[7]. 少数例の研究ですがドレーン単独に比べ洗浄を行ったほうが手術を避けられる可能性が高くなるという報告もあります[8, 9]. さらに線維素溶解療法と組み合わせることでドレーン抜去までの期間と入院期間が短くなります[10]. 洗浄方法は決まったものはありませんが，生理食塩水 250mL を 1 時間かけて 1 日 3 回投与を 3 日間，60mL のシリンジで胸水が透明になるまで用手的に洗浄（通常 200～300mL）を 6 日間以内，1 日 1,000mL の生理食塩水を 24 時間持続投与などが報告されています[7, 9, 10].

トラブルシューティング

慢性膿胸

慢性膿胸とは発症から 3 カ月以上経過した膿胸で，急性膿胸が残存する場合と結核性胸膜炎が遷延する場合（慢性結核性膿胸）があります[13]. 治療はドレナージで改善が得られない症例には外科的治療（膿胸嚢除去術や開窓術）が推奨されています[6]. 一方で多くの慢性結核性膿胸では数年にわたり無症状で経過し特別な治療が必要ないこともありますが，しばしば肺に穿破してしまい，胸水が肺内に吸い込まれて重症な肺炎を発症します[13]. さらに慢性結核性膿胸では 20 年以上の経過で膿胸関連悪性リンパ腫（びまん性大細胞型 B 細胞リンパ腫）を発症することがあります[14].

文献

1） Light RW. Pleural diseases chapter 12 parapneumonic effusions and empyema. 6th ed. Philadelphia: Lippincott Williams & Wilkins; 2013.
2） Bedawi EO, Hassan M, Rahman NM. Recent developments in the management of pleural infection: a comprehensive review. Clin Respir J. 2018; 12: 2309-20. PMID: 30005142.
3） Addala DN, Bedawi EO, Rahman NM. Parapneumonic effusion and empyema. Clin Chest Med. 2021; 42: 637-47. PMID: 34774171.
4） JAID/JSC 感染症治療ガイド・ガイドライン作成委員会．JAID/JSC 感染症治療ガイドライン―呼吸器感染症．感染症誌．2016; 88: 1-108.
5） Ko SC, Chen KY, Hsueh PR, et al. Fungal empyema thoracis: an emerging clinical entity. Chest. 2000; 117: 1672-8. PMID: 10858401.
6） 日本呼吸器外科学会．膿胸治療ガイドライン Available from: https://jacsurg.gr.jp/info/archives/news202209_03.pdf.
7） Bagheri R, Tavassoli A, Haghi SZ, et al. The role of thoracoscopic debridement in the treatment of parapneumonic empyema. Asian Cardiovasc Thorac Ann. 2013; 21: 443-6. PMID: 24570527.
8） Sorino C, Mondoni M, Lococo F, et al. Optimizing the management of complicated pleural effusion: from intrapleural agents to surgery. Respir Med. 2022; 191: 106706. PMID: 34896966.
9） Hooper CE, Edey AJ, Wallis A, et al. Pleural irrigation trial (PIT): a randomised controlled trial of pleural irrigation with normal saline versus standard care in patients with pleural infection. Eur Respir J. 2015; 46: 456-63. PMID: 26022948.
10） Porcel JM, Valencia H, Bielsa S. Manual intrapleural saline flushing plus urokinase: a potentially useful therapy for complicated parapneumonic effusions and empyemas. Lung. 2017; 195: 135-8. PMID: 27866276.
11） Rahman NM, Maskell NA, Davies CW, et al. The relationship between chest tube size and clinical outcome in pleural infection. Chest. 2010; 137: 536-43. PMID: 19820073.
12） Shen KR, Bribriesco A, Crabtree T, et al. The American Association for Thoracic Surgery consensus guidelines for the management of empyema. J Thorac Cardiovasc Surg. 2017; 153: e129-e46. PMID: 28274565.
13） Shiraishi Y. Surgical treatment of chronic empyema. Gen thorac cardiovasc surg. 2010; 58: 311-6. PMID: 20628845.
14） Narimatsu H, Ota Y, Kami M, et al. Clinicopathological features of pyothorax-associated lymphoma; a retrospective survey involving 98 patients. Ann Oncol. 2007; 18: 122-8. PMID: 17043091.

疾患各論

3 抗酸菌感染症

A 結核感染症

> **ポイント**
> - ☑ 肺結核を疑ったらまず 3 連痰を行う
> - ☑ 核酸増幅法または培養で診断，塗抹陽性例は隔離が必要
> - ☑ 治療は標準 4 剤を 6 カ月投与が基本だが，重症例，免疫抑制状態，薬剤変更する場合などは治療期間を延長する

　肺結核は結核菌による肺感染症であり，感染症法で二類感染症に分類されています[1]．肺結核は患者さんの精査・加療だけでなく，空気感染対策も必要となり（→ p.358），疑い例を含め保健所への報告が必要になります（→ p.366）．そのため全ての呼吸器科医が知っておくべき感染症といえます．というか避けて通れません．結核感染症は潜在性結核感染症（LTBI），発病した結核（肺結核，肺外結核），陳旧性結核の 3 つの段階があります[1]．

- LTBI：結核菌に感染はしているが発病はしていない
- 肺結核・肺外結核：感染した結核菌が発病し，臓器のなかで増殖して炎症を起こした状態
- 陳旧性結核：過去に結核菌による感染・発病を起こした後，治癒した状態

　この中で感染対策が必要なのは排菌している肺結核，咽喉頭結核のみです．結核菌をエアロゾルで排出しているときに感染性が生まれます．

　結核診断のフローチャートを **図1** に示します．結核患者さんが病院を受診する理由の多くは胸部異常影，咳嗽や喀痰の呼吸器症状，接触者検診などでの

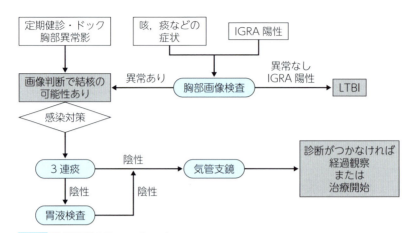

図1 結核診断のフローチャート
IGRA：結核菌インターフェロンγ遊離試験，LTBI：潜在性結核感染症
（筆者作成）

結核菌インターフェロンγ遊離試験（IGRA）陽性です．IGRA は結核感染の有無を確認する検査ですが，発病しているかどうかは判断できません（詳細は Chapter 2 を参照→ p.62）[1]．症状，IGRA 陽性で受診された患者さんには胸部画像検査を行い，肺結核の可能性があるかを評価します．最初は単純写真を確認し，肺結核を疑う陰影があれば CT 検査を行います．そこで異常影がない場合は発病を強く疑いませんが，症状がある場合は気管・気管支結核や咽頭喉頭結核などの肺外結核が否定できていないことに注意してください．また IGRA 陽性だけど発病していない症例は LTBI と診断します [2]．

画像所見

　肺結核の画像所見は多岐にわたります．**図2** に肺結核の画像所見の例を示します．多くの肺結核は小粒状影や結節影 **図2A** が上葉および下葉後上部（S6）に多く見られます．結節影の内部が壊死を起こし，それが排出されると空洞を形成します **図2B**．さらに組織反応が強い場合には consolidation を呈する結核肺炎像を認めることがあります **図2C**．通常の肺炎との鑑別点は consolidation の周囲に散布影を認めることがあげられます．また **図2D** のような巨大空洞を形成したり，**図2E** のようにスイスチーズ様陰影も見られます．血行・リンパ行性に発展し，全肺野にランダムに分布する粒状影を形成するいわゆる粟粒影は粟粒結核を強く疑う重要な所見です **図2F** [1, 3]．この

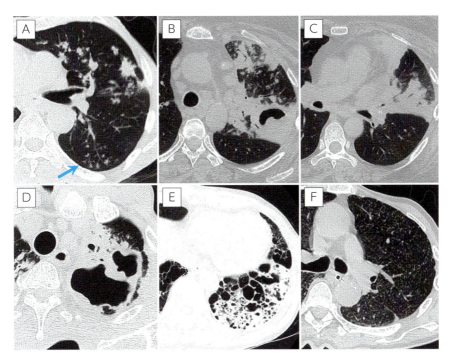

図2 肺結核の画像所見
A: 多発小粒状影（tree-in-bud appearance）（矢印）と多発結節影，B: 空洞結節，C: consolidation（結核肺炎），D: 巨大空洞影，E: スイスチーズ様陰影，F: 粟粒影

ように肺結核の画像所見は多岐にわたり，他疾患との鑑別が難しい症例も多くあります．ですので少しでも疑ったら喀痰抗酸菌検査を行いましょう．実際には多くの呼吸器科医が肺炎と診断した症例にルーチンで喀痰抗酸菌検査を提出していると思います．

　胸部画像検査で肺結核が疑われた場合，すぐに感染対策を行ってください．もちろんその前から感染対策を行えればよいのですが，外来を受診する患者さんの多くに対策するのは現実的ではありません．肺結核を疑った患者さんには喀痰抗酸菌検査を3回行う通称3連痰を行います[1,4]．痰が出なかったり3連痰で結核菌を確認できない場合は胃液検査や気管支鏡検査を検討する必要があります．それでも診断がつかなければ慎重な経過観察をするか，臨床診断により治療開始することもあります[1]．

3連痰

そもそもなぜ3連痰を行うのか知っていますか？ 肺結核において1回の喀痰抗酸菌検査では塗抹64%，培養70%程度の診断精度といわれ，検査を繰り返すことでその精度が上がります（3連痰で塗抹91%，培養99%）[4]．4回目以降は菌検出率が頭打ちになるため肺結核を疑った患者さんには通常3連痰を行っています．しかし3連痰を行っても診断に至らない例があり，特に初回の塗抹検査が陰性だと3連痰で診断に至る例は80%を切ります 図3 [5]．また注意しなければいけないのが，これらの診断率は培養検査の結果を含めています．つまり培養検査の結果が出るのは最長で6～8週間後になります．多くの症例で3連痰の塗抹とPCR陰性をもって結核を否定していますが，培養の結果を踏まえていないことを忘れてはならず，検査前確率と併せて判断することが大事です．

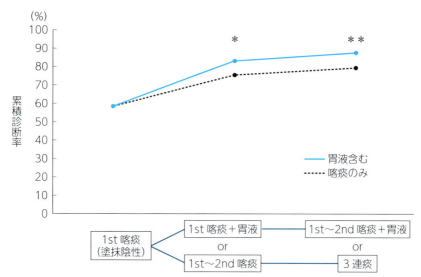

図3 初回の喀痰抗酸菌塗抹陰性例に対する胃液検査を含めた3回の抗酸菌検査と3連痰の肺結核診断精度比較
 *初回の喀痰＋胃液の診断率83% vs 2回の喀痰の診断率75.5%（$p=0.031$）
 **2回の喀痰＋胃液の診断率87.4% vs 3連痰の診断率79.2%（$p=0.019$）
（Shimoda M, et al. J Infect Chemother. 2022; 28: 1041-4[5] を改変）

胃液検査

胃液検査は胃管挿入により採取した胃液を使った抗酸菌検査です[5]．肺から排出された結核菌が嚥下されることで胃にも存在し得ます．肺から菌が排出されているなら喀痰で診断がつきそうなものですが，私の研究では，初回の塗抹陰性または痰が出ない症例には胃液検査を含めたほうが高い診断率を示すことがわかりました 図3 [5]．なお胃液採取は空腹時に行いましょう．

抗酸菌検査

結核菌に対する抗酸菌検査には塗抹検査，核酸増幅法（PCR，LAMP，TRCなど），培養検査（MGIT，小川培地）があります．塗抹検査で排菌の有無を，核酸増幅法と培養検査で菌種の同定を行います．塗抹検査は菌種の同定はできません．塗抹陽性例で結核に対する核酸増幅法が陰性であれば非結核性抗酸菌症（NTM）と判断できます（稀に例外あり）．培養検査が陽性になれば薬剤感受性検査を実施でき，MGIT で通常イソニアジド（INH），リファンピシン（RFP），エサンブトール（EB），ストレプトマイシン（SM）の 4 剤を行います．ピラジナミド（PZA）は MGIT で別途検査となり，その他の感受性検査は小川培地に植え替えが必要です．近年，Xpert MTB®-RIF や cobas® MTB-RIF/INH による耐性遺伝子測定が普及してきており，培養検査を待たず INH や RFP の薬剤感受性検査情報が得られるようになりました（要は痰の拡散増幅法で INH や RFP の感受性まで検査できるということです）[6]．臨床的に耐性が予想される場合（INH または RFP 耐性結核患者との接触歴があるなど）や多剤耐性結核が多い地域の出身者（旧ソ連諸国のロシア，ベラルーシ，ウクライナ，中央アジアなど）では積極的に検査を行っています．また塗抹検査と核酸増幅法は死菌でも陽性になってしまいますが，培養では生きている菌しか検出できませんので死菌の判定が可能です[1]．

塗抹陽性で排菌がある場合，感染症法に則り隔離入院が必要になります．隔離が解除される基準は排菌が消失するまでとなり，以下の 2 つが当てはまります．

- 治療開始 2 週間以降の塗抹陰性 3 回
- 培養陰性 3 回

上記のどちらかでも満たせば退院ができますが，その期間は平均2カ月程度かかります．なお退院の判断は標準的な抗結核薬を2週間以上実施し，かつ病状の改善を認めている場合に適応となります[1]．

抗結核治療

結核の標準治療の投与量は以下の通りです（1日1回投与）[7]．

- イソニアジド（INH） 5mg/kg（最大300mg）
- リファンピシン（RFP） 10mg/kg（最大600mg）
- エサンブトール（EB） 15mg/kg（最大1000mg）
- ピラジナミド（PZA） 25mg/kg（最大1500mg）

腎障害を有する症例にはEB，PZAの薬剤調整（隔日投与など）を行いますがINH，RFPは通常用量で使用します．ウイルス性肝炎などの慢性肝障害がある場合はPZAの投与を避けています．過去には80歳以上ではPZAの投与を控えることがありましたが，現在は年齢を理由に避けるべきではないといわれています[7,8]．ちなみにこの4剤を薬剤の1文字ずつをとってHREZ（エイチアールイーゼット）と表現します．ストレプトマイシン（SM）やカナマイシン（KM），レボフロキサシン（LVFX）などの治療薬を用いる場合は，HRSZ，HLKなんて表記します（S＝SM，K＝KM，L＝LVFX）．ただし結核病院でないと通じず，カンファでスベるのでご注意ください．

治療期間は通常6カ月ですが，再治療，排菌陰性化遷延（2カ月以上），粟粒結核，結核性髄膜炎，骨関節結核，糖尿病あり，免疫抑制剤使用中，HIV，担癌，塵肺の症例ではHRを3カ月延長します．また標準治療を行えない場合は投与期間が変わってきます **表1** [7]．

耐性結核の定義ですが，多剤耐性結核と超多剤耐性結核があります[10]．

多剤耐性結核（MDR）：INH，RFPが耐性
超多剤耐性結核（XDR）：MDR-TBのうちキノロン系およびベダキリンまたはリネゾリドに耐性

抗結核薬の副作用

標準治療は4種類の薬を使用するため副作用の発現に注意が必要です．副作用は最初の2カ月以内が多く，それ以降に出ることは少ないです[7]．

表1 結核治療薬と治療期間

RFP/INHの使用可否	選択薬剤	治療期間
RFP○/INH○	PZA○：HREZ	6カ月（2カ月HREZの後，4カ月HR）
	PZA×：HRE	9カ月（2カ月HREの後，7カ月HR）
RFP○/INH×	PZA○：RZ＋EB，LVFX，SM or KMの中から2剤以上	9カ月かつ菌陰性化6カ月以上 SM or KMとPZAは6カ月で終了し，その後はRFP＋1剤以上
	PZA×：RE＋LVFX＋SM or KM	12カ月かつ菌陰性化9カ月以上 SM or KMは6カ月で終了し，その後はRE
RFP×/INH○	PZA○：HZ＋EB，LVFX，SM or KMの中から2剤以上	菌陰性化後18カ月 SM or KMとPZAは6カ月で終了し，その後INH＋1剤以上
	PZA×：HE＋LVFX＋SM or KM	菌陰性化18カ月 SM or KMは6カ月で終了し，その後はHE＋LVFX
RFP×/INH×	DLM，BDQ**＋PZA，LVFX，EB，SM or KM，THのうち3剤以上	菌陰性化後18カ月* SM or KMは6カ月で終了

*WHOは多剤耐性結核の9〜11カ月の短期治療を推奨しています．本邦でも今後検討する流れです[9]．
**DLMとBDQは多剤耐性結核（INH，RFP耐性）のときのみ使用可能です．副作用などで使用できない場合はPZA，LVFX，EB，SM or KM，THのうち4〜5剤を選択して使用します．
RFP：リファンピシン，INH：イソニアジド，EB：エサンブトール，PZA：ピラジナミド，
SM：ストレプトマイシン，KM：カナマイシン，LVFX：レボフロキサシン，DLM：デラマニド，
BDQ：ベダキリン，TH：エチオナミド
（日本結核病学会治療委員会．結核．2018; 93: 61-8[7]）を参考に筆者作成）

INH：肝障害，末梢神経障害（ビタミンB_6の投与が有効），アレルギー反応

RFP：肝障害，食欲不振，アレルギー反応，血小板減少

EB：視神経障害（多くは平均7カ月の長期投与で起こる），アレルギー反応

PZA：肝障害，高尿酸血症（一般に痛風発作は起こさない），アレルギー反応

SM/KM：腎障害，第Ⅷ脳神経障害（耳鳴り，聴力障害，平衡感覚障害），アレルギー反応

※RFPで体液がオレンジ色になりますが正常な反応です．

　皮疹を含めたアレルギー反応，肝障害（正常上限の3倍以上のAST，ALTまたは総ビリルビン値が2mg/mL以上[11]）などでは薬剤中止を検討する必要があります[7]．被疑薬がわからず全剤中止することも多く，副作用が落ち着い

てから薬剤を1剤ずつ再開します．再開時は被疑薬に入らない薬剤（肝障害の場合はEB含む）を2剤開始してから始めます．アレルギー反応に対しては減感作療法を行うことも検討します[7]．

RFPはCYP3A4を強力に誘導するためさまざまな薬と相互作用を認めます[1]．特に副腎皮質ステロイドは効果が減弱するため1.5～2倍に増量が必要になります．

肺外結核

肺以外にも胸膜，リンパ節，脳髄膜，腎・膀胱，骨関節，腸，皮膚など全身に感染巣を認めることがあります．また2臓器以上で感染巣を認める場合に粟粒結核とよびます．粟粒結核では肺に特徴的な粟粒影を呈することがあります 図2F ．肺野に粟粒影を認めた場合は他の臓器にも播種していないかのチェックが必要です[1]．私は粟粒結核の患者さんに対し，尿の抗酸菌検査，頭部造影MRIをルーチンに行い，症状や身体所見などに合わせて椎体MRI，腰椎穿刺，腹部造影CT，骨髄生検などを行っています．治療は肺結核と同様ですが，粟粒結核，結核性髄膜炎，骨関節結核では3カ月間延長し9カ月の治療を行うことができます．また呼吸不全を伴う粟粒結核，結核性髄膜炎，初期悪化など

表2 結核症例へのステロイド治療

病態	ステロイド量
髄膜炎[12]	GCS15点：デキサメサゾン 0.3mg/kg静脈投与，以降1週ごとに0.1mg/kg/日ずつ減量．3mg/日からは内服とし，3週間以上かけて1mgずつ減量． GCS14点以下：デキサメサゾン 0.4mg/kg静脈投与，以降1週ごとに0.1mg/kg/日ずつ減量．4mg/日からは内服とし，3週間以上かけて1mgずつ減量．
粟粒結核[7]	明確なエビデンスはないが呼吸不全など重症である場合にステロイドを投与してよい
初期悪化（症状強い場合）[13]	決められた用量はなし（過去の報告では0.5mg/kg使用）
心膜炎[7]	機能的および生命予後の改善を認めず，推奨されていないが，炎症反応が強い場合などは使用してもよいとされている
胸膜炎[1]	有効性を示す報告もある一方でドレナージ以上の改善効果はないとも報告されている．全身症状が強いときなどで使用することがある

GSC：Glasgow coma score

ではステロイド治療を行うことがあります　表2　[1, 7, 12, 13]．

初期悪化（パラドキシカルレスポンス）

結核治療開始1～2カ月後（通常3カ月以内）に結核菌への免疫応答により発熱や結核病変の悪化，胸水増量などを認めることがあります．結核治療を継続するだけで改善しますが，反応が強い症例では一過性にステロイドを使用することもあります．しかし結核の治療中に病状が悪化した際に，それが初期悪化なのかあるいは現病の悪化，薬剤の副作用，他疾患の合併なのかを鑑別するのは困難です[14]．初期悪化の診断基準が報告されていますが，基本は除外診断です[15]．初期悪化による胸水貯留の症例を検討したところ，胸水の特徴は結核性胸膜炎と同様でADAが高く，初期悪化の出現が早い（中央値19日）ほうがステロイド投与やドレナージを要する可能性が高いことが明らかになりました[14]．

初期悪化とは少しずれますが，4cm以上の巨大な空洞があったり，入院時のCRPが9mg/dL以上の肺結核症例では炎症が長期に続きやすく，CRPが5mg/dL以下まで低下するのに4週間以上かかることがあります[3]．これも抗結核薬を継続すれば徐々に改善してきます．

DOTS（Directly Observed Treatment Short Course）

DOTSとは服薬を第三者が確認することで治療中断や結核菌の耐性化を防ぎ確実な治癒を目指す方法です[7]．入院中は看護師による服薬確認（院内DOTS），外来では家族，保健所の職員などにより服薬確認を行っています（地域DOTS）[7]．結核の再治療時の耐性率は初回よりも高く，確実な服薬確認が重要となります．

潜在性結核感染症（LTBI）

IGRA陽性だが発病していない症例はLTBIと診断します．予防投与は相対危険度が4倍以上の症例で積極的に検討します　表3　[2]．リスクは低いが複数の発病リスクを有する症例の場合も治療を検討します．

治療は，①INH単剤6カ月（～9カ月），②RFP単剤4カ月（～6カ月），③INH＋RFP併用3カ月（～4カ月）が一般的に行われています[16]．第一選

表3 感染者中の活動性結核発病リスク要因

対象	発病リスク*	勧告レベル	備考
HIV/AIDS	50～170	A	
臓器移植（免疫抑制剤使用）	20～74	A	移植前のLTBI治療が望ましい
珪肺	30	A	患者が高齢化しており，注意が必要
慢性腎不全による血液透析	10～25	A	高齢者の場合には慎重に検討
最近の結核感染（2年以内）	15	A	接触者健診での陽性者
胸部X線画像で線維結節影（未治療の陳旧性結核病変）	6～19	A	高齢者の場合には慎重に検討
生物学的製剤使用	4.0	A	発病リスクは薬剤によって異なる
副腎皮質ステロイド（経口）使用	2.8～7.7	B	用量が大きく，リスクが高い場合には検討
副腎皮質ステロイド（吸入）使用	2.0	B	高用量の場合は発症リスクが高くなる
その他の免疫抑制剤使用	2～3	B	
コントロール不良の糖尿病	1.5～3.6	B	コントロール良好であればリスクは高くない
低体重	2～3	B	
喫煙	1.5～3	B	
胃切除	2～5	B	
医療従事者	3～4	C	最近の感染が疑われる場合は実施

勧告レベルA：積極的にLTBI治療の検討を行う，B：リスク要因が重複した場合に，LTBI治療の検討を行う，C：直ちに治療の考慮は不要
＊発病リスクはリスク要因のない人との相対危険度
（日本結核病学会予防委員会・治療委員会．潜在性結核感染症治療指針．結核．2013; 88: 504[2]）

択はINH単剤でしたが，予防効果と副作用の出現に差がないとのことでより治療期間の短いINH＋RFPもよく行われています．RFP単剤はINHが使用できない場合の代替治療となります．INHからRFPに変更した場合は，（INH内服日数）/180＋（RFP内服日数）/120＝1となるまで治療期間を設定すれば有効と考えられます．LTBI治療による結核発病抑制効果は40～90％程度と幅があります[2]．個々の発病リスクが異なるため一概にいえませんが，新たな感染の場合には2年以内に10％発病するといわれており，それを60～70％予防できたとすると発病率は3～4％まで下げられるといえます．

陳旧性結核

　感染症としての結核は治癒していますが，その治癒過程で病変が残存した状態を陳旧性結核とよび，一部の症例では治療を要する後遺症となります[1]．明らかな結核の既往歴が聴取できなくても胸部単純写真やCTで陳旧性病変や胸膜やリンパ節の石灰化を認めることがあります．結核は画像所見で活動性があるかの判断が難しいことがあり，陳旧性結核を有する症例の病状が悪化したとき肺結核の再燃か他疾患の出現か鑑別が困難になります．残念ながら画像所見で見分けられなければ陰圧個室対応を行い，喀痰検査を実施するしかありません．翌日，指導医から小言を言われるかもしれませんが（そんな指導医は少ないと思いますが），結核だったときのリスクに比べればなんてことありません．ぜひそのメンタルでやっていきましょう．

　加えて結核後遺症とよばれる病態があります．菌陰性化空洞，気管支拡張，胸膜の癒着や肥厚，慢性膿胸，無気肺などにより，呼吸機能の低下，空洞や気管支拡張病変へのアスペルギルス，NTM，一般細菌の二次感染，慢性膿胸の穿破による肺炎などを起こします[1]．さらに抗結核薬のなかった昭和10～20年代頃に行われていた肺虚脱療法や胸郭形成術による呼吸機能障害なども問題となります[17]．特に呼吸機能低下は混合性換気障害をきたすことが多いですが有効な治療法はありません．気管支拡張薬，在宅酸素療法，呼吸リハビリテーションなどで対応しています[1]．

文献

1) 日本結核・非結核性抗酸菌症学会教育・用語委員会．結核症の基礎知識（改訂第5版）．結核．2021; 96: 93-123.
2) 日本結核病学会予防委員会・治療委員会．潜在性結核感染症治療指針．結核．2013; 88: 497-512.
3) Shimoda M, Yoshiyama T, Okumura M, et al. Analysis of risk factors for pulmonary tuberculosis with persistent severe inflammation: An observational study. Medicine. 2022; 101: e29297. PMID: 35583541.
4) Al Zahrani K, Al Jahdali H, Poirier L, et al. Yield of smear, culture and amplification tests from repeated sputum induction for the diagnosis of pulmonary tuberculosis. Int J Tuberc Lung Dis. 2001; 5: 855-60. PMID: 11573898.
5) Shimoda M, Yoshiyama T, Okumura M, et al. Usefulness of gastric aspirate for the diagnosis of smear-negative pulmonary tuberculosis. J Infect Chemother. 2022; 28: 1041-4. PMID: 35450783.
6) 日本結核・非結核性抗酸菌症学会治療委員会，社会保険委員会，抗酸菌検査法検討委員会．耐性遺伝子検査の有無を考慮した結核治療開始時の薬剤選択．結核．2023; 98: 127-31.

7）日本結核病学会治療委員会．「結核医療の基準」の改訂―2018 年．結核．2018; 93: 61-8.
 8）Taniguchi J, Jo T, Aso S, et al. Safety of pyrazinamide in elderly patients with tuberculosis in Japan: a nationwide cohort study. Respirology. 2024. Online ahead of print. PMID: 38772620.
 9）日本結核・非結核性抗酸菌症学会治療委員会，抗酸菌検査法検討委員会．多剤耐性結核治療の短期化，結核医療の基準に 18 カ月未満の治療を含める方向について．結核．2023; 98: 1-4.
10）Organization TWH. Meeting report of the WHO expert consultation on the definition of extensively drug-resistant tuberculosis 2020. Available from: https://iris.who.int/bitstream/handle/10665/338776/9789240018662-eng.pdf?sequence=1.
11）日本結核病学会治療委員会．抗結核薬使用中の肝障害への対応について．結核．2007; 82: 115-8.
12）日本神経治療学会治療指針作成委員会，編．標準的神経治療：結核性髄膜炎．神経治療．2015; 32: 513-32.
13）Jung JW, Shin JW, Kim JY, et al. Risk factors for development of paradoxical response during anti-tuberculosis treatment in HIV-negative patients with pleural tuberculosis. Tohoku J Exp Med. 2011; 223: 199-204. PMID: 21372521.
14）Shimoda M, Yoshiyama T, Tanaka Y, et al. Characteristics of pleural effusion due to paradoxical response in patients with pulmonary tuberculosis. J Infect Chemother. 2023; 29: 890-4. PMID: 37244351.
15）Eshun-Wilson I, Havers F, Nachega JB, et al. Evaluation of paradoxical TB-associated IRIS with the use of standardized case definitions for resource-limited settings. J Int Assoc Physicians AIDS Care. 2010; 9: 104-8. PMID: 20160249.
16）日本結核病学会予防委員会・治療委員会．潜在性結核感染症治療レジメンの見直し．結核．2019; 94: 515-8.
17）福島 鼎．外科から内科へのメッセージ 進歩・向上した外科手術 胸郭成形術．medicina．1994; 31: 959-62.

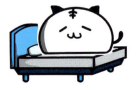

B 非結核性抗酸菌症

ポイント

- ☑ 肺非結核性抗酸菌症の診断は喀痰抗酸菌検査で少なくとも2回同一菌が検出されるか，気管支洗浄などの侵襲的検査により菌を証明する必要がある
- ☑ 肺MAC症の治療の基本はCAM（or AZM）＋EB＋RFPを菌陰性化後少なくとも1年以上投与する
- ☑ 塗抹陰性など排菌量が少なく，無症状で，空洞を認めない軽症の小結節・気管支拡張（NB）型肺MAC症は無治療で注意深く経過観察することが許容されている

　非結核性抗酸菌症（NTM）は肺感染症の頻度が最も高いですが，皮膚や関節にも感染し，特に免疫不全が強い状態（HIV，血液疾患，GATA2欠損症など）では全身播種を認めることがあります．NTMは200種類以上の菌種がありますが，本邦における肺感染症では *Mycobacterium avium* complex（10種を含むが日本ではほとんどが *M. avium* と *M. intracellulare* の2種）が90%以上を占め，次いで *M. abscessus*，*M. kansasii* の順にみられます [1-3]．

診断基準

　肺NTM症の画像病型の1つである線維空洞型（FC型）は画像で肺結核との見分けが難しく，その鑑別が重要となります．一方で，NTMは水場や土壌など環境に広く生息しているため，喀痰から菌が検出されたとしてもコロナイゼーションの可能性があります．肺NTM症の診断は喀痰抗酸菌検査で少なくとも2回同一菌が検出されるか，気管支洗浄液などで菌を確認する必要があります 表1 [1]．国際ガイドラインでは咳痰などの症状があることを基準に含んでいますが，本邦では健診で見つかる軽症例も多く，症状の有無は問わない基準が使われています [1,4]．

　結核の項目で述べた胃液検体による抗酸菌検査は肺NTM症に対しても有効である可能性があります．現時点では診断基準に胃液検体は認められておらず

表1 非結核性抗酸菌症（NTM）の診断基準

A 臨床的基準（以下の2項目を満たす）
 1. 胸部画像所見（HRCTを含む）で，結節性陰影，小結節性陰影や分枝状陰影の散布，均等性陰影，空洞性陰影，気管支または細気管支拡張所見のいずれか（複数可）を示す．但し，先行肺疾患による陰影が既にある場合は，この限りではない．
 2. 他の疾患を除外できる．

B 細菌学的基準（菌種の区別なく，以下いずれか1項目を満たす）
 1. 2回以上の異なった喀痰検体での培養陽性．
 2. 1回以上の気管支洗浄液での培養陽性．
 3. 経気管支肺生検または肺生検組織の場合は，抗酸菌症に合致する組織学的所見と同時に組織，または気管支洗浄液，または喀痰での1回以上の培養陽性．
 4. まれな菌種や環境から高頻度に分離される菌種の場合は，検体種類を問わず2回以上の培養陽性と菌種同定検査を原則とし，専門家の見解を必要とする．

以上のA，Bを満たす．
（日本結核・非結核性抗酸菌症学会教育・用語委員会．結核症の基礎知識．改訂第5版．結核．2021; 96: 119[1]）

確定診断には使用できませんが，臨床診断の参考になり，さらに結核との鑑別にも役立ちます[5]．

肺 *Mycobacterium avium* complex (MAC) 症

　肺MAC症は画像所見により線維空洞型（FC型）と小結節・気管支拡張型（NB型）に分けられます 図1 ．治療はマクロライドを中心とした3剤併用療法が基本になりますが，空洞例，排菌量の多いNB型，CAM耐性例に対してはアミカシン注射などのアミノグリコシド系薬の追加を行い，治療開始後も6カ月以上培養陽性が続く難治例にはアミカシンリポソーム吸入用懸濁液（amikacin liposome inhalation suspension: ALIS）を使用します．さらに必要に応じて外科的手術の検討を行うことが推奨されています 表2 ．治療期間は菌因性化後少なくとも1年以上が推奨されており，菌陰性化後18カ月以上まで投与を行うと再排菌率など予後改善に関連するという報告もあります[6]．

　非空洞性のNB型では連日投与と週3回投与のどちらも認められています．RFPに対する忍容性の低い症例や他の薬剤との相互作用が問題となる症例では軽症例であればマクロライド＋EBも許容されます．EBは長期使用で視神経障害のリスクが高くなりますので2〜3カ月に一度は眼科での眼底検査を依頼します．EB連日投与の場合は投与量を12.5mg/kg以下にすることで副作用を軽減できるといわれています．上記以外にもリファブチン，キノロン系（シタ

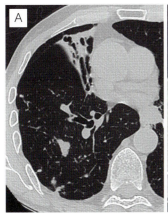
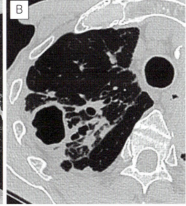

図1 肺MAC症の画像所見
A）小結節・気管支拡張型（NB型）：中葉に気管支拡張を認め，右下葉に小粒状影〜小結節影が散在している
B）線維空洞型（FC型）：右上葉に空洞結節影を認める

フロキサシン）に効果を期待する報告がありますがエビデンスは充分でなく，副作用の懸念から推奨はされていません．肺MAC症の治療は多剤併用が基本ですが，エリスロマイシンはCAMやAZMとの交叉耐性がなく，免疫調整作用の目的に単独投与を行うことで臨床的悪化を遅らせられる可能性がありますが[6]，進行例には遅滞なく標準治療を行うことが重要です．

さらに肺MAC症は気管支拡張症も合併しやすく，緑膿菌や黄色ブドウ球菌などの一般細菌による気管支拡張症の増悪を起こした場合は1〜2週間の抗菌薬治療を行います[7]．

肺MAC症の治療は診断した症例全てに行う必要はありません．自然軽快を認める症例もあり，以下の項目を満たす場合には注意深い経過観察が可能です[6]．

- 塗抹陰性など排菌量が少ない
- 無症状
- 空洞を認めないNB型の軽症

一方で治療開始の基準は定まっておらず，以下のいずれかを満たす症例は診断後の治療開始が望ましいとされています[1]．

- 空洞病変が認められる
- 喀痰塗抹検査が陽性

表2 肺MAC症の治療

病型	治療レジメン
空洞のない結節・気管支拡張型（重症を除く）	A法かB法のいずれかを用いる A法：連日投与 　CAM 800mg or AZM 250mg 　EB 10〜15mg/kg（750mgまで） 　*RFP 10mg/kg（600mgまで） B法：週3日投与 　CAM 1000mg or AZM 500mg 　EB 20〜25mg/kg（1000mgまで） 　*RFP（600mg）
・線維空洞型 ・空洞のある結節・気管支拡張型 ・重度の結節・気管支拡張型	A法＋治療初期（3〜6カ月）に以下を併用する ・SM 15mg/kg以下（1000mgまで）週2〜3回筋注 　　　　　　　　あるいは ・AMK 15mg/kg 連日 or 15〜25mg/kg 週3回点滴，TDMで調節 （50歳以上の場合8〜10mg/kg 週2〜3回，最大500mgまで，TDMで調節） 必要に応じて外科治療の併用を検討
・難治例（多剤併用療法を6カ月以上実施しても細菌学的効果が不十分な患者）	A法に以下のいずれかを併用する ・ALIS 590mg/日吸入 　　　　　　　　あるいは ・SM 15mg/kg以下（1000mgまで）週2〜3回筋注 　　　　　　　　あるいは ・AMK 15mg/kg 連日 or 15〜25mg/kg 週3回点滴，TDMで調節 （50歳以上の場合8〜10mg/kg 週2〜3回，最大500mgまで，TDMで調節） 必要に応じて外科治療の併用を検討

*RFP忍容性の低い症例，薬剤相互作用を懸念する症例ではRFPを減量，さらに除くことも検討する．RFPを除いた場合にはCAMの血中濃度が低下しないので，低体重の患者ではCAMの減量（400〜600mg）を考慮する．AZMを使用する場合には用量調節は必要ない．週3回投与では，基本的に3剤併用が望ましいが，忍容性が低いと判断した場合には，RFPの減量（300mg〜450mg）を考慮する．
CAM：クラリスロマイシン，AZM：アジスロマイシン，EB：エサンブトール，RFP：リファンピシン，SM：ストレプトマイシン，AMK：アミカシン，TDM：薬物血中濃度モニタリング，ALIS：アミカシンリポソーム吸入用懸濁液
（日本結核・非結核性抗酸菌症学会非結核性抗酸菌症対策委員会，日本呼吸器学会感染症・結核学術部会．成人肺非結核性抗酸菌症化学療法に関する見解．2023年改訂．結核．2023; 98: 178[6]）

肺 M. kansasii 症

　上肺野に薄壁空洞影を認めることが多く，40％は陳旧性肺結核やCOPDなどの肺疾患が認められます．しかし中高年女性の結節気管支拡張型の報告もあり，基本的に肺MAC症と同様の診断，治療適応判断を用います．治療はRFP 10mg/kg（600mgまで）＋EB 10〜15mg/kg（750mgまで）＋CAM 800mg 分2（体重＜40kgの場合は600mgを考慮）を菌陰性化後1年投与します[4,6]．なおIGRAが偽陽性になるため肺結核との鑑別に注意が必要です[1]．

迅速発育菌

M. abscessus species

M. abscessus species は亜種が存在し，M. abscessus subsp abscessus（以下，M. abscessus）と M. abscessus subsp massiliense（以下，M. massiliense），M. abscessus subsp bolletii に分かれます．M. abscessus と M. massiliense は例外があるもののマクロライドに対する感受性が異なり，前者は耐性，後者は感受性を示します[6]．治療はマクロライドの感受性によって分けられています[4,6]．

■ マクロライド感受性の場合
強化期間：AMK 点滴，IPM 点滴，マクロライド，クロファジミンを 4 週間以上
維持期間：マクロライド＋クロファジミン（忍容性に問題がある場合は感受性検査を参考にシタフロキサシンやリネゾリドなどを検討），重症例では AMK 点滴を外来で週 2〜3 回行う

■ マクロライド耐性の場合
強化期間：AMK 点滴，IPM 点滴，クロファジミンに加え感受性検査を参考にシタフロキサシンやリネゾリドなどを 4 剤以上投与
維持期間：クロファジミンを基本として 2 剤以上使用し，外科手術も併せて検討する

M. chelonae

M. chelonae は迅速発育菌であり皮膚軟部組織，骨感染，カテーテル関連感染，レーシック手術に伴う角膜などに感染の報告がありますが肺感染は稀であり，喀痰検体から菌を検出しても真の感染症である割合は 2〜3 割といわれています[2]．治療はマクロライド（CAM/AZM），トブラマイシン，リネゾリド，イミペネム/シラスタチン，アミカシン，クロファジミン，キノロン（モフロキサシン，シタフロキサシン）の効果が期待されるため感受性検査を参考に投与します[8]．

M. fortuitum

感受性のあるフルオロキノロンがキードラックになり，AMK や IPM も多くの例で感受性です．しかし CAM は耐性となることがあるので注意が必要です．

感受性のある薬剤を 2 剤以上併用する治療が推奨されています[9]．

その他

　M. xenopi 肺疾患の患者ではリファンピシン，エタンブトール，マクロライドおよび / またはフルオロキノロン（モフロキサシンなど）のうち少なくとも 3 剤以上の治療が推奨されます[4]．本邦では稀であり，診断基準を満たすのか慎重に判断する必要があります．

　また *M. gordonae* はしばしば喀痰から分離することがありますが肺に感染することは稀です[4]．稀な弱毒菌とされるものは 3 回以上の陽性，さらに塗抹検査が陽性であることなど，基準を厳しくして判断するのがよいでしょう．

文献

1) 日本結核・非結核性抗酸菌症学会教育・用語委員会．結核症の基礎知識（改訂第 5 版）．結核．2021; 96: 93-123.
2) Furuuchi K, Morimoto K, Yoshiyama T, et al. Interrelational changes in the epidemiology and clinical features of nontuberculous mycobacterial pulmonary disease and tuberculosis in a referral hospital in Japan. Respir Med. 2019; 152: 74-80. PMID: 31128614.
3) Hamaguchi Y, Morimoto K, Mitarai S. Laboratory-based surveillance of non-tuberculous mycobacterial pulmonary disease in Japan. medRxiv. 2024.
4) Daley CL, Iaccarino JM, Lange C, et al. Treatment of nontuberculous mycobacterial pulmonary disease: an official ATS/ERS/ESCMID/IDSA clinical practice guideline. Clin Infect Dis. 2020; 71: e1-e36. PMID: 32628747.
5) Shimoda M, Morimoto K, Yoshiyama T, et al. Usefulness of gastric aspirates for diagnosing nontuberculous mycobacteriosis. Sci Rep. 2023; 13: 7858. PMID: 37188839.
6) 日本結核・非結核性抗酸菌症学会非結核性抗酸菌症対策委員会，日本呼吸器学会感染症・結核学術部会．成人肺非結核性抗酸菌症化学療法に関する見解 2023 年改訂．結核．2023; 98: 1-11.
7) Ito M, Furuuchi K, Fujiwara K, et al. Multiple bacterial culture positivity reflects the severity and prognosis as bronchiectasis in *Mycobacterium avium* complex pulmonary disease. Respir Med. 2023; 219: 107417. PMID: 37775085.
8) Nash KA, Brown-Elliott BA, Wallace RJ, Jr. A novel gene, erm(41), confers inducible macrolide resistance to clinical isolates of *Mycobacterium abscessus* but is absent from *Mycobacterium chelonae*. Antimicrob Agents Chemother. 2009; 53: 1367-76. PMID: 19171799.
9) Aono A, Morimoto K, Chikamatsu K, et al. Antimicrobial susceptibility testing of *Mycobacteroides* (*Mycobacterium*) *abscessus* complex, *Mycolicibacterium* (*Mycobacterium*) *fortuitum*, and *Mycobacteroides* (*Mycobacterium*) *chelonae*. J Infect Chemother. 2019; 25: 117-23. PMID: 30447882.

Chapter 4 疾患各論

4 肺真菌症

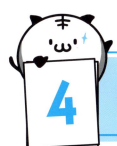

ポイント

- ☑ 肺アスペルギルス症は侵襲性肺アスペルギルス症（IPA），慢性進行性肺アスペルギルス症（CPPA），単純性肺アスペルギローマ（CPA）に分類する
- ☑ 肺アスペルギルス症は免疫能や背景疾患により病型が異なる
- ☑ クリプトコッカス症は免疫正常者にも起こり，フルコナゾールで3～6カ月の治療を行う
- ☑ ニューモシスチス肺炎はHIVとnon-HIVで特徴が異なり，特にnon-HIVでは画像所見，(1→3)-β-D-グルカンの上昇をもとに，菌検査の結果を待たずにエンピリック治療を開始する

　肺に感染する真菌にはアスペルギルス，クリプトコッカス，ニューモシスチス・イロベチイ，スケドスポリウム，ムコールなどがあります．カンジダは気道経由で肺炎を生じることは稀であり，喀痰からの菌検出は基本的に抗菌薬の使用によって二次的に生じた定着状態です．播種性カンジダ症が血流を介して肺の血管床に二次的に感染することがあり，画像上はびまん性粒状影を呈します．肺炎以外には気管支，喉頭，喉頭蓋の感染の報告があります[1]．ここでは肺に感染する頻度の高い肺アスペルギルス症，肺クリプトコッカス症，ニューモシスチス肺炎を中心に解説します．

● 肺アスペルギルス症

　アスペルギルス属は土壌や塵埃，植物に広く生息する糸状真菌です．経気道的に吸入されますが，健常者であれば物理的・免疫的に排除され感染は成立しません．一方で全身性の免疫不全や肺の器質的な構造破壊があると肺アスペル

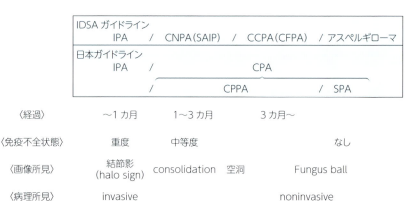

図1 肺アスペルギルス症の分類と特徴
IPA：侵襲性肺アスペルギルス症，CNPA：慢性壊死性肺アスペルギルス症，SAIP：亜急性侵襲性肺アスペルギルス症，CCPA：慢性空洞性肺アスペルギルス症，CFPA：亜急性侵襲性肺アスペルギルス症，CPA：慢性肺アスペルギルス症，CPPA：慢性進行性肺アスペルギルス症，SPA：単純性肺アスペルギローマ
(安藤常浩．日化療会誌．2014; 62: 657-62[7]) を参考に作成)

ギルス症を発症します．侵襲性肺アスペルギルス症（IPA）と慢性肺アスペルギルス症（CPA）に分類され，その他にもアレルギー反応によるアレルギー性気管支肺アスペルギルス症（ABPA）があります[2,3]．ただしこれらの病態は多少のオーバーラップがあります[1,2]．慢性肺アスペルギルス症はさらに慢性進行性肺アスペルギルス症（CPPA）と単純性肺アスペルギローマ（SPA）に分類します[4]．ただしこの分類は主に本邦で使用されており，海外とは異なります 図1 [2,5]．前述した通り，肺アスペルギルス症の病型はオーバーラップがあり，特に慢性壊死性肺アスペルギルス症（CNPA）と慢性空洞性肺アスペルギルス症（CCPA）を区別することは難しく，臨床的にも分類する意義が乏しいと考えられ，本邦ではCPPAを用いることが一般的です[4,6]．

わかります．CとPとAの組み合わせが多すぎてごちゃごちゃになりますよね．とりあえず強い免疫抑制で起こる侵襲性肺アスペルギルス症（IPA），空洞結節と周囲の炎症を伴う慢性進行性肺アスペルギルス症（CPPA），単純性肺アスペルギローマ（SPA）の3つで考えましょう．加えてインフルエンザウイルスと新型コロナウイルス感染症（COVID-19）に伴う肺アスペルギルス症が報告されており，特にCOVID-19に関連した侵襲性肺アスペルギルス症（IPA）をCOVID-19-associated pulmonary aspergillosis（CAPA）とよびます[8]．

肺に感染するアスペルギルスは *Aspergillus fumigatus* が最多であり，次いで

表1 肺アスペルギルス症の診断に対する精度

	IPA			CPPA		
	カットオフ値	感度	特異度	カットオフ値	感度	特異度
(1→3)-β-D-グルカン	≧80pg/mL	88.9%	25.7%	≧20pg/mL	46%	90.7%
GM抗原 血清	≧0.5	33%	97%	≧0.5	23%	85%
	≧1.0	19%	96%	≧1.0	8.9%	96%
喀痰	≧1.0	100%	62%	≧0.71	86%	63%
BAL	≧1.0	56%	94%	≧1.375	68%	93%
アスペルギルスIgG抗体	≧80AU/mL	59.6%	77.0%	≧89.3AU/mL	78.6%	53.7%

*血液検体以外のガラクトマンナン抗原検査は保険未収載

IPA: 侵襲性肺アスペルギルス症，CPPA: 慢性進行性肺アスペルギルス症，GM: ガラクトマンナン，BAL: 気管支肺胞洗浄

(Jenks JD, et al. Mycoses. 2021; 64: 1002-14[8])，Boch T, et al. J Crit Care. 2018; 47: 198-203[11]，Nuh A, et al. J Fungi (Basel). 2022; 8: 188[12]，Lu Y, et al. Clin Microbiol Infect. 2023; 29: 797 e1-e7[13]，de Oliveira VF, et al. Eur J Clin Microbiol Infect Dis. 2023; 42: 1047-54[14]，Shin B, et al. J Infect. 2014; 68: 494-9[15]，Takazono T, et al. J Clin Microbiol. 2019; 57: e00095-19[16] を参考に作成)

4

肺真菌症

A. niger，*A. flavus* などがあります[7]．さらには隠蔽種（*A. lentulus*，*A. felis* など）とよばれる *A. fumigatus* と形態学的に区別が困難な近縁種があり，アゾール系抗真菌薬やアムホテリシン B に低感受性，あるいは耐性を示すため注意が必要です[9]．肺以外には副鼻腔，眼球などに感染症を起こします[1]．

　アスペルギルスの微生物学的検査は宿主因子によって異なりますが，一般的に検出率は低いといわれています．喀痰は容易に採取できますが培養検査の感度は約35%と低く，血液検査や画像所見などを参考に臨床診断によって治療を行うことが多いです．診断のための気管支鏡検査は有用ではありますが，BAL 検体での培養検査の感度は 30〜60%です[8]．

　アスペルギルスに特異的な血液検査はガラクトマンナン抗原，アスペルギルス IgG 抗体があります **表1** （→ p.60）．血清のガラクトマンナン抗原は感度が非常に低く，IgG 抗体は特異度が低いことが問題となります．また喀痰や BAL 検体を用いたガラクトマンナン抗原検査は感度，特異度ともに高いといわれています[8]．ただし血液検体以外のガラクトマンナン抗原検査は保険未収載です．(1→3)-β-D-グルカンも上昇することがありますが感度は低く，カンジ

ダ血流感染症など他の真菌感染症でも陽性になります[8]．表1 の中でCPPAの診断における（1→3)-β-D-グルカンの感度46%という報告がありましたが，私の経験ではほとんど陽性になりません．

肺アスペルギルス症の診断に対し組織病理学検査が有用であり，糸状菌の確認ができれば診断的価値が高いといえます．しかし形態的にスケドスポリウムやフサリウムなどの糸状菌と鑑別ができないことがあるため，培養による病原体の同定が望ましいです[8]．なおブラシや気管支洗浄による培養検査に加えて経気管支肺生検（TBLB）を用いた組織培養を行っても診断精度を向上できません[10]．

単純性肺アスペルギローマ (simple pulmonary aspergilloma: SPA)

肺の既存の空洞壁に沿って菌が増殖し，菌体が剥がれ落ちることで炎症細胞，組織片などとともに菌球（fungus ball）を作ります．画像所見では薄い壁を持つ単一の孤立性空洞性病変と内部の菌球が見られ，周囲には正常の肺組織が存在します 図2A ．無症状のこともありますが，喀血の原因となるため治療対象となります．ただし6〜24カ月の間，無症状で空洞のサイズに変化がなければ経過観察も可能とされ，約7〜10%は自然軽快します．しかし喀血による高い死亡リスクにより，無治療でも治療介入を推奨する報告もあります．治療は抗真菌薬よりも外科的摘出が優先されます[5,17]．

慢性進行性肺アスペルギルス症 (chronic progressive pulmonary aspergillosis: CPPA)

基礎疾患に陳旧性肺結核，非結核性抗酸菌症，囊胞を含む肺内空洞，気管支拡張症，慢性閉塞性肺疾患（COPD），間質性肺疾患，胸部外科手術後などの基礎疾患があることが多く，胸部画像所見では空洞と内部の菌球，空洞壁の肥厚，周囲の浸潤影を認めます 図2B ．無治療で緩徐に進行し，空洞の拡大や胸膜穿孔，線維化の進行などを認め，次第に線維性破壊による荒蕪肺に進行することがあります．治療はボリコナゾールが第一選択薬であり，イトラコナゾール，イサブコナゾール，静脈投与ではミカファンギン，アンホテリシンB，カスポファンギンなどが使用できます．初期治療はボリコナゾール，ミカファンギンの静脈投与が推奨され，2週間以上を目安に症状の軽快，安定化を得た

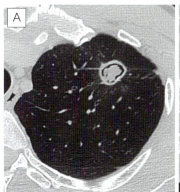 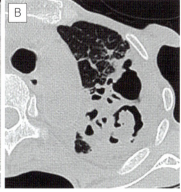

図2 慢性肺アスペルギルス症の胸部CT所見
A）アスペルギローマ：孤立性空洞性病変と内部に菌球を認める．
B）慢性進行性肺アスペルギルス症：不整形な空洞と内部には菌球があり，空洞壁の肥厚と周囲の浸潤影を認める．

のちにボリコナゾール，イトラコナゾールでの維持療法に移行します．治療期間は通常 6 カ月以上必要とされ，病状，病態が安定していれば治療中止を検討可能ですが明確なエビデンスはなく，慎重な経過観察が必要です．治療効果が不十分な症例には外科的手術（開窓術，菌球除去を含む）を検討します．また喀血に対しては気管支動脈塞栓術（BAE）も行われます．しかし予後は悪く 5 年生存率は 50％前後と報告されています[2, 5, 7]．

侵襲性肺アスペルギルス症 (invasive pulmonary aspergillosis: IPA)

血液悪性腫瘍の化学療法や造血幹細胞移植後，臓器移植後など，高度の好中球減少を伴う全身の免疫状態が極めて不良な症例が高リスクとなります．さらにICU入室を要する重症インフルエンザとCOVID-19の症例のうちそれぞれ 16〜23％，18〜39％に IPA を発症し，死亡率はともに 50％に達します．画像所見は単一または多発結節影で halo sign（結節周囲のすりガラス影）や air crescent sign（三日月状の空洞）を伴っていることがあります．血管侵襲を伴い，肺以外にも胸膜腔，心膜，胸壁，および食道や大血管などの縦隔構造へ感染が広がることによって複雑化することがあります[8]．可能な限り早期に有効な治療を開始することが推奨されており，ボリコナゾールが推奨されます．また基礎疾患によっては抗真菌薬の予防投与を行っていることがありますが，そ

の薬剤と別系統の抗真菌薬の使用が推奨されます[6]．初期治療においてリポソーマルアンホテリシンBよりもボリコナゾールのほうが治療成績がよかったとする報告があり[18]，第一選択はボリコナゾールで最低でも6〜12週間の治療，代替薬としてリポソーマルアンホテリシンBを用います[8]．

アレルギー性気管支肺真菌症 (allergic bronchopulmonary mycosis: ABPM)

吸入により気管支に定着した真菌に対するI型およびIII型の過敏性反応により気管支炎，粘液栓，肺浸潤影，中枢性気管支拡張を呈します[19]．基礎疾患として喘息の合併が多く，成人喘息の2%を占めます．*A. fumigatus*によるアレルギー性気管支肺アスペルギルス症（ABPA）が最も多いですが，他のアスペルギルス属や*Shizophyllum commune*，*Penicillium* spp なども原因となり，総じてABPMとよばれます[20]．ABPAに対し複数の診断基準が提唱されていますが，臨床的にはしばしば診断基準を満たさない症例がみられます．さらに*A. fumigatus*に特異的であり，アスペルギルス以外の真菌についての診断は困難です．そこで，2021年に本邦から非アスペルギルスを含めた診断基準が提唱されており，診断に対する感度89.9%，特異度96.0%と報告されています 表2 ．「7. 粘液栓内の糸状菌陽性」を除いた診断に対しても5項目合致で感度90.0%，特異度91.4%と高い精度を示します[19]．またABPAに対してはAsp f1の測定が有用です．Asp f1とはAsp-1アレルゲンコンポーネントに対

表2 アレルギー性気管支肺真菌症（ABPM）の診断基準

1. 現在または過去に喘息または喘息様症状がある
2. 末梢血好酸球増多（≧500/mm³）
3. 血清総IgE高値（≧417IU/mL）
4. 糸状菌に対する即時型皮膚過敏症または特異的IgE陽性
5. 糸状菌に対する沈降抗体または特異的IgG陽性
6. 喀痰または気管支洗浄液からの培養で糸状菌を検出
7. 粘液栓中に糸状菌が存在
8. CTで中枢気管支拡張あり
9. CT/気管支鏡検査で中枢気管支粘液栓または粘液栓喀出歴あり
10. CTで粘液栓の濃度上昇（HAM）

上記のうち6項目を満たす場合に診断（感度89.9%，特異度96.0%）
項目7を除いた診断に対しては5項目合致で感度90.0%，特異度91.4%でした

HAM: high attenuation mucus 高濃度粘液栓
(Asano K, et al. J Allergy Clin Immunol. 2021; 147: 1261-8. e5[19] を翻訳)

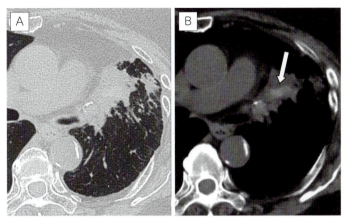

図3 アレルギー性気管支肺アスペルギルス症のCT所見
A: 左舌区に気管支に沿ったconsolidationを認め，気管支は中枢側より途絶している．
B: 縦隔条件では陰影の内部に気管支に充満する粘液栓が高吸収像（HAM）を呈している（矢印）．

する特異的IgE抗体であり，アスペルギルス素抗原に対するIgEに比べ診断精度が向上します[20]．

胸部CTでは中枢性気管支拡張と粘液栓を認めます　図3　．粘液栓は高吸収を示し，HAM（高濃度粘液栓）とよばれる所見が特徴です．また肺陰影もみられ，ときに移動性を示します[19,20]．

標準治療は経口ステロイドであり，PSL 30mg/日から開始します．投与期間は決まっていませんが，治療開始後6週間以内に症状の改善を認めることが多く，病状にあわせてステロイドを減量していきます．抗真菌薬については弱いエビデンスながらステロイド薬の減量・中止で再燃を繰り返す症例に対して，イトラコナゾールを16週間併用すると症状や増悪頻度，画像所見の改善が得られます[20,21]．さらに生物学的製剤であるオマリズマブの効果も報告されています[22]．

肺クリプトコッカス症

クリプトコッカスは酵母状の真菌で *Cryptococcus neoformans* が多く検出されています．鳥の糞や木などの木材環境に存在し，経口的に菌が侵入して免疫不全患者だけでなく健康な人にも感染する可能性があります[23]．肺クリプ

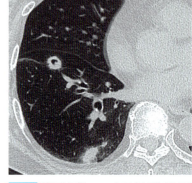
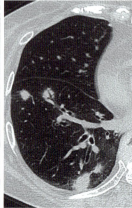

図4 肺クリプトコッカス症の胸部CT所見
同一肺葉内に多発する結節影と一部で空洞結節を認める

トコッカス症は炎症反応の上昇は少なく，$(1→3)-\beta-D-$グルカンも陽性になりません[24]．血清クリプトコッカス抗原（グルクロノキシロマンナン抗原）が補助診断に有用であり，血液，髄液，BAL，尿などの検体で使用されます（→p.61）[23]．画像所見は単発もしくは多発する結節影であり，ときに空洞を認めます．その特徴から肺癌や肺結核との鑑別が困難なことがあります　図4　[25]．

肺クリプトコッカス症の診断は以下のように提案されています[23]．

確定例（Proven）：肺の病理組織や細胞診，またはBALなどの呼吸器検体の培養から菌を検出

疑い例（Probable）：胸部画像所見で新たな結節影，腫瘤，またはコンソリデーションを認め，クリプトコッカス抗原（血清，BALなどの呼吸器検体）が陽性

肺クリプトコッカス症では抗原検査が陰性になることがあり，さらに肺癌などの他疾患との鑑別のために気管支鏡検査などが必要なことがあります．菌の検出には墨汁染色やグロコット染色が有用です[23]．

肺以外では髄膜脳炎が多く報告されています．肺クリプトコッカス症では明らかな髄膜刺激徴候がなくても髄液で抗原検査や菌検査を試みるべきとされています[6]．治療はフルコナゾールを無症状例では3カ月，軽症〜中等症の有症状例で6カ月投与します．重症例では中枢神経系疾患に準じてアムホテリシンB＋フルシトシンを2週間以上投与し，その後にフルコナゾールに切り替えます．なおキャンディン系薬剤は無効です[6,26]．

海外でアウトブレイクを起こした *Cryptococcus gattii* 感染症の報告が国内でもみられていることからも可能な限り原因真菌の分離・同定を行いましょう[6]．

抗真菌薬

表3 に主な抗真菌薬をまとめます．ボリコナゾールは代謝能の個人差が大きいため血中濃度の測定による用量調整が必要です．トラフ値を 1～2μg/mL 以上に保つことが推奨されており，4～5μg/mL を超える場合には肝障害のリスクになります[7]．ミカファンギンは添付文書では 1 日 50～150mg（最大 300mg）と記載されていますが，150mg 以上の使用が推奨されています[6]．またボリコナゾールとイトリゾールは併用禁忌/注意薬が多いので注意しましょう．

ニューモシスチス肺炎 (pneumocystis pneumonia: PCP)

PCP は *Pneumocystis jirovecii* による日和見感染症であり，HIV 患者と抗癌薬，ステロイド，免疫抑制薬などによる non-HIV 患者で特徴が異なります 表4 [27, 28]．

症状は発熱，呼吸困難，咳嗽が多く，喀痰は多くありません．特徴的な画像所見 図5 ，すなわち両側びまん性すりガラス影と胸膜直下の陰影の乏しさから本症を疑うことが多いですが[27]，HIV 症例では多発嚢胞などの非典型的な画像を呈することがあります[29]．

血液検査では，$(1\rightarrow3)$-β-D-グルカンの上昇が PCP の検査後確率を高める重要な所見になります．その検査精度は non-HIV で感度 94％，特異度 83％，HIV で感度 86％，特異度 95％と報告されています[30]．$(1\rightarrow3)$-β-D-グルカンは測定方法によりカットオフ値が異なっており（→ p.60），日本で広く用いられている Wako 法（カットオフ値 11pg/mL）では感度 86％，特異度 100％です[31]．一方で Wako 法のカットオフ値については議論があり，31.1pg/mL をカットオフ値とするよう推奨する報告があります（感度 92％，特異度 86％）[32]．画像所見だけでなく PCP でも KL-6 が上昇しますので，びまん性肺疾患との鑑別が問題となります[27]．

肺組織や気道分泌物から菌体が検出されれば確定診断となります．顕微鏡検査（グロコット染色やディフ・クイック染色）での菌体の検出感度は HIV 症例で 7 割程度ですが[33]，菌量の少ない non-HIV 症例ではより低くなります[27]．

表3 主な抗真菌薬のまとめ

分類	一般名	商品名	投与方法	投与量	主な副作用
アゾール系	ボリコナゾール (VRCZ)	ボリコナゾール/ブイフェンド®	内服/静脈注射	初日は1回300mg（体重＜40kgでは150mg）を1日2回，2日目以降は1回150mgまたは200mg（体重＜40kgでは100mg）を1日2回食間に（注射製剤は腎排泄であるスルホブチルエーテルβ-シクロデキストリンが添加されているためCcr＜30mL/minでは禁忌）※血中濃度を測定し，トラフを1～2µg/mL以上4～5µg/mL以下に調整	視野障害，消化器症状など
	イトラコナゾール (ITCZ)	イトラコナゾール/イトリゾール®	内服（内容液）*	1回20mL（200mg）を1日1回空腹時に（最大40mg）	消化器症状，浮腫，肝障害など
	イサブコナゾール (ISCZ)	クレセンバ®	内服/静脈注射	1回200mgを約8時間おきに6回，6回目投与12～24時間経過後，1回200mgを1日1回	消化器症状など（VRCZより副作用が少ない．効果は非劣勢）
	ポサコナゾール (PSCZ)	ノクサフィル®	内服/静脈注射	初日は1回300mgを1日2回，2日目以降は300mgを1日1回	消化器症状，QT延長など（本邦ではCPAに適応なし）
	フルコナゾール (FLCZ)	フルコナゾール/ジフルカン®	内服/静脈注射	カンジダ症：50～100mgを1日1回クリプトコッカス症：50～200mgを1日1回	肝障害など
キャンディン系	ミカファンギン (MCFG)	ミカファンギン®/ファンガード®	静脈注射	50～150mgを1日1回（多くは150～300mg使用）	肝障害など
	カスポファンギン	カンサイダス®	静脈注射	投与初日に70mgを，投与2日目以降は50mgを1日1回	肝障害など
アンホテリシンB	リポソーマルアンホテリシンB (L-AMB)	アムビゾーム®	静脈注射	2.5mg/kgを1日1回，1～2時間以上かけて	腎障害，低カリウム血症，消化器症状，発熱など

＊カプセル薬もあるが胃のpHで吸収率が変化するため内用液が推奨される
（各薬剤の添付文書をもとに筆者が作成）

表4 ニューモシスチス肺炎におけるHIVとnon-HIVの特徴

	HIV-PCP	non-HIV-PCP
年齢	若年・男性に多い	高齢で性差なし
病状の進行	緩徐（中央値1カ月）	急速（中央値1週間）
院内感染	あり（46.4%）	稀
肺内の菌量	多い	少ない
画像所見	典型例の他に多発囊胞が1/3に見られ，囊胞を認める症例で気胸を合併することがある	両側びまん性すりガラス影〜コンソリデーションの典型例が多い
胸水	あり（28.6%）	稀
呼吸不全	少ない（28.0%）	多い（67.9%）
死亡率	低い（16.0%）	高い（46.4%）

（Liu CJ, et al. Infect Drug Resist. 2019; 12: 1457-67[28]，Kanne JP, et al. AJR Am J Roentgenol. 2012; 198: W555-61[29] を参考に作成）

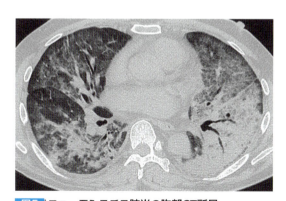

図5 ニューモシスチス肺炎の胸部CT所見
両側びまん性すりガラス影とconsolidationが混在している．胸膜直下の病変は比較的乏しい．

核酸検出検査である polymerase chain reaction（PCR）検査が利用でき，呼吸器検体（BAL，喀痰）を用いた検査精度は感度 99％，特異度 90％と報告されています[34]．一方で健常者の 20〜47％でコロナイゼーションを起こしているといわれており，偽陽性にも注意が必要です[35]．なお PCR 検査は保険適用外です．

　特に non-HIV で PCP を疑う場合は確定診断を待たず速やかに治療を行いましょう．仮に検体採取前であっても構いません．急激に呼吸不全を生じることによる生命の危険があります．治療開始後でも PCR 検査を含む菌の検出は可能であるといわれており，臨床的診断により治療を開始してから気管支鏡検査を行うことも可能です[36]．ただし適切な検査時期についてのエビデンスはありません．

　治療は ST 合剤（スルファメトキサゾール・トリメトプリム合剤）を 1 日 9〜12 錠内服します．なお ST 合剤の推奨投与量としてトリメトプリム換算で 15〜20mg/kg と記載されています（ちなみに 1 錠中にトリメトプリムは 80mg 入っています）．しかし副作用などにより 38％が治療を変更する必要があります．その場合はアトバコン，ペンタミジンなどが使用できます．近年，ST 合剤の低用量治療が提唱されており，12.5mg/kg/日以下の量でも死亡率は変わらず，副作用は少なかったと報告されています[37]．投与期間は通常 3 週間です．PaO_2<70Torr の症例ではステロイドの投与を行います[27, 38]．

第一選択：ST 合剤（バクタ®）1 回 3〜4 錠を 1 日 3〜4 回（1 日 9〜12 錠）
　　通常 3 週間

第二選択：アトバコン（サムレチール®）1 回 750mg を 1 日 2 回，またはペンタミジン（ベナンバックス®）4mg/kg/日（最大 600mg/日）を 1 日 1 回点滴投与

ステロイド：プレドニゾロン 1 回 40〜60mg を 1 日 2 回 5〜7 日間，その後減量しながら治療終了まで継続

※ non-HIV の PCP に対する至適治療期間，ステロイドの併用の有効性は明確になっていない．

　Pneumocystis jirovecii はヒト - ヒト感染をするため院内感染を起こす可能性があります[28]．適切な治療が一定期間投与されるまでは PCP 発症リスクを有する患者との同室を避けています．

　ステロイドや免疫抑制剤を投与する際にはニューモシスチス肺炎の予防のために ST 合剤の投与を行います．ステロイドの用量が多いと PCP 発症率は高くなり，特にプレドニゾロン 20mg/日以上，4 週間以上の投与を行う場合には

ST 合剤の予防投与が推奨されます．1日1～2錠を連日または週3回投与します．プレドニゾロン 15mg/日未満では発症率は100人年あたり0.1と非常に低くなります．またベースラインのリンパ球数＜800/μL も発症リスクとなります[39]．

トラブルシューティング

アスペルギルスの薬剤耐性

近年，アゾール耐性の *A. fumigatus* が報告されています．諸外国ではアゾール系抗真菌薬を含む農薬により耐性が誘導されていますが，日本では環境中のアゾール耐性株は少なく，どうやら輸入農産物を介して耐性株が流入しているようです[40]．2017 年の報告では本邦のイトラコナゾールとボリコナゾールの耐性率はそれぞれ 5.0%，6.25% でした[41]．

文献

1）青木 眞．レジデントのための感染症診療マニュアル．第2版．東京：医学書院；2007．p.1084-127.

2）Denning DW, Cadranel J, Beigelman-Aubry C, et al. Chronic pulmonary aspergillosis: rationale and clinical guidelines for diagnosis and management. Eur Respir J. 2016; 47: 45-68. PMID: 26699723.

3）Patterson TF, Thompson GR, 3rd, Denning DW, et al. Practice guidelines for the diagnosis and management of aspergillosis: 2016 update by the Infectious Diseases Society of America. Clin Infect Dis. 2016; 63: e1-e60. PMID: 27365388.

4）Izumikawa K, Tashiro T, Tashiro M, et al. Pathogenesis and clinical features of chronic pulmonary aspergillosis - is it possible to distinguish CNPA and CCPA clinically? J Infect Chemother. 2014; 20: 208-12. PMID: 24477329.

5）田代将人，髙園貴弘，泉川公一．慢性肺アスペルギルス症の病態と発生病理．感染症誌．2023; 97: 75-89.

6）JAID/JSC 感染症治療ガイド・ガイドライン作成委員会．JAID/JSC 感染症治療ガイドライン―呼吸器感染症．感染症誌．2016; 88: 1-108.

7）安藤常浩．呼吸器領域におけるアスペルギルス症に対する診療指針．日化療会誌．2014; 62: 657-62.

8）Jenks JD, Nam HH, Hoenigl M. Invasive aspergillosis in critically ill patients: review of definitions and diagnostic approaches. Mycoses. 2021; 64: 1002-14. PMID: 33760284.

9）Lamoth F. Aspergillus fumigatus-Related Species in Clinical Practice. Front Microbiol. 2016; 7: 683. PMID: 27242710.

10）Shimoda M, Morimoto K, Tanaka Y, et al. Analysis of the utility of transbronchial lung biopsy culture under endobronchial ultrasonography with a guide-sheath. Sci Rep. 2023; 13: 16128. PMID: 37752193.

11）Boch T, Reinwald M, Spiess B, et al. Detection of invasive pulmonary aspergillosis in critically ill patients by combined use of conventional culture, galactomannan, 1-3-beta-

D-glucan and *Aspergillus* specific nested polymerase chain reaction in a prospective pilot study. J Crit Care. 2018; 47: 198-203. PMID: 30015290.

12) Nuh A, Ramadan N, Shah A, et al. Sputum galactomannan has utility in the Diagnosis of Chronic Pulmonary Aspergillosis. J Fungi (Basel). 2022; 8: 188. PMID: 35205942.

13) Lu Y, Liu L, Li H, et al. The clinical value of Aspergillus-specific IgG antibody test in the diagnosis of nonneutropenic invasive pulmonary aspergillosis. Clin Microbiol Infect. 2023; 29: 797 e1-e7. PMID: 36773771.

14) de Oliveira VF, Silva GD, Taborda M, et al. Systematic review and meta-analysis of galactomannan antigen testing in serum and bronchoalveolar lavage for the diagnosis of chronic pulmonary aspergillosis: defining a cutoff. Eur J Clin Microbiol Infect Dis. 2023; 42: 1047-54. PMID: 37430166.

15) Shin B, Koh WJ, Jeong BH, et al. Serum galactomannan antigen test for the diagnosis of chronic pulmonary aspergillosis. J Infect. 2014; 68: 494-9. PMID: 24462563.

16) Takazono T, Ito Y, Tashiro M, et al. Evaluation of *Aspergillus*-specific lateral-flow device test using serum and bronchoalveolar lavage fluid for diagnosis of chronic pulmonary aspergillosis. J Clin Microbiol. 2019; 57: e00095-19. PMID: 30842231.

17) Lang M, Lang AL, Chauhan N, et al. Non-surgical treatment options for pulmonary aspergilloma. Respir Med. 2020; 164: 105903. PMID: 32217289.

18) Herbrecht R, Denning DW, Patterson TF, et al. Voriconazole versus amphotericin B for primary therapy of invasive aspergillosis. N Engl J Med. 2002; 347: 408-15. PMID: 12167683.

19) Asano K, Hebisawa A, Ishiguro T, et al. New clinical diagnostic criteria for allergic bronchopulmonary aspergillosis/mycosis and its validation. J Allergy Clin Immunol. 2021; 147: 1261-8. e5. PMID: 32920094.

20) 谷口正実．アレルギー性気管支肺真菌症の診療の手引き―臨床現場で生かすためのポイント．アレルギー．2021; 70: 274-81.

21) 浅野浩一郎．アレルギー性気管支肺真菌症の診療の手引き．アレルギー．2020; 69: 164-8.

22) Jin M, Douglass JA, Elborn JS, et al. Omalizumab in allergic bronchopulmonary Aspergillosis: a systematic review and meta-analysis. J Allergy Clin Immunol Pract. 2023; 11: 896-905. PMID: 36581073.

23) Setianingrum F, Rautemaa-Richardson R, Denning DW. Pulmonary cryptococcosis: a review of pathobiology and clinical aspects. Medical mycology. 2019; 57: 133-50. PMID: 30329097.

24) Yoshida K, Shoji H, Takuma T, et al. Clinical viability of Fungitell, a new (1→3)-beta-D: glucan measurement kit, for diagnosis of invasive fungal infection, and comparison with other kits available in Japan. J Infect Chemother. 2011; 17: 473-7. PMID: 21210174.

25) Xiong C, Lu J, Chen T, et al. Comparison of the clinical manifestations and chest CT findings of pulmonary cryptococcosis in immunocompetent and immunocompromised patients: a systematic review and meta-analysis. BMC Pulm Med. 2022; 22: 415. PMID: 36369001.

26) Perfect JR, Dismukes WE, Dromer F, et al. Clinical practice guidelines for the management of cryptococcal disease: 2010 update by the infectious diseases society of america. Clin Infect Dis. 2010; 50: 291-322. PMID: 20047480.

27) Fishman JA. Pneumocystis jiroveci. Semin Respir Crit Care Med. 2020; 41: 141-57. PMID: 32000290.

28) Liu CJ, Lee TF, Ruan SY, et al. Clinical characteristics, treatment outcomes, and prognostic factors of Pneumocystis pneumonia in non-HIV-infected patients. Infect Drug

Resist. 2019; 12: 1457-67. PMID: 31239724.

29) Kanne JP, Yandow DR, Meyer CA. *Pneumocystis jiroveci* pneumonia: high-resolution CT findings in patients with and without HIV infection. AJR Am J Roentgenol. 2012; 198: W555-61. PMID: 22623570.

30) Del Corpo O, Butler-Laporte G, Sheppard DC, et al. Diagnostic accuracy of serum (1-3)-β-D-glucan for *Pneumocystis jirovecii* pneumonia: a systematic review and meta-analysis. Clin Microbiol Infect. 2020; 26: 1137-43. PMID: 32479781.

31) Dichtl K, Seybold U, Wagener J. Evaluation of a turbidimetric β-d-Glucan test for detection of *Pneumocystis jirovecii* Pneumonia. J Clin Microbiol. 2018; 56: e00286-18. PMID: 29720434.

32) Tasaka S, Hasegawa N, Kobayashi S, et al. Serum indicators for the diagnosis of *pneumocystis* pneumonia. Chest. 2007; 131: 1173-80. PMID: 17426225.

33) Arastéh KN, Simon V, Musch R, et al. Sensitivity and specificity of indirect immunofluorescence and Grocott-technique in comparison with immunocytology (alkaline phosphatase anti alkaline phosphatase = APAAP) for the diagnosis of Pneumocystis carinii in broncho-alveolar lavage (BAL). Eur J Med Res. 1998; 3: 559-63. PMID: 9889176.

34) Lu Y, Ling G, Qiang C, et al. PCR diagnosis of Pneumocystis pneumonia: a bivariate meta-analysis. J Clin Microbiol. 2011; 49: 4361-3. PMID: 22012008.

35) Takemoto S, Ebara M, Hasebe S, et al. A study on the colonization of Pneumocystis jirovecii among outpatients during cancer chemotherapy and among healthy smokers. J Infect Chemother. 2017; 23: 752-6. PMID: 28843641.

36) Chotiprasitsakul D, Pewloungsawat P, Setthaudom C, et al. Performance of real-time PCR and immunofluorescence assay for diagnosis of Pneumocystis pneumonia in real-world clinical practice. PLoS One. 2020; 15: e0244023. PMID: 33347478.

37) Nagai T, Matsui H, Fujioka H, et al. Low-Dose vs Conventional-Dose Trimethoprim-sulfamethoxazole treatment for pneumocystis pneumonia in patients not infected with HIV: a multicenter, retrospective observational cohort study. Chest. 2024; 165: 58-67. PMID: 37574166.

38) Tasaka S, Tokuda H. *Pneumocystis jirovecii* pneumonia in non-HIV-infected patients in the era of novel immunosuppressive therapies. J Infect Chemother. 2012; 18: 793-806. PMID: 22864454.

39) Park JW, Curtis JR, Kim MJ, et al. Pneumocystis pneumonia in patients with rheumatic diseases receiving prolonged, non-high-dose steroids-clinical implication of primary prophylaxis using trimethoprim-sulfamethoxazole. Arthritis Res Ther. 2019; 21: 207. PMID: 31521185.

40) 田代将人, 髙園貴弘, 泉川公一. 慢性肺アスペルギルス症の病態, 治療戦略, および薬剤耐性の諸問題. 感染症誌. 2024; 97: 75-89.

41) Takazono T, Ito Y, Tashiro M, et al. Transition of triazole-resistant Aspergillus fumigatus isolates in a Japanese tertiary hospital and subsequent genetic analysis. J Infect Chemother. 2021; 27: 537-9. PMID: 33309631.

Chapter 4 疾患各論

5 ウイルス感染

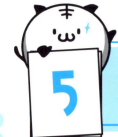

ポイント

- ☑ ウイルス感染に伴う肺炎は純ウイルス肺炎，混合感染型肺炎，二次性細菌性肺炎に分けられる
- ☑ インフルエンザの治療は重症化リスクを有する例か重症例で行うが，重症化リスクのない軽症例への治療には議論がある
- ☑ 新型コロナウイルス感染症（COVID-19）の治療は初期で重症化リスクがあれば抗ウイルス薬を検討し，呼吸不全を伴うCOVID-19肺炎に対してはステロイド治療が適応になる

呼吸器系に感染するウイルスは，呼吸器症状が主体の呼吸器ウイルスと免疫不全に伴う再活性化で呼吸器系に及ぼすウイルスに分けられます．前者の呼吸器ウイルスは一般的に予後良好な上気道炎を起こしますが，経過中に下気道へ進展してウイルス肺炎を起こすことがあります．また後者の場合も，全身性感染症の合併症として，血行性またはリンパ行性に肺炎を起こすことがあります[1,2]．

呼吸器ウイルス：コロナウイルス，インフルエンザウイルス，アデノウイルス，respiratory syncytial (RS) ウイルス，パラインフルエンザウイルス，ヒトメタニューモウイルス，麻疹ウイルスなど

呼吸器症状よりも全身症候が主体のウイルス：サイトメガロウイルス，水痘・帯状疱疹ウイルス，単純ヘルペスなど

ウイルス性気管支炎

急性気管支炎の大部分がウイルス性であり，多くは1～3週間で自然軽快します．約10％で百日咳，肺炎マイコプラズマ，肺炎クラミジアがみられます．

原則的に基礎疾患や合併症がない場合，抗菌薬投与は不要です[3]．ただしウイルス感染に伴う細菌性肺炎（混合感染型肺炎，二次性細菌性肺炎）には注意しましょう[1]．

ウイルス性肺炎

ウイルス性肺炎は成人では比較的稀ですが[1]，新型コロナウイルス感染症（coronavirus disease 2019: COVID-19）パンデミック前の市中肺炎を対象とした研究において，下気道検体を用いた遺伝子検査で30％の症例にウイルスが検出されました．このうち82％は細菌との共検出でした[4]．ウイルス感染に伴う肺炎はウイルス感染そのものによる肺炎（純ウイルス肺炎）以外に，混合感染型肺炎や二次性細菌性肺炎に分けられます．細菌性肺炎との鑑別については，ウイルス性肺炎に特異的な症状はありませんが，膿性痰の欠如，白血球数<10,000/μL，CRP<2mg/dL，プロカルシトニン値<0.1ng/mL，異型リンパ球の出現などが参考になります．また味覚・嗅覚障害はCOVID-19の特徴で細菌性肺炎には通常観察されません．しかし細菌性肺炎との合併や続発も多く，実臨床では鑑別困難な例が多いです[1]．興味深いことに，COVID-19による肺炎は，市中肺炎における細菌性肺炎とマイコプラズマの鑑別（→p.134 表2）が役立つと報告されています[5]．オミクロン株ではデルタ株に比べ診断精度は落ちるといわれていますが60歳未満に限定すると診断感度は90％以上であり，細菌性肺炎との鑑別が可能でした[5]．

インフルエンザウイルス

インフルエンザウイルスにはA，B，C，Dの4種類があり，D以外のウイルスはヒトに感染します．主に季節性インフルエンザAおよびBが冬季に流行し，多くのヒトに感染症を起こします[6]．致死率の高い新型インフルエンザ（H5N1，H7N9）がありますが，現段階で日本では報告がありません（→p.361）[7,8]．インフルエンザによる肺炎はウイルス性肺炎，ウイルス細菌混合性肺炎，インフルエンザがいったん軽快した数日後（5日程度）に細菌性肺炎を発症するインフルエンザ後肺炎に分けられます[9]．純粋なウイルス性肺炎は少なく，高齢者でみられる肺炎の多くは二次性細菌性肺炎です[1]．

診断

主にインフルエンザ抗原検査で診断します（→p.63）．しかし発症直後は感

度が低く，流行期にインフルエンザ様症状（38℃以上の発熱に加え，鼻汁／鼻閉，咽頭痛，咳嗽のいずれか 1 つ以上）をきたす場合は抗原結果が陰性でも否定できず，臨床的に疑いが強い場合は治療を行うことがあります[3]．咽頭後壁のリンパ濾胞（通称，いくらサイン）はインフルエンザの診断に有用で感度95.4％，特異度98.4％と報告されています[10]（→ p.42）．

治療

WHO のガイドラインでは重症例とリスクを有する症例には早期（48 時間以内）にオセルタミビルの投与を行い，リスクのない軽症例には治療を推奨していません．なお吸入薬（ザナミビル，ラニナミビル）と注射薬（ペラミビル）は使用しないよう弱く推奨されています[6]．一方で米国感染症学会（IDSA）はリスクのない軽症例でも発症後 48 時間以内であれば治療を考慮してよいとしています[11]．

重症化リスク因子

呼吸器，心臓などに基礎疾患を有する例，65 歳以上の高齢者，6 歳未満の小児，妊婦と分娩後 2 週間以内，高度の肥満，患者と接する医療従事者など．

インフルエンザ薬

表1 に治療薬の一覧を示します．オセルタミビルは重症化予防効果と死亡防止効果が報告されており，肺炎と心合併症のリスクも低下させます[6]．さらに症状の改善が 16.7 時間短くなる効果が期待できます[12]．10 代の患者におけるオセルタミビル内服後の異常行動が報告されていましたが，幻覚などの神経精神症状については RCT で明らかな有意差を認めませんでした[6]．またザナミビルも有症状期間を短縮することが期待できますが，肺炎合併と入院のリスクは減りません[13]．ペラミビルの効果は非劣勢試験でオセルタミビルと同等となっています[14]．ラニナミビル，バロキサビルは効果のエビデンスが乏しく，入院や肺炎の予防効果が不確実です[15]．

日本ではザナミビル，ラニナミビル，ペラミビルも広く使用されており，入院症例ではペラミビルが第一選択として使用されることも多いです．私は多くのデータがあるオセルタミビルを使用し，入院で内服できない症例にはペラミビルを使っています．今後，オセルタミビル耐性ウイルス流行時にはザナミビル，ラニナミビルも検討すべきと考えています．本邦では発熱期間を短縮し軽症化をはかる目的で，健常人を中心に多くのインフルエンザ患者に対し処方し

表1 成人のインフルエンザ薬の一覧

一般名	商品名	投与法	用量
ノイラミニダーゼ阻害薬			
オセルタミビル	タミフル®	内服	75mg 1日2回, 5日間
ザナミビル	リレンザ®	吸入	10mgを1日2回, 5日間吸入
ラニナミビル	イナビル®	吸入	40mgを単回吸入
ペラミビル	ラピアクタ®	静注	600mg/回 1日1回, 5日間まで投与可
Cap依存性エンドヌクレアーゼ阻害薬			
バロキサビル	ゾフルーザ®	内服	体重80kg以上: 80mg 単回投与 体重80kg未満: 40mg 単回投与

(Guidelines for the clinical management of severe illness from influenza virus infections. WHO Guidelines Approved by the Guidelines Review Committee. Geneva: 2022[6] を参考に作成)

ています。日本のインフルエンザによる死亡率が低いことから、この対応が重症化予防・死亡防止につながっている可能性もあるのではといわれています。前述の通り、米国感染症学会（IDSA）は発症後48時間以内のリスクのない軽症例の治療も考慮してよいとしており、軽症患者の治療についてはさらなる議論が必要と考えられます[11, 15]。

予防投与

インフルエンザウイルス感染症を発症している患者の同居家族または共同生活者のうち、罹患した時の重症化リスクが高いと判断される者を対象に48時間以内の予防投与を行うことができます。

- タミフル® 75mg 1日1回, 7〜10日間
- リレンザ® 10mgを1日1回, 10日間吸入
- イナビル® 40mgを単回吸入または20mgを1日1回, 2日間吸入
- ゾフルーザ® 体重80kg以上: 80mg 単回投与,
  体重80kg未満: 40mg 単回投与

（各薬剤の添付文書より引用）
※インフルエンザB感染症予防に対するデータは限られています。

新型コロナウイルス感染症（COVID-19）

COVID-19（coronavirus disease 2019）は severe acute respiratory syndrome coronavirus 2（SARS-CoV-2）による急性呼吸器感染症であり，2019年末から世界中で問題となっています．感染・伝染性が非常に強いオミクロン株に置き換わって以来，重症化する割合は低下しているものの，引き続き注意が必要な呼吸器感染症リスクの高い健康課題です[16]．

潜伏期：1〜7日（中央値2〜3日）

感染経路：飛沫・エアロゾル感染（感染者1〜2m以内の距離での感染が多いが，換気が悪い屋内では感染者から遠い場所でも感染する）と接触感染（ウイルスの付着した手指で粘膜を触る）

感染性のある期間：発症前から発症後5〜10日間

重症化リスクは以下のものが報告されています[16] 表2．

表2 代表的な重症化リスク

高齢	高齢者，認知症
悪性腫瘍	特に血液腫瘍
脂質代謝異常	糖尿病，肥満（特にBMI≧30）
心血管系疾患	脳血管疾患，心不全，虚血性心疾患，心筋症，高血圧
呼吸器疾患	間質性肺疾患，肺塞栓症，肺高血圧，喘息，気管支拡張症，COPD，結核，囊胞性線維症
肝疾患	肝硬変，非アルコール性脂肪肝，アルコール性肝障害，自己免疫性肝炎
腎疾患	透析
精神神経疾患	気分障害，統合失調症，薬物中毒
免疫不全	HIV感染，臓器移植・幹細胞移植，ステロイドなどの免疫抑制薬の投与，原発性免疫不全症候群
その他	妊娠・産褥，喫煙（現在および過去），ダウン症，運動不足

（診療の手引き編集委員会．新型コロナウイルス感染症（COVID-19）診療の手引き第10.1版．厚生労働省；2024．Available from: https://www.mhlw.go.jp/content/001248424.pdf[16] を参考に作成）

診断

　核酸検出検査（PCR 法，LAMP 法など）と抗原検査により行います．唾液や鼻腔拭い液でも検出可能な場合もありますが，鼻咽頭拭い液（鼻から滅菌拭い棒を入れ，咽頭を拭う）を使用することが一般的です [16]．抗原検査は一般的に発症から 10 日前後で陰性になります [16]．一方で核酸検出検査は症状改善後も 1 カ月以上にわたって陽性が持続することがあります（→ p.63）[17]．これ何が困るかというと，COVID-19 感染回復後に発熱などを起こして来院される場合です．PCR 検査は陽性となってしまう可能性があり，COVID-19 感染の再感染なのか，それとも過去の既感染なのかの鑑別が必要です．一般的にCOVID-19 の再感染は 3 カ月以内では稀といわれていますが否定はできません [18]．さらに COVID-19 罹患の既往歴が聴取できなければなおさら評価が困難となります．その場合のアイデアとして，① 抗原検査を行う，② PCR のcycle threshold（Ct）値を参考にすることがあげられます．遺伝子検査におけるCt 値とは，陽性結果が得られるまでの遺伝子増幅のサイクル数であり，値が小さいほうが遺伝子量は多いといえます．この Ct 値は発症後の日数に比例して上昇し，13 日以上経過，かつ Ct 値が 30 より高ければウイルス分離は認められなかったという報告があります [19]．よって高い Ct 値は既感染と判断できるかもしれません．

治療

　治療は重症度分類 **表3** と重症化リスクの有無に基づいて行われます **図1** ．特に軽症で重症化リスクの低い症例では特別な医療を行うことなく自然に軽快することが多いです．重症化リスクのある症例で発症後 2~7 日以内であれば抗ウイルス薬の投与が可能です（レムデシビル 7 日以内，ニルマトレルビル /リトナビル 5 日以内）．その目的は重症化の抑制と死亡率を下げることです．なおニルマトレルビル / リトナビル（パキロビット®）とエンシトレルビル（ゾコーバ®）は多くの相互作用を起こす薬剤がありますので注意してください．ステロイド薬は酸素投与を必要とする COVID-19 肺炎（中等度Ⅱ以上）に対し推奨されます [16]．私の場合（現段階では），軽症は対症療法，中等症Ⅰで重症化リスクがあり薬剤相互作用がなければニルマトレルビル / リトナビル（パキロビット®）を，中等症Ⅰ～Ⅱの入院症例であればレムデシビル（ベクルリー®），中等症Ⅱ以上ではステロイド薬（バリシチニブも可能）を使用します．

表3 重症度分類

重症度	酸素飽和度	臨床状態
軽症	$SpO_2 \geqq 96\%$	肺炎所見がなく，呼吸器症状がないか，あっても咳のみで呼吸困難なし
中等症Ⅰ 呼吸不全なし	$93\% < SpO_2 < 96\%$	呼吸困難，肺炎所見
中等症Ⅱ 呼吸不全あり	$SpO_2 < 93\%$	酸素投与が必要
重症		ICUに入室，または人工呼吸器が必要

(診療の手引き編集委員会．新型コロナウイルス感染症（COVID-19）診療の手引き第10.1版．厚生労働省；2024．Available from: https://www.mhlw.go.jp/content/001248424.pdf[16] を参考に作成)

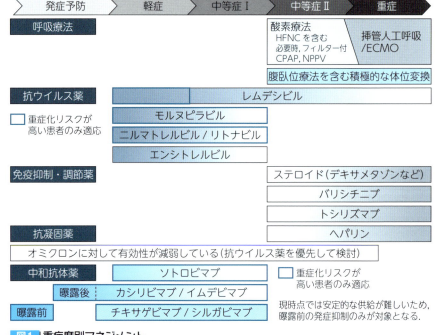

図1 重症度別マネジメント

中和抗体薬はオミクロンの亜系統に対する有効性が減弱していると考えられ，現在ではほとんど使用されていません．
(診療の手引き編集委員会．新型コロナウイルス感染症（COVID-19）診療の手引き第10.1版．厚生労働省；2024．Available from: https://www.mhlw.go.jp/content/001248424.pdf[16])

血栓症対策

COVID-19患者はサイトカインストームや血管内皮障害などにより凝固亢進および線溶抑制が起こると考えられ，肺塞栓や急性期脳卒中などの血栓塞栓症が報告されています．多くは増悪期に合併しますが，回復期に発生することもあります．肥満，不動，男性，D-dimerが正常上限の3～4倍以上の場合にはヘパリン（10,000単位/日あるいは200単位/kg/日）などによる抗凝固療法が推奨されています[16]．

COVID-19肺炎

COVID-19感染患者の一部ではウイルス性肺炎が急激に発症・増悪して急性呼吸促迫症候群（ARDS）を起こすことがあります．現在はウイルス性肺炎の頻度はかなり少なくなりました[16]．COVID-19肺炎は細菌との混合感染率が低いと報告されていますが[1]，高齢者では誤嚥性肺炎や二次性肺炎，うっ血性心不全の合併をよく経験します[16]．

純ウイルス性肺炎の画像所見は時相によって異なります．両側びまん性すりガラス影 図2A → すりガラス影と浸潤影 図2B → 器質化陰影＋網状陰影 図2C と変化します[1]．しかし必ずしもすりガラス影の時に病院を受診するとは限らず，さまざまなバリエーションがあることに注意しましょう 図3 ．

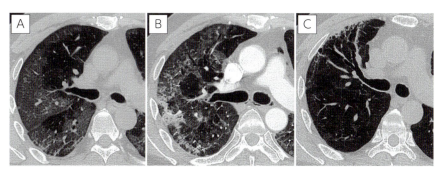

図2 COVID-19肺炎の経時的変化（同一症例）
A（入院時）：両側びまん性すりガラス影を認める
B（1カ月後）：器質化を伴ったすりガラス影を認め，散在性にconsolidationも見られる
C（5カ月後）：腹側優位に網状影を認める

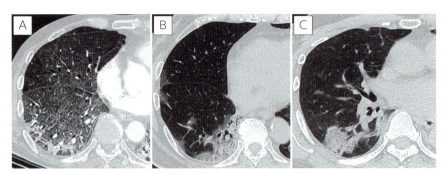

図3 COVID-19肺炎3症例の胸部CT所見（いずれも入院時に撮影）
A：両側すりガラス影と背側部に一部consolidationを認める
B：背側胸膜下にconsolidationと周囲にすりガラス影を認め，散在性にすりガラス影も見られる
C：背側優位に器質化陰影を認める

コロナ後遺症

　正確には罹患後症状という表現をします．英語ではpost COVID-19 condi-tionとよばれ，3カ月以内にCOVID-19の罹患があり，発症から少なくとも2カ月以上持続，また他疾患による症状として説明がつかないものと定義されます． **表4** のような症状がみられ日常生活に影響を及ぼします．急性期の症状に持続する場合もあれば，回復後に新たな症状が発症する場合もあり，経過とともに変動・再発することもあります[20]．時間経過により罹患後症状は減少しますが，診断1年後にも約1/3の症例で何かしらの症状を有していたと報告されています．リスク因子は入院中の酸素需要，女性，中年者（41〜64歳）があげられます[21]．

表4 代表的な罹患後症状

全身症状	疲労感・倦怠感，関節痛，筋肉痛，筋力低下
呼吸器/胸部症状	咳嗽，喀痰，息切れ，胸痛，動悸
精神・神経症状	記憶障害，集中力低下，頭痛，抑うつ，睡眠障害
消化器症状	下痢，腹痛
その他	味覚障害，脱毛

（診療の手引き編集委員会．新型コロナウイルス感染症（COVID-19）診療の手引き第10.1版．厚生労働省；2024．Available from: https://www.mhlw.go.jp/content/001248424.pdf[16] を参考に作成）

その他ウイルス

　成人のウイルス性肺炎は稀ではありますが，インフルエンザ，COVID-19以外にサイトメガロウイルス，ライノウイルス，ヒトメタニューモウイルス，RSウイルス，パラインフルエンザウイルス，コロナウイルス（COVID-19を除く），アデノウイルス，水痘・帯状疱疹ウイルスなどによる肺炎が報告されています[1]．

サイトメガロウイルス（cytomegalovirus: CMV）

　多くの健常人は幼少期に初感染した後，潜伏感染の状態が続きますが，細胞性免疫不全に陥った場合に発症します．そのためニューモシスチス・ジロベチ，細菌，あるいは真菌などによる重複感染がしばしば認められます．

画像所見：肺門を中心に広がる両側すりガラス影が典型的です．CTでは小粒状影や小葉間隔壁の肥厚が見られることがあります．初期には1/3が胸部単純写真で陰影を確認できないといわれています．

診断：病理組織検査で封入体細胞（フクロウの目 owl's eye）を認めることが診断根拠となります．しかし実臨床で全ての患者さんに組織検査ができるかというと，病状によっては難しいことがあります．臨床診断には血液検査によるアンチゲネミア法が広く用いられ，臨床所見と併せて総合的に判断を行います[3, 22]（→ p.62）．

■ **治療**[3, 22]

初期治療：ガンシクロビル 1回5mg/kg 12時間ごとに2〜3週間

※ CMV高力価ガンマグロブリンの併用が推奨れていますが，本邦では未承認です．第二選択としてホスカルネット（1回60mg/kgを1日3回8時間ごと）も使用可能です．

維持治療：ガンシクロビル 1回5mg/kg 1日1回，または 6mg/kg 1日1回を週に5日

　バルガンシクロビルは内服薬で，吸収されてただちにガンシクロビルになり，900mg/日が静注ガンシクロビル 5mg/kgに相当します．

　臨床症状の消失とCMV抗原検査（アンチゲネミア法）陰性を2回確認して治療終了します．

※ ガンシクロビル，ホスカルネット，バルガンシクロビルは腎機能での調整が必要．

■ **禁忌** [3, 22)]

ガンシクロビル: 好中球数<500/μL または血小板数<25,000/μL などの著
しい骨髄抑制が認められる患者, 妊婦

ホスカルネット: ペンタミジン併用, Ccr<0.4mL/min/kg

麻疹と風疹

麻疹と風疹はともに発熱と皮疹を呈する感染力の強いウイルスです 表5 .
麻疹は強い炎症とカタル症状を認め, カタル期には 38℃台の発熱に加え, 上気
道炎症状(咳嗽, 鼻汁, 咽頭痛)と口腔粘膜に白色小斑点(コプリック斑)を
認めます. 2~4日後に熱が 1℃程度下がるも, その半日後くらいにふたたび発
熱(多くは 39.5℃以上)とともに発疹が出現します. また麻疹ウイルスに対す
る免疫が不十分な場合は修飾麻疹といって, 非典型的な症状を呈することもあ

表5 麻疹と風疹の比較

	麻疹	風疹
潜伏期間	8~12日	14~21日
症状	2~4日のカタル期につづいて発熱と発疹を認める	発熱と皮疹が同時に出現
咳嗽	ほとんどの症例であり	ないことも
皮疹	顔面から始まり, 癒合傾向あり	癒合しない
感染方法	空気感染, 接触感染	飛沫感染, 接触感染
診断	発症4日目にほぼ全例でIgM陽性(それ以前だと偽陰性になる). その他, ペア血清やPCRがある	IgMを測定するが発症早期だと偽陰性になる. その他, ペア血清やPCRがある
不顕性感染	ほとんどなし	あり(15%~半数)
学校保健安全法による出席停止期間	解熱後3日	発疹が消失するまで
合併症	30%でみられ, 肺炎, 下痢, 中耳炎が多い. 皮疹消退後も発熱が続く場合は二次感染を疑う	脳炎, 関節炎, ITP 妊婦(12週までに多い)に感染すると先天性風疹症候群(難聴, 先天心疾患, 白内障)
その他	コプリック斑	後頭部や耳介後部リンパ節腫脹, 多関節炎

(国立感染症研究所感染症疫学センターウイルス第三部. 麻疹とは; 2017[23)], 国立感染症研究所感
染症疫学センター. 風疹とは; 2013[24)], 岡 秀昭. 感染症プラチナマニュアル Ver.8 2023-2024
Grande: MEDSi; 2023[25)] を参考に作成)

ります．一方で風疹は麻疹ほど強い症状は見られず，不顕性感染も存在し，発熱と発疹がほぼ同時に出現します．感染対策は風疹に対しては飛沫予防策でよいですが，麻疹に対しては空気予防策が必要になります[23-25]．

水痘・帯状疱疹

初感染では水痘を発症した後に神経節に潜伏し，再燃により帯状疱疹を発症します．水痘と汎発性帯状疱疹では空気感染対策が必要です．水痘の伝染力は麻疹ほどではありませんが，ムンプスや風疹より強いとされます．多くは水疱形成などの臨床所見から診断を行いますが，他疾患との鑑別が困難な場合はTzanck試験など行います．治療はバラシクロビル（重症ではアシクロビル静注）の投与を行います[25, 26]．

水痘：微熱，体幹部を中心に水疱形成を起こします．学校保健安全法による出席停止期間は全ての水疱が痂疲化するまでとされています[26]．

水痘肺炎：成人水痘の5〜50%でみられ，妊娠，喫煙，COPDがリスクになります．画像所見はランダム分布の多発小粒状影〜結節影とその周囲のすりガラス影で結節は癒合傾向を示すことがあります．また比較的中枢の気管・気管支壁に白苔，水疱，潰瘍なども見られることがあります[27]．

接触者の対応：3日以内にワクチン接種すれば80〜90%の発症を予防できます[26]．

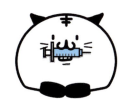

文献

1) 日本呼吸器学会成人肺炎診療ガイドライン2024作成委員会．成人肺炎診療ガイドライン2024．日本呼吸器学会；2024．

2) Febbo J, Revels J, Ketai L. Viral pneumonias. Radiol Clin North Am. 2022; 60: 383-97. PMID: 35534126.

3) JAID/JSC感染症治療ガイド・ガイドライン作成委員会．JAID/JSC感染症治療ガイドライン—呼吸器感染症．感染症誌．2016; 88: 1-108.

4) Gadsby NJ, Russell CD, McHugh MP, et al. Comprehensive molecular testing for respiratory pathogens in community-acquired pneumonia. Clin Infect Dis. 2016; 62: 817-23. PMID: 26747825.

5) Miyashita N, Nakamori Y, Ogata M, et al. Clinical differentiation of severe acute respiratory syndrome coronavirus 2 pneumonia using the Japanese guidelines. Respirology. 2022; 27: 90-2. PMID: 34755416.

6) Guidelines for the clinical management of severe illness from influenza virus infections. WHO Guidelines Approved by the Guidelines Review Committee. Geneva: 2022.

7) 新型インフルエンザ等への対応に関する研究．成人の新型インフルエンザ治療ガイドライン 第二版．日本医療研究開発機構；2017．

8) 新型インフルエンザ専門家会議．インフルエンザ（H5N1）に関するガイドライン IV 医療施設等における感染対策 ガイドラインIV 医療施設等における感染対策 ガイドライン．厚生労働省；2006．

9) 成人の新型インフルエンザ治療ガイドライン（第2版）作製委員，編．成人の新型インフルエンザ治療ガイドライン．2017; 第2版: p.16-22.

10) Kato K. Diagnostic significance of posterior pharyngeal lymphoid follicles in seasonal influenza. J Gen Fam Med. 2022; 23: 70. PMID: 35004118.

11) Uyeki TM, Bernstein HH, Bradley JS, et al. Clinical practice guidelines by the Infectious Diseases Society of America: 2018 Update on Diagnosis, Treatment, Chemoprophylaxis, and Institutional Outbreak Management of Seasonal Influenzaa. Clin Infect Dis. 2019; 68: e1-e47. PMID: 30566567.

12) Jefferson T, Jones M, Doshi P, et al. Oseltamivir for influenza in adults and children: systematic review of clinical study reports and summary of regulatory comments. BMJ. 2014; 348: g2545. PMID: 24811411.

13) Heneghan CJ, Onakpoya I, Thompson M, et al. Zanamivir for influenza in adults and children: systematic review of clinical study reports and summary of regulatory comments. BMJ. 2014; 348: g2547. PMID: 24811412.

14) Kohno S, Yen MY, Cheong HJ, et al. Phase III randomized, double-blind study comparing single-dose intravenous peramivir with oral oseltamivir in patients with seasonal influenza virus infection. Antimicrob Agents Chemother. 2011; 55: 5267-76. PMID: 21825298.

15) 菅谷憲夫．インフルエンザの診断と治療最新のWHOガイドラインから．感染症誌．2023; 97: 42-6.

16) 診療の手引き編集委員会．新型コロナウイルス感染症（COVID-19）診療の手引き第10.1版．厚生労働省；2024．Available from: https://www.mhlw.go.jp/content/001248424.pdf.

17) Batra A, Clark JR, Kang AK, et al. Persistent viral RNA shedding of SARS-CoV-2 is associated with delirium incidence and six-month mortality in hospitalized COVID-19 patients. Geroscience. 2022; 44: 1241-54. PMID: 35538386.

18) Ren X, Zhou J, Guo J, et al. Reinfection in patients with COVID-19: a systematic review. Glob Health Res Policy. 2022; 7: 12. PMID: 35488305.

19）厚生労働省．遺伝子検査における Ct 値活用の方向性について．Available from: https://www.mhlw.go.jp/content/10900000/000856819.pdf.（2024 年 6 月 6 日アクセス）

20）Soriano JB, Murthy S, Marshall JC; Condition WHOCCDWGoP-C-. A clinical case definition of post-COVID-19 condition by a Delphi consensus. Lancet Infect Dis. 2022; 22: e102-e7. PMID: 34951953.

21）福永興壱．新型コロナウイルス感染症（COVID-19）の長期合併症の実態把握と病態生理解明に向けた基盤研究 2022.

22）日本造血・免疫細胞療法学会．造血幹細胞移植ガイドラインウイルス感染症の予防と治療 サイトメガロウイルス感染症．第 5 版．日本造血・免疫細胞療法学会；2022.

23）国立感染症研究所感染症疫学センターウイルス第三部．麻疹とは．国立感染症研究所；2017．Available from: https://www.niid.go.jp/niid/ja/kansennohanashi/518-measles.html.

24）国立感染症研究所感染症疫学センター．風疹とは．国立感染症研究所；2013．Available from: https://www.niid.go.jp/niid/ja/kansennohanashi/430-rubella-intro.html.

25）岡　秀昭．感染症プラチナマニュアル Ver.8 2023-2024 Grande: MEDSi; 2023.

26）国立感染症研究所感染症疫学センター．水痘とは．国立感染症研究所；2001．Available from: https://www.niid.go.jp/niid/ja/kansennohanashi/418-varicella-intro.html.

27）Feldman S. Varicella-zoster virus pneumonitis. Chest. 1994; 106(1 Suppl): 22S-7S. PMID: 8020329.

Chapter 4 疾患各論

6 間質性肺疾患

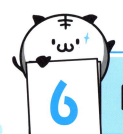

ポイント

- ☑ 原因不明の特発性，原因が明らかな二次性に分け，画像所見を参考にサブタイプを推測する
- ☑ サブタイプ特定のために病理組織採取を検討し，多分野による集学的検討（MDD）を経て診断を行うことが望ましい
- ☑ 治療は大きく抗炎症薬（ステロイド，免疫抑制薬）と抗線維化薬に分けられ，サブタイプ，画像所見，組織所見などから炎症と線維化の有無を判断して選択する

※ 略語が多いため略語一覧をつけます

略語一覧

AIP	acute interstitial pneumonia	急性間質性肺炎
ARDS	acute respiratory distress syndrome	急性呼吸促迫症候群
ARS	aminoacyl-tRNA synthetase	抗アミノアシルtRNA合成酵素
CADM	clinically amyopathic dermatomyositis	臨床的無筋症性皮膚筋炎
COP	cryptogenic organizing pneumonia	特発性器質化肺炎
CPFE	combined pulmonary fibrosis and emphysema	気腫合併肺線維症
CTD	connective tissue disease	結合組織疾患
DAD	diffuse alveolar damage	びまん性肺胞障害
DIP	desquamative interstitial pneumonia	剥離性間質性肺炎
HP	hypersensitivity pneumonitis	過敏性肺炎
IIPs	idiopathic interstitial pneumonias	特発性間質性肺炎
ILD	interstitial lung disease	間質性肺疾患
iLIP	idiopathic lymphocytic interstitial pneumonia	特発性リンパ球性間質性肺炎

iNSIP	idiopathic nonspecific interstitial pneumonia	特発性非特異的間質性肺炎
IPAF	interstitial pneumonia with autoimmune features	自己免疫特徴を伴う間質性肺炎
IPF	idiopathic pulmonary fibrosis	特発性肺線維症
iPPFE	idiopathic pleuroparenchymal fibroelastosis	特発性胸膜肺実質線維弾性症
MDD	multidisciplinary discussion	集学的検討
RB-ILD	respiratory bronchiolitis-associated interstitial lung disease	呼吸細気管支炎を伴う間質性肺疾患
UIP	usual interstitial pneumonia	通常型間質性肺炎
VATS	video-assisted thoracic surgery	ビデオ補助胸腔鏡手術
WAP	waterproofing spray-associated pneumonitis	防水スプレー肺

胸部画像検査にて両側肺野にびまん性陰影を認める疾患群をびまん性肺疾患と総称します．その中に，肺実質の炎症や線維化を起こし，進行性の呼吸困難を伴う間質性肺疾患（ILD）が含まれます．ILD は原因不明の特発性間質性肺炎（IIPs）と結合組織疾患（CTD），過敏性肺炎（HP），じん肺，薬剤性肺障害，放射線性肺炎などの原因が明らかな二次性に分けられます[1,2]．多くは特発性肺線維症（IPF）であり全体の 30％以上を占めます．次いで 25％が結合組織疾患，15％が HP と報告されています[2]．IIPs のなかでも IPF がその半数以上を占めます[1]．それらの分類（サブタイプ）の鑑別において胸部 CT が有用（感度 91％，特異度 71％）ですが，実臨床では画像所見での鑑別が困難な症例もあり，また画像所見と組織学的所見が異なることもあります．そのため ILD の診断・治療は呼吸器科医，病理医，放射線科医が十分に討議して方針を決定する多分野による集学的検討（MDD）が推奨されています[1]．

ILD の主な症状は乾性咳嗽と呼吸困難であり，約 30～40％が進行性の線維化病変を認め，呼吸不全に至ります．特に労作時に著明な低酸素血症を呈し，しばしば在宅酸素療法を要します．このように進行性に線維化をきたす症例は生存期間の中央値が 2.5～3 年といわれ予後不良です．さらに線維化を伴う ILD は肺高血圧症や肺癌などの合併症と関連します[2,3]．

ILD のサブタイプによって病態や臨床的特徴，予後が異なり，まずは特発性か二次性かを鑑別します[2]．そのため私は ILD を疑う症例には現病歴に加えて 表1 の項目をルーチンで確認しています．

ILD のバイオマーカーとして KL-6，SP-D，SP-A が高い陽性率を示します

表1 ILD症例に対する問診

社会歴

喫煙歴（電子タバコ含む），内服歴（漢方やサプリ，市販薬も），家族歴，職業歴，粉塵吸入歴，出身地，動物接触歴，海外渡航歴，趣味など

吸入抗原

自宅環境（木造か鉄筋か，一軒家か賃貸か，日当たり，目視でのカビの有無など），鳥飼育歴や周囲の鳥との接触歴，羽毛布団・ダウンジャケット使用歴，加湿器やエアコンの使用歴，農業や家庭菜園など植物栽培歴，スプレー使用歴（防水スプレー，ヘアスプレー，虫よけスプレーなど）など

結合組織疾患の症状

関節痛，関節変形，皮膚病変（ヘリオトロープ疹，紫斑など），筋肉痛，筋力低下，手指所見（ゴッドロン丘疹，機械工の手，手指腫脹，皮膚硬化，爪囲紅斑/出血，爪上皮延長，指尖潰瘍，バチ指），レイノー徴候，末梢神経障害，光線過敏，ドライアイ，口腔乾燥，嚥下困難感など

（筆者作成）

（→ p.59）．特に KL-6 は IPF，特発性非特異的間質性肺炎（iNSIP），急性間質性肺炎（AIP）で高い陽性率（87～93％）を示します．一方で特発性器質化肺炎（COP）での陽性率は50％程度です[1]．二次性の ILD においても，CTD や HP，薬剤性肺炎などで KL-6 や SP-D の上昇を認め[4-6]，特に HP ではしばしば IIPs より高値を認めます[4,7]．

CTD に関連する ILD（CTD-ILD）では自己抗体の測定が有用ではありますが，IPF や iNSIP の 10～20％でも抗核抗体やリウマチ因子が陽性になります[1]．

ILD の正確な診断には肺生検が用いられてきましたが，経気管支肺生検では十分な検体が採取できないことが多いです．さらにビデオ補助胸腔鏡手術（VATS）生検は侵襲性が高い手技（死亡率 1～2％）であり，近年ではクライオバイオプシーが広く行われるようになっています．VATS 生検より低侵襲で組織量も十分採取できるため ILD の診断の向上が期待されています[2]．

特発性間質性肺炎（IIPs）

IIPs は 表2 のように分類されます[1]．私が研修医のときに間質性肺疾患でつまずいたポイントは疾患名と病理組織，画像パターンの名前が違うことでした 表2 [1]．ややこしいことに病理組織パターンは二次性でも同じ所見が得ら

表2 IIPsの分類と組織パターン

IIPs分類	病理組織パターン
主要な特発性間質性肺炎	
特発性肺線維症（IPF）	UIP
特発性非特異的間質性肺炎（iNSIP）	NSIP
特発性器質化肺炎（COP）	OP
急性間質性肺炎（AIP）	DAD
剥離性間質性肺炎（DIP）	DIP
呼吸細気管支炎を伴う間質性肺疾患（RB-ILD）	RB
稀な特発性間質性肺炎	
特発性リンパ球性間質性肺炎（iLIP）	LIP
特発性胸膜肺実質線維弾性症（iPPFE）	PPFE
分類不能型特発性間質性肺炎（unclassifiable IIPs）	

（日本呼吸器学会びまん性肺疾患診断・治療ガイドライン作成委員会. 特発性間質性肺炎 診断と治療の手引き2022. 改訂第4版. 東京：南江堂；2022[1]を参考に作成）

れます. つまり,「病理組織は通常型間質性肺炎（UIP）パターンで, 診断は関節リウマチによる二次性間質性肺疾患」ということがありえます. 診断名と病理組織パターンは1対1対応ではないんです. さらに画像パターンも同様であり, 三者の言葉が入り乱れます. 例えば,「CTではNSIPパターンでしたが, 外科的肺生検ではUIPパターンであり, MDDの結果, IPFの診断となりました」といった具合です. カンファレンスなどで間質性肺疾患の名前が出てきた際には, 特発性か二次性かを意識し, それが診断名を指しているのか, 病理組織パターンまたは画像パターンをいっているのかを文脈から判断する必要があります.

IIPsを疑った症例に対し, まず胸部CT所見からUIP, probable UIP, indeterminate for UIP, alternative diagnosisに分類します **表3**. 特発性でかつCT所見がUIPパターンであれば組織学的検査をせずにIPFと診断可能です. probable UIP, indeterminate/alternativeの症例に対しては気管支鏡検査や外科的肺生検を検討し, MDDを経て診断を行うことが推奨されています **図1**[1].

ILDの重症度は **表4** の判定表があり, 難病申請でも使用しています[1].

表3 胸部CTにおけるUIPパターン

HRCTパターン	UIP	Probable UIP	Indeterminate for UIP	Alternative Diagnosis
組織学的UIPに対する確信度	>90%	70〜89%	51〜69%	<50%
分布	・胸膜直下および肺底部優位 ・多くは不均一（正常肺と線維化のある領域が混在） ・しばしばびまん性 ・非対称性の場合もある	・胸膜直下および肺底部優位 ・多くは不均一の分布（正常な肺領域と網状影および牽引性気管支拡張/細気管支拡張が混在）	・胸膜直下優位を伴わないびまん性分布	・胸膜直下は保たれ，気管支周囲血管優位（NSIPを考慮） ・リンパ路分布（サルコイドーシスを考慮） ・上中肺野（fHP，CTD-ILD，サルコイドーシスを考慮） ・胸膜直下は保たれる（NSIP，喫煙関連IPを考慮）
CTの特徴	・蜂巣肺（牽引性気管支拡張または細気管支拡張を伴う，または伴わない） ・小葉間隔壁の不正な肥厚 ・通常は網状影，軽度のGGOが重なる ・肺骨化を伴うことがある	・牽引性気管支拡張/細気管支拡張を伴う網状影 ・軽度のGGOが存在する場合がある ・胸膜直下に病変あり	・特定の病因を示唆しない線維化	**肺の所見** -囊胞（LAM，PLCH，LIP，DIPを考慮） -Mosaic attenuationまたはthree-density sign（HPを考慮） -GGO優位（HP，喫煙関連IP，薬剤性IP，線維症の急性増悪） -多数の小葉中心性微小結節（HP，喫煙関連IPを考慮） -結節（サルコイドーシスを考慮） -コンソリデーション（OPなどを考慮） **縦隔の所見** -胸膜プラーク（石綿肺を考慮） -食道拡張（CTD-ILDを考慮）

HRCT: high-resolution computed tomography, GGO: ground-glass opacity, LAM: lymphangioleiomyomatosis, PLCH: pulmonary Langerhans cell histiocytosis
（Raghu G, et al. Am J Respir Crit Care Med. 2022; 205: e18-47[8] より）

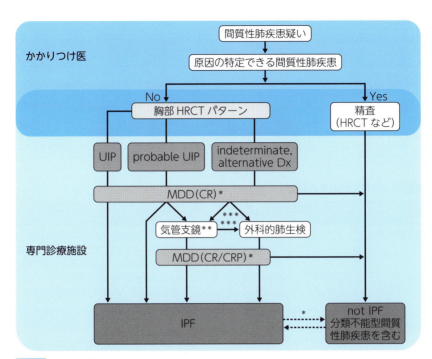

図1 IIPsの診断フローチャート
＊疾患挙動を考慮したMDDによる再評価，＊＊BAL，TBLB，TBLC，
＊＊＊診断の確信度が高くなければ考慮
HRCT：高分解能CT，UIP：usual interstitial pneumonia，Dx：diagnosis，
MDD：multidisciplinary discussion，CR：臨床医・放射線科医による集学的検討，
CRP：臨床医・放射線科医・病理医による集学的検討，BAL：bronchoalveolar lavage，
TBLB：transbronchial lung biopsy，TBLC：transbronchial lung cryobiopsy
（日本呼吸器学会びまん性肺疾患診断・治療ガイドライン作成委員会．特発性間質性肺炎 診断と治療の手引き2022．改訂第4版．東京：南江堂；2022[1)]．p.5より引用）

表4 ILDの重症度判定表

重症度	安静時動脈血ガスPaO_2	6分間歩行時最低SpO_2
Ⅰ	80Torr以上	
Ⅱ	70Torr以上80Torr未満	90％未満の場合はⅢにする
Ⅲ	60Torr以上70Torr未満	90％未満の場合はⅣにする（危険な場合は測定不要）
Ⅳ	60Torr未満	測定不要

（日本呼吸器学会びまん性肺疾患診断・治療ガイドライン作成委員会．特発性間質性肺炎診断と治療の手引き2022．改訂第4版．東京：南江堂；2022[1)]．p.7より引用）

治療

治療は大きく抗炎症薬（ステロイド，免疫抑制薬）と抗線維化薬に分けられ 表5 ，サブタイプ，画像所見，組織所見などから炎症と線維化の有無を判断して選択します．特に IPF 以外の進行性線維化を伴う ILD に対しても抗線維化薬の投与を検討します 図2 [9]．ではどのような症例に抗炎症薬を使用するか

表5 主なILDに使用する薬剤

薬剤		使用方法
ステロイド	プレドニゾロン	病状に合わせて用量を決め（1mg/kg/日以下），2〜4週ごとに5mgずつ減量することが多い（治療反応性がよい場合や免疫抑制剤を併用する場合などは早急に減量することも多い）．パルス療法：プレドニゾロン1g/日を3日間投与（ハーフパルス500mgも可）．治療反応性をみながら1週間隔で4コースまで繰り返し投与可．
免疫抑制薬	タクロリムス（プログラフ®）	0.05〜0.075mg/kg/日．カルシニューリン阻害薬（Tリンパ球の増殖，活性化を阻害）．血中濃度測定を行い，トラフ値を5〜10ng/mLに保つ．
	シクロスポリン（ネオーラル®）	2〜3mg/kg/日．カルシニューリン阻害薬（Tリンパ球の増殖，活性化を阻害）．血中濃度測定を行い，トラフ値（投与12時間後）を100〜150ng/mLに保つ．
	ミコフェノール酸モフェチル（セルセプト®）	1回250〜1,500mgを1日2回．活性型のT細胞，B細胞と線維芽細胞の増殖を抑制．比較的副作用が少ない．
	アザチオプリン（イムラン®）	2〜3mg/kg/日．代謝拮抗薬（Tリンパ球の増殖抑制）．NUDT15遺伝子codon139多型解析でCys/Cys型であれば重度の白血球減少症をきたしやすく，脱毛も必発である．
抗線維化薬	ピルフェニドン（ピレスパ®）	1回200mgを1日3回から開始し，2週間を目安に1回200mgずつ増量し，1回600mgで維持を目指す．副作用：光線過敏症
	ニンテダニブ（オフェブ®）	1回150mgを1日2回．下痢の副作用が出やすく，止痢剤などで対応するが不十分な場合は1回100mgに減量する．

免疫抑制薬の保険適用は，タクロリムスが多発性筋炎/皮膚筋炎に合併するILD，アザチオプリンが治療抵抗性のリウマチ性疾患のみです．
（日本呼吸器学会びまん性肺疾患診断・治療ガイドライン作成委員会．特発性間質性肺炎 診断と治療の手引き2022．改訂第4版．東京：南江堂；2022[1]，日本呼吸器学会「特発性肺線維症の治療ガイドライン」作成委員会．特発性肺線維症の治療ガイドライン2023．改訂第2版．東京：南江堂；2023[9] を参考に作成）

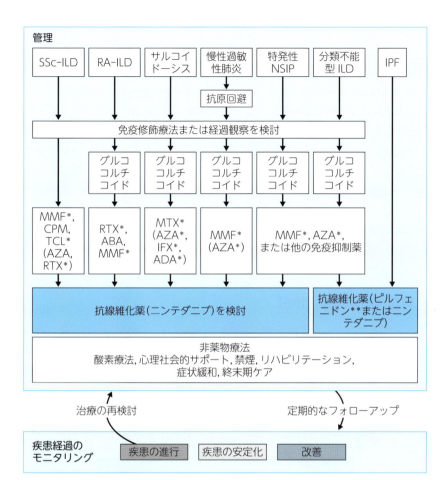

図2 肺線維症の治療アルゴリズム

*：本邦未承認
**：本邦IPF承認，その他は未承認
SSc-ILD：全身性強皮症に伴う間質性肺疾患，RA-ILD：関節リウマチに伴う間質性肺疾患，NSIP：非特異性間質性肺炎，ILD：間質性肺疾患，IPF：特発性肺線維症，MMF：ミコフェノール酸モフェチル，CPM：シクロホスファミド，TCL：トシリズマブ，AZA：アザチオプリン，RTX：リツキシマブ，ABA：アバタセプト，MTX：メトトレキサート，IFX：インフリキシマブ，ADA：アダリムマブ
(Wijsenbeek M, Cottin V. N Engl J Med. 2020; 383: 958-68，日本呼吸器学会「特発性肺線維症の治療ガイドライン」作成委員会．特発性肺線維症の治療ガイドライン2023．改訂第2版．東京：南江堂；2023[9]．p.95より引用)

ですが，IPF（急性増悪除く）と iPPFE 以外の IIPs，特に NSIP，OP には適応になります[1]．しかしサブタイプが不明であったり，IPF との鑑別が難しい症例もあります．画像所見でのすりガラス影や consolidation が優位，BAL 所見でのリンパ球や好酸球の上昇，病理学的所見で肺胞への炎症細胞浸潤などは抗炎症薬の効果があるかもしれないと考えますが，確かなエビデンスはありません．上記は IPF 以外の疾患を疑う所見になりますので[1]，そういった理由で抗炎症薬を検討できる可能性があります．さらに iNSIP，iPPFE，分類不能 IIPs において BAL のリンパ球比率 15％以上ではステロイド投与で予後が改善するという報告があります[10]．いずれにせよ，可能な限りサブタイプの診断をつめていくことが大事です．なお BAL 所見は，iNSIP，CTD-ILD，放射線肺炎，リンパ増殖性疾患ではリンパ球 15％以上[1]，線維性過敏性肺炎（fibrotic HP: fHP）では 20％以上が目安となります[11]．

以下に代表的な IIPs を解説します．

特発性肺線維症（IPF）

IPF は ILD のなかで最多の病型であり，胸部 CT で時相の一致しない網状影，線維化を下葉胸膜直下優位に認める，いわゆる UIP パターンを特徴とします 図3 ．時相とは病変の形成された時期のことで，形成された時期がほぼ同じ場合には時相が一様あるいは均一と表現します．UIP の典型例では，蜂巣肺とよばれる線維化の壁を有する囊胞の集簇が肺底部の胸膜直下に形成されます．蜂巣肺は肺気腫に何らかの肺病変が重なったり，気腫合併肺線維症などで画像

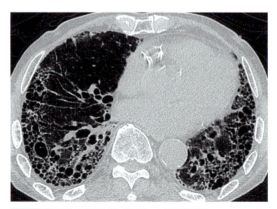

図3 特発性肺線維症（IPF）の画像所見
両側下葉背側胸膜直下に2～10mm程度の囊胞が集簇し，蜂巣肺を認める．気管支は牽引性に拡張している．

が類似しますので注意しましょう．また線維化により肺容積の減少をきたし，気管支壁が牽引されて気管支拡張を認めます[1]．

　本邦の IPF については北海道スタディとよばれる研究が有名です．それによると IPF の初診からの生存期間が安静時 $PaO_2>80Torr$ の症例では中央値 62 カ月（約 5 年），安静時 $PaO_2≦69Torr$ の症例では中央値 21 カ月以下と報告されています[12]．また特定疾患の申請に基づいて解析すると，生存期間の中央値は 35 カ月で，その死因は 40％が急性増悪，24％が慢性呼吸不全，11％が肺癌といわれています[13]．予後予測には呼吸機能検査が有用です．特に努力肺活量（forced vital capacity: FVC）が用いられ，ベースラインからの％FVC 低下率が 10％以上の低下が使用されます[2]．さらに予後予測スコアとして，性別，年齢，呼吸機能検査を用いた修正 GAP index があります **表6** [14]．経時

表6 修正GAP index

予測因子		点数
性別	女性	0
	男性	1
年齢	≦60歳	0
	60〜65歳	1
	>65歳	2
%VC	>75%	0
	50〜75	4
	<50	8
%D_{LCO}	≧55%	0
	36〜55%	1
	≦35%	2
	測定できず	3

Stage I： 0〜3点
　　1年死亡率＝8.6％，2年死亡率＝20.1％，3年死亡率＝29.3％
Stage II： 4〜7点
　　1年死亡率＝27.2％，2年死亡率＝45.6％，3年死亡率＝55.9％
Stage III： 8〜14点
　　1年死亡率＝37.6％，2年死亡率＝65.0％，3年死亡率＝82.9％

(Nishikiori H, et al. Respir Investig. 2020; 58: 395-402[14])

的な変化は画像所見よりも FVC，肺活量（vital capacity: VC）のほうがより鋭敏な予後予測因子です．慢性期では 3～6 カ月ごとに呼吸機能をモニターしましょう[1]．

　安定期の治療として抗炎症薬は推奨されず，抗線維化薬の投与を行います．抗線維化薬 2 種類（ピルフェニドンとニンテダニブ）の併用は相乗効果が期待される可能性はありますが，有害事象と医療コストの面で推奨されていません[9]．

　IPF は急激に呼吸不全が進行する急性増悪を起こすことがあり，1 年発生率は約 14.2%，3 年発生率は約 20.7%といわれています．IPF の急性増悪は，推定生存期間中央値が 2.2～4 カ月と非常に不良な転帰と関連します[2,9]．急性増悪の診断基準は，① 過去，あるいは増悪時の IPF の診断，② 通常 1 カ月以内の急性の悪化，あるいは呼吸困難の進行，③ HRCT で背景の UIP パターンに矛盾しない所見の存在と，新規のびまん性すりガラス影または浸潤影の出現，④ 心不全，体液過剰で説明できない悪化の全てを満たした場合となります[15]．急性増悪時にはステロイド±免疫抑制薬の治療を行います．しばしばステロイドの大量療法である，パルス療法が行われます．ステロイドパルス療法については有効性を示さないという研究もありますが，現段階では本邦のガイドラインにおいて弱く推奨されています．免疫抑制薬についてはエビデンスが乏しく，どの薬剤を選択すればよいかわかっていません．シクロホスファミドパルス（500mg 1 回投与）の併用は死亡率が高くなる可能性があり慎重に判断すべきです[9]．

特発性非特異的間質性肺炎（iNSIP）

　NSIP は外科的肺生検の検討から UIP などの既存の組織診断に分類できない組織パターンとして提唱されました．胸部 CT では時相が均一な病変が気管支血管周囲優位に分布します 図4 ．IIPs 以外にも CTD-ILD，HP，薬剤性肺炎，急性呼吸促迫症候群（ARDS）の治癒期，肺感染症などの種々の病態でNSIP がみられ，iNSIP と診断した症例の 3～17%で経過観察中に膠原病が発症するため iNSIP は膠原病との関連を指摘する報告もあります．炎症と線維化の程度により治療効果や予後が変わり，disease behavior に基づいた治療を行います．すなわち炎症細胞浸潤がメインの cellular NSIP（cNSIP）と線維化を認める fibrotic NSIP（fNSIP）に分けられ，前者は抗炎症治療，後者は抗炎症治療 or/and 抗線維化薬での治療が行われます．また IPF 同様に急性増悪を起こすことがあります[1]．

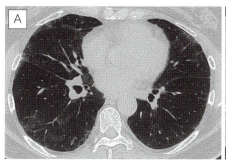 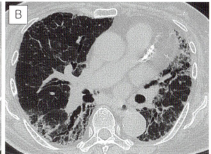

図4 CT画像におけるcellular NSIPパターンとfibrotic NSIPパターン
A（cellular NSIP）: 気管支血管周囲優位に時相の一致したすりガラス影を認める．
B（fibrotic NSIP）: 気管支血管周囲優位に線維化を伴った網状影を認め，牽引性気管支拡張を伴っている．

特発性器質化肺炎（COP）

肺胞内の器質化病変（滲出性病変が遊走細胞により吸収・融解されながら肉芽組織に置換される反応）を主体とする，治療反応性の良い病態です．膠原病，薬剤，環境曝露，悪性疾患，感染症でもCOPと同様の臨床病理所見（器質化肺炎：OP）が見られ，原因となりうる疾患や曝露の検索が重要です[1]．特にCOPと診断された4.6％の症例で診断6〜24カ月後に自己免疫疾患が判明したと報告されています[16]．経過の進行は急性もしくは亜急性で，発症から受診までの期間は中央値3カ月です．CT画像は中下肺野優位に斑状影が見られ，細菌性肺炎との鑑別を要することがあります 図5 ．また20％程度で中心部のすりガラス影をリング状に取り囲むように周囲の高吸収域を認める「reversed halo sign」を認めます 図5B ．一般に自然軽快は少なく，ステロイド治療が非常に効果的です[1]．ステロイドの投与量は明確なエビデンスはありませんが，プレドニゾロン0.5〜1.0mg/kg/日を4〜8週間投与の後，2〜4週ごとに5mgずつ減量という方法がガイドラインに記載されています[9]．しかし一方で，私がCOPを後ろ向きに収集したところ，40例中16例でステロイドを使用せず自然軽快しており，CRP≤3.79mg/dLの症例では自然軽快が期待できます[17]．またCOPは25〜40％で再発し，1年以内に起きやすいです[9,18]．治療終了後またはステロイド10mg以下になったタイミングで再発し[16]，リスク因子として肺多発陰影，CRP高値，D_{LCO}低値，発症から初回治療開始までの期間が長いことなどが指摘されています[16,19,20]．

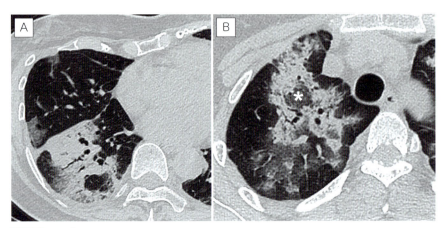

図5 CT画像におけるOPパターン
A: 右下葉優位に斑状影が散在し，周囲には一部すりガラス影を認める．
B: 中心部のすりガラス影を浸潤影が取り囲むreversed halo signを認める（*）．

急性間質性肺炎（AIP）

　AIPは原因不明のびまん性肺胞障害であり，その診断は，① ARDS様の臨床症状および，② びまん性肺胞障害（DAD）が病理学的に確認されることとされています．しかしAIPは重篤な呼吸不全を合併していることが多く，組織学的所見が得られないため総合的に診断される場合がほとんどです．画像所見も両側肺野びまん性にすりガラス影を認め，比較的正常にみえる領域がいくつかの二次小葉単位で直線的に境界され，モザイクパターンを呈することが多いです．治療はエビデンスが限られていますが，IPFの急性増悪時の内容に準じます[1]．

剥離性間質性肺炎（DIP），呼吸細気管支炎を伴う間質性肺疾患（RB-ILD）

　DIPとRB-ILDは喫煙関連間質性肺疾患に含まれます（→ p.334）．画像所見は，DIPでは下葉胸膜下優位にすりガラス影を認め，その内部に小さな囊胞を認めます．RB-ILDは小葉中心性の淡い粒状影と斑状のすりガラス影が上肺野優位に分布します[1]．DIPとRB-ILDは病変がびまん性か小葉中心性かの差であり，同一疾患の異なる病期であるとする説もあります．さらに病理所見においてNSIPともオーバーラップしているとする説もあり，DIPとNSIPの違

いは気腔内のマクロファージの滲出の程度の差であると指摘されています[21]．治療は禁煙とステロイドでほとんどの症例が改善を認めます[1]．

特発性胸膜肺実質線維弾性症（iPPFE）

病変の主座が両側上肺野にあり，緩徐に進行する肺線維症です．胸部CTで両側肺尖部から上肺野レベルの胸膜直下を主体とした牽引性気管支・細気管支拡張像を伴う楔状～帯状のconsolidationを認めます　図6　．なお上葉限局型肺線維症や網谷病などはiPPFEの疾患概念に含まれます．残念ながら有効な治療はありません．ステロイドや免疫抑制剤の使用は推奨されず，抗線維化薬の効果も現時点では否定的です[1]．

気腫合併肺線維症（CPFE）

CPFEは胸部CTで上肺野の肺気腫と下肺野の肺線維症を呈する疾患群です．スパイロメトリーの肺気量分画は比較的保たれるのに対しD_{LCO}は著明に低下します．CPFEの増悪はCOPDの増悪に類似した気道閉塞増悪（COPD型）とIPFの増悪に類似した急性肺障害（IPF型）に分類されます．肺高血圧症と肺癌を合併するリスクが高く，予後に影響します[22]．

分類不能型特発性間質性肺炎（unclassifiable IIPs）

上記のいずれのIIPsのサブタイプにも分類されない間質性肺疾患が含まれます．MDDを行っても特異的診断にいたらず，ILDの11.9～36％が分類さ

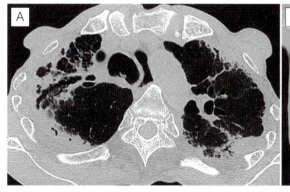
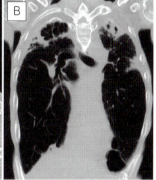

図6　CT画像におけるiPPFEパターン
両側肺尖部を中心に胸膜直下の帯状consolidationを認め，上葉の容量減少と牽引性気管支拡張，気管偏位，食道の拡張を認める．

れます．不均一な疾患群であるゆえ，個々の症例における臨床所見，疾患挙動，鑑別すべき疾患の有無などに基づいて治療を検討します[1]．

二次性間質性肺疾患

原因が明らかな二次性のILDにはCTD，HP，じん肺，薬剤性肺障害，放射線性肺炎（→ p.240），防水スプレー肺（WAP）などが含まれます[1,2,23]．特にIIPsと類似した形態を示すCTD-ILDやfHPとの鑑別が問題になります．前述したように二次性のILDもIIPsと同様の画像パターン，病理像のパターンを呈することがあります．例えばUIPパターンは関節リウマチや全身性硬化症などのCTD，fHP，石綿肺，薬剤性肺炎などでもみられることがありますし，NSIPパターンやOPパターンでは二次性に関連している頻度が高いとされています．原因により治療方法が異なるため，IIPsと二次性の鑑別が重要になります[1]．

結合組織疾患に伴う間質性肺疾患（CTD-ILD）

CTD-ILDの有病率は基礎疾患によって異なります．全身性硬化症患者の約65％，なかでもびまん皮膚硬化型全身性硬化症の約80％がILDを発症します．特発性炎症性筋炎（多発性筋炎，皮膚筋炎，抗合成酵素抗体症候群を含む疾患群）の患者の約36～45％がILDを発症すると推定されますが，特異的抗合成酵素抗体を持つ患者では発症率は80％と非常に高いです．混合性結合組織病の約52～67％，シェーグレン症候群の11～27％，関節リウマチの1.5～5％，全身性エリテマトーデスの約1～2％がILDを発症します[2]．CTD-ILDは予後規定因子となり，多くの疾患で死因の第1位を占めています．CTD患者の血清中には多彩な自己抗体が検出され，診断のみならず病型分類にもきわめて有用です．特に抗アミノアシルtRNA合成酵素抗体（抗ARS抗体），抗MDA5抗体，抗トポイソメラーゼⅠ（Scl-70）抗体はILDとの関連が報告されています[24]．CTDの肺病変を **表7** にまとめます．全身性硬化症や特発性炎症性筋炎ではNSIPパターンが多く，関節リウマチではUIPパターンが比較的多く見られます[24]．

CTD-ILDにおける治療戦略に関するエビデンスは全身性硬化症以外きわめて乏しいです[24]．原疾患ごとに治療を検討しますが，OPパターンやNSIPとOPが混在したパターンでは抗炎症薬を，進行性線維化を伴うILDに当てはまる症例では抗線維化薬を検討します．全身性硬化症によるILDの治療は免疫

表7 CTDの肺病変

	RA	SSc	PM/DM	SS	SLE	MCTD	MPA
ILD	++	+++	+++	++	+	++	+
DAD	±	−〜±	++	±	+	+	−
UIP	++	+	+	+	+	+	+++
NSIP	++	+++	+++	++	++	++	
OP	+	−〜±	+	±	+	−〜±	
LIP	±	−	−〜±	+	−	−〜±	
細気管支・気道病変	++	−〜±	−〜±	++			
胸膜病変	++	+	−〜±	+	+++	+	
肺高血圧症	±	+++			+	+++	+++
肺胞出血	−	−	−	−	++	−	++

−：なし，±：稀，+：低頻度，++：中頻度，+++：高頻度
RA: rheumatoid arthritis（関節リウマチ），SSc: systemic sclerosis（全身性硬化症），PM/DM: dermatomyositis/polymyositis（多発筋炎/皮膚筋炎），SS: Sjögren's syndrome（シェーグレン症候群），SLE: systemic lupus erythematous（全身性エリテマトーデス），MCTD: mixed connective tissue disease（混合性結合組織病），MPA: microscopic polyangiitis（顕微鏡的多発血管炎）（日本呼吸器学会・日本リウマチ学会合同膠原病に伴う間質性肺疾患診断・治療指針作成委員会. 膠原病に伴う間質性肺疾患 診断・治療指針2020. 東京: メディカルレビュー社; 2020[24]，須田隆文，他. 呼吸器ジャーナル. 2017; 65: 82-92[25]）を参考に作成）

抑制薬（シクロホスファミド，ミコフェノール酸モフェチル）とニンテダニブの有効性が示されており，ステロイドの使用については否定的な報告が多いです[9]．

　ゴットロン丘疹やヘリオトロープ疹などの皮膚筋炎に特異的な皮膚所見（→ p.45）を認め，筋症状が乏しい皮膚筋炎のうち，抗MDA5抗体陽性を特徴とした臨床的無筋症性皮膚筋炎（CADM）があります．このサブタイプは高頻度に急速進行性間質性肺炎を合併し，生命予後不良が指摘されているため早期からの治療介入が推奨されています．画像所見の特徴は胸膜直下を主体とした収縮傾向を伴う浸潤影と周囲にすりガラス影や網状影がみられます 図7 ．特に急性／亜急性の経過で，皮膚筋炎に特徴的な皮膚所見があるにもかかわらず筋症状が乏しく，前述の特徴を有する画像所見を認めた場合は自己抗体検査の結果を待たずに高用量副腎皮質ステロイド（ステロイドパルス含む）＋免疫抑制剤＋静注シクロホスファミドパルス（IVCY）の3剤併用療法を積極的に

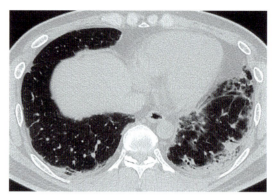

図7 臨床的無筋症性皮膚筋炎（CADM）の画像所見
胸膜直下を主体とする収縮傾向を伴う浸潤影を認める.

検討します. 予後不良因子としてフェリチン≧500mg/dL, KL-6≧1,000U/mLなどが報告されています[24, 26].

IIPsの中に, 基礎に自己免疫疾患を示唆する臨床的特徴を有するがCTDの基準を満たさない症例があります. 膠原病的背景を持つ間質性肺炎を包括してIPAFという概念が提唱されています[27]. IPAFの多くはNSIPの特徴を持ち合わせています[1].

過敏性肺炎（HP）

HPは抗原の反復吸入により胞隔や細気管支にリンパ球浸潤を主体とした炎症と肉芽腫形成を認めるアレルギー・免疫疾患です. 表8に示すように原因抗原により多数のサブタイプがあり, さらに急性〜亜急性に進行する非線維性過敏性肺炎（non-fibrotic HP）と慢性経過で線維化を伴う線維性過敏性肺炎（fibrotic HP）に分けられます[11].

HPの多くはKL-6が高値になることが報告されており, IIPsより高値を認めます（→ p.59）[4, 7]. 一方で加湿器肺ではKL-6が正常値〜軽度の上昇にとどまり, KL-6<674U/mLが加湿器肺と夏型HPの鑑別に有効でした（感度85.7％, 特異度95.7％）[28, 29]. 原因抗原の特定に沈降抗体の検出が有効ですが, その感度は約57〜64％程度といわれ[2], 保険診療で測定できる抗体は抗トリコスポロン・アサヒ抗体と抗トリ抗体（ハト, セキセイインコ）に限られています[11].

表8 過敏性肺炎の原因抗原による分類

分類	抗原	特徴
夏型過敏性肺炎	*T. asahii*, *T. mucoides*など	日本で多く，本邦のHPの70〜80％を占める．梅雨時の木造建築で真菌が増殖しやすいため6〜9月（7月がピーク）に発症し，11月に自然軽快する．そのため季節性の症状や血液データの変動が重要な情報になる．一方で38％は夏以外にも症状が出現する．抗トリコスポロン・アサヒ抗体が陽性（*T. asahii*のみ）となり（感度87％，特異度96％），CD4/8比が低下する．
住宅関連過敏性肺炎	家屋の真菌：*Candida albicans*, *Aspergillus* spp, *Cephalosporium acremonium*, *Penicillium corylophilum*, *Cladosporium* spp, *Thermoactinomyces* spp, *Cryptococcus* spp, *Bjerkandera adusta*, *Humicola fuscoatra*, *Fusarium* spp, *Aureobasidium pullulans*, *Neurospora crassa*, *Peziza domiciliana*	湿度の高さと関係しており，夏型同様に西日本に多い（広義には夏型も住宅関連である）．複数の真菌が抗原となることや，原因抗原が同定できないこともある．室内環境において，高湿性の場所（浴室，洗面所，トイレ，台所，押入れ，結露のある窓や壁面など）が原因になりやすい．
鳥飼病	鳥類の蛋白質（羽や糞など）：鳥飼育，自宅や職場の周囲の鳥，羽毛布団，ダウンジャケット，鶏糞，鳥のはく製，ペットショップ店員，養鶏業	本邦で夏型に次いで多い．ハトとセキセイインコの抗原に対する抗体（イムノキャップ®法）があり，急性HPには感度85〜91％，特異度73〜80％，慢性HPには感度48〜61％，特異度73〜80％の精度である（健康な鳥飼育者の80％以上も陽性になる）．鳥抗原に曝露しているもののうち発症するのは10％以下．線維性HPに移行しやすい．
農夫肺	酪農作業：*Saccharopolyspora rectivirgula*, *Thermoactinomyces vulgaris*, *Absidia corymbifera*, *Eurotium amstelodami*, *Wallemia sebi* トラクター運転：*Rhizopus*属	カビの生えた牧草や干し草が関与し，夏に刈り取って室内に保管するため秋〜翌年春に発症する．本邦では北海道および東北に多い．急性HPが多く，BALのCD4/8比が上昇する．
加湿器肺	スチーム式：*Thermophilic actinomycetes*（*T. vulgaris*, *T. candidus*），*Micropolyspora faeni* 超音波式：真菌（*Cephalosporium* spp, *Trichosporon viride*, *Trichoderma* spp, *Candida* spp, *Aspergillus fumigatus*, *Cladosporium* spp, *Pullularia pullulans*, *Fusarium* spp），細菌（*Klebsiella oxytoca*，好気性グラム陽性桿菌），*Mycobacterium gordonae*，アメーバ，エンドトキシンなど	夏型HPとは特徴が異なる：炎症が強く，急速な進行を示す．KL-6＜674U/mL．CT所見で粒状影が少なく浸潤影が多い．肉芽腫形成が少ない．超音波式加湿器で多くみられるが，スチーム式（加熱式）でも高温で増殖しやすい真菌による報告がある．予防には加湿器の水の交換（継ぎ足しではなく）と洗浄が重要．

6

間質性肺疾患

表8 つづき

分類	抗原	特徴
塗装工肺	自動車塗装（イソシアネート） 自動車塗装以外にもポリウレタン・フォーム製造業，室内装飾業，電線・家具などの表面コーティング，プラスチック製造/加工業，ゴムを扱う業者などもイソシアネートを使用．	イソシアネート曝露者の約1％にみられる．HP以外にも職業性喘息に関与するがHPとの合併は稀．使用開始2〜5時間後に症状が出現し，仕事のない休日では症状が軽減しやすい．画像所見は小葉中心性すりガラス影/粒状影に加え，OPのようなconsolidationを認めることがある．BALのCD4/8比は低下．
きのこ栽培者肺	シイタケ栽培，エノキタケ栽培（その他，なめこ，しめじ，ほんしめじ，ぶなしめじ，エリンギ，まいたけ，えのきだけ，マッシュルームでも報告されている）	高温多湿な環境であり，きのこの胞子だけでなく，真菌，細菌，エンドトキシンなどの有機物質が原因となりうる．fHPを呈することもある．近年，増加傾向で，きのこ栽培業者の3.2％でHPを発症する．HP以外にもさまざまな呼吸器障害を起こし，67％で慢性咳嗽，28.6％で喘息，9.5％でODTS，4.8％で好酸球性気管支炎を認めたと報告．
温水浴槽肺	Hot tub lung (*Mycobacterium avium*), Sauna taker's lung	Hot tub lungでは感染症の病態も混在することがある．CD4/8比は増加し，肉芽腫が明瞭かつ大きい傾向にあり，一部で乾酪壊死を伴う．
小麦粉肺	菓子製造など（小麦粉）	小麦自体だけでなく，穀物に付着したカビやコナダニ，ゾウムシ，製パンの酵母なども原因になる．職業性喘息の原因にもなる．
温室栽培者肺	ラン栽培，キュウリ栽培	高温多湿のビニールハウスで発症．
その他の植物	コーヒー作業肺（コーヒー豆塵埃），茶工場（茶の粉末），野菜果物の仕分け，サトウキビ肺など	植物由来の蛋白や付着した微生物が原因となる．
その他	金属ヒューム（マンガン，六価クロム，ニッケル，カドミウムなど），製材工場労働者病（木材伐採・加工），食品加工（チーズ，ソーセージなど），サックス演奏など	

ODTS: organic dust toxic syndrome
（日本呼吸器学会過敏性肺炎診療指針2022作成委員会．過敏性肺炎診療指針2022．日本呼吸器学会；2022[11]），Sakamoto S, et al. Respir Med. 2020; 174: 106196[28]），Shimoda M, et al. Respirology. 2021; 26: 394-5[29]），Shimoda M, et al. Respir Med Case Rep. 2020; 31: 101267[30]），Shirai T, et al. Allergol Int. 2021; 70: 208-14[31]），Tanaka H, et al. Chest. 2002; 122: 1080-5[32]），Metzger F, et al. Chest. 2010; 138: 724-6[33]）を参考に作成）

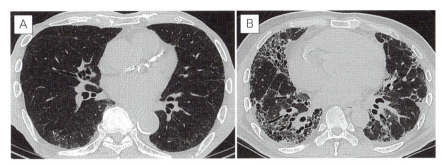

図8 過敏性肺炎のCT画像
A（非線維性過敏性肺炎）：両側びまん性に小葉中心性すりガラス影を認め，一部でモザイクパターンを呈している．
B（線維性過敏性肺炎）：両側びまん性に線維化とすりガラス影が混在し，一部でモザイクパターンを呈している．牽引性気管支拡張を伴っている．

　画像所見は non-fibrotic HP では小葉中心性粒状影，すりガラス影を認めます．fHP ではすりガラス影，線維化，モザイクパターンが混在し，蜂巣肺や強い牽引性気管支拡張を伴って IPF に類似した陰影を認めます．気管支病変を反映したモザイクパターン，air trapping は非線維性，線維性に限らず認めます 図8 [11]．non-fibrotic HP の病理学的所見はリンパ球主体の炎症細胞浸潤を伴う胞隔炎と疎な非乾酪性類上皮肉芽腫，時に Masson 体を認めます [11]．

　診断は ATS/JRS/ALAT ガイドラインにおいて診断基準が示されており，画像所見，抗原の有無，BAL，病理学的所見により確信度が示されています 図9 [11, 34]．

　治療の原則は抗原回避です．抗原回避により non-fibrotic HP の症状は数日から数週間で軽減し，fHP では軽減までに 3 週間以上を要します．抗原隔離を行うためにも抗原の同定が非常に重要になります．十分な抗原回避ができない場合，全身性ステロイド治療を行うことがありますが，副作用の面からも可能な限り短期間の投与が望ましいです．夏型をふくめ住宅に関連した HP では転居または新築が望ましく，鳥飼病症例では鳥との隔離，羽毛布団やダウンジャケットの使用中止が必要です．さらに職業に関連した HP もあり，理想的には転職が必要です [11]．しかし現実的には，自宅の大掃除や鳥を外での飼育にしたり，職場の部署変更または防塵マスクや N95 マスク着用のみが限界のこともあります．

　十分な抗原回避ができない場合，再発を繰り返したり，進行性の肺線維化をきたすことがあります．特に鳥飼病で多く，他のサブタイプでも報告されてい

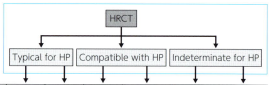

図9 過敏性肺炎の診断基準

確信度による診断は以下に分類される：確実例（definite）（＞90％の確信度），高確信例（high confidence）（確信度80～90％），中確信例（moderate confidence）（70～79％），および低確信例（low confidence）（51～69％）．すべての確信度でMDDを行う．

＊追加の臨床情報あるいはエキスパートのセカンドオピニオンでの再評価で病理所見が変わらなければ確信度は確実例（definite）となる．

（Raghu G, et al. Am J Respir Crit Care Med. 2020; 202: e36-69[34]，日本呼吸器学会過敏性肺炎診療指針2022作成委員会．過敏性肺炎診療指針2022．日本呼吸器学会；2022[11]．p.62より引用）

ます[35]．急性発症に引き続いて線維化を起こす再燃症状軽減型と症状がほとんどなく呼吸不全が進行した状態で発見される潜在性発症型があり，鳥飼病は潜在性発症型，夏型HPは再燃症状軽減型が多いです[11, 36]．fHPはIPFとの類似性が指摘されており，生存期間中央値は83カ月と予後不良です[35]．抗原回避ができず急性増悪により死亡した線維性夏型HPの症例もありますので[37]，適切な抗原の同定，環境の評価と回避の実施が重要です．

薬剤性肺障害

　薬剤性肺障害の原因となる薬剤を **表9** に示します．投与開始から発症までの期間は2，3週～2，3カ月が多いですが，中には投与から数年を経て発症するものもあります．病理学的にNSIP，OP，DIP，DADなどのパターンを認め，画像所見ではパターン分類が困難な症例もみられます．KL-6の値は画像

表9 薬剤性肺障害の主な原因薬剤

急性呼吸窮（促）迫症候群 非心原性肺水腫 急性間質性肺炎	Methotrexate（MTX），gemcitabine（GEM），Vinca alkaloids，gefitinib，bleomycin（BLM），carmustine（BCNU），cyclophosphamide（CPA），cytarabine（Ara-C），infliximab（IFX），leflunomide，amiodarone，nitrofurantoin（NFT），金製剤，aspirin，hydrochloro-thiazide（HCTZ），β受容体刺激薬，morphine，heroin，小柴胡湯，bacille de Calmette et Guérin（BCG），gen-tamicin（GM），血液製剤（TRALI：輸血関連急性肺損傷）
特発性肺線維症 肺線維症 慢性間質性肺炎 通常型間質性肺炎	NFT，amiodarone
非特異性間質性肺炎	MTX，chlorambucil，NFT，BCNU，busulfan（BUS），amiodarone，D-penicillamine，金製剤，salazosulfa-pyridine（SASP），小柴胡湯，interferon（IFN）
特発性器質化肺炎 器質化肺炎	BLM，CPA，MTX，金製剤，minocycline（MINO），cephalosporin，NFT，carbamazepine（CBZ），amiodarone，D-penicillamine，IFN-α，L-tryptophan，SASP，cocaine
好酸球性肺炎	BLM，MTX，金製剤，NFT，amiodarone，captopril，L-tryptophan，phenytoin（PHT），ヨード系造影剤，抗菌薬（セフェム系，ペニシリン系，MINO），アセチルサリチル酸，パラアミノサリチル酸，抗ロイコトリエン薬，CBZ，chlorpropamide，propylthiouracil（PTU），D-penicillamine，SASP
過敏性肺炎 肉芽腫性間質性肺疾患	MTX，金製剤，小柴胡湯，アセチルサリチル酸，SASP，抗菌薬（セフェム系，ペニシリン系，MINO），NFT，D-penicillamine，BCG
肺水腫	Ara-C，GEM，MTX，CPA，codeine，heroin，aspirin，HCTZ，三環系抗うつ薬
Capillary leak syndrome （毛細血管漏出症候群）	Interleukin-2（IL-2）
肺胞出血	化学療法薬（BLM，BCNU，CPAなど），amiodarone，cocaine，NFT，抗凝固薬，血栓溶解薬
気管支喘息	β受容体遮断薬，ACE阻害薬，aspirin，非ステロイド性抗炎症薬（NSAIDs），コハク酸エステル型の水溶性ステロイド，吸入薬による気管支攣縮（気管支拡張薬，抗菌薬，zanamivirなど），抗菌薬（ペニシリン系，セフェム系），筋弛緩薬（suxamethonium），ヨード系造影剤，chlorpromazine（CPZ）

表9 つづき

閉塞性細気管支炎	Penicillamine, SASP, 金製剤, 骨髄移植後, 健康食品（アマメシバ）
抗好中球細胞質抗体（ANCA）関連血管炎（肺胞出血）	PTU, carbimazole, hydralazine, mitomycin C（MMC）, ペニシリン系抗菌薬, SASP
肺高血圧症	食欲抑制薬（aminorex, fenfluramine）, L-tryptophan, cocaine, methamphetamine
肺静脈閉塞症	BLM, CPA, etoposide（ETP）, MMC
胸膜炎	β受容体遮断薬, amiodarone, BLM, procarbazine（PCZ）, MTX, CPA, docetaxel（DCT）, MINO
好酸球を伴う胸水貯留	Valproic acid（VPA）, PTU, NFT, dantrolene, mesalazine
薬剤誘発性lupus	CPZ, hydralazine, procainamide, isoniazid（INH）, methyldopa, penicillamine, quini-dine, PHT

（日本呼吸器学会薬剤性肺障害の診断・治療の手引き第2版作成委員会. 薬剤性肺障害の診断・治療の手引き. 第2版. 2018: メディカルレビュー社; 2018[38]. p.5より引用）

パターンにより異なり，DADパターンでは1,000U/L以上になることが多く，慢性間質性肺炎（線維化）パターンでは軽度の上昇，OPパターンやHPパターンでは上昇を認めません[6,38]．注意すべき薬剤として，アミオダロン，メトトレキサート，漢方薬，抗癌薬などがあげられます．アミオダロンは総投与量が多くなると肺障害の出現リスクが高くなります．メトトレキサートの発症リスクとして糖尿病，低アルブミン血症，関節リウマチの肺胸膜病変合併，抗リウマチ薬の投与歴，高齢などが報告されています．両薬剤ともにHPパターンまたはDADパターンが見られやすいです．漢方はオウゴンとケイヒが含まれている薬剤で起こす確率が高いと推測されていますが，確証はありません[38]．抗癌薬による薬剤性肺炎については「7．悪性腫瘍」の項目を参照ください（→p.234, 242）．

薬剤性肺障害の診断は難しく，疑わしい薬剤の投与歴とその薬剤中止により病態が改善することで診断することが多いです．再投与による増悪を含む診断基準が提唱されていますが，診断のための再投与は怖くてできませんし，重症例では薬剤中止後に経過観察する時間はなく，すぐに治療を開始するため，他のILDとの鑑別が困難であることを経験します[38]．例えばこんな症例です．

関節リウマチでメトトレキサートを使用しており，その経過中に両側びまん

性すりガラス影が出現しました．（1→3）-β-D-グルカンが軽度上昇していますが，酸素化が悪く気管支鏡検査ができません．

さて，これは薬剤性肺障害，ニューモシスチス肺炎，リウマチ肺のどれでしょう？　臨床的にはメトトレキサートを中止し，ステロイド治療，ニューモシスチス肺炎も考慮して ST 合剤投与といった対応を取ることがあります．改善後，メトトレキサートは可能であれば中止してもらい，どうしても再開が必要であれば十分注意して経過を診ます．メトトレキサートは週 1 回投与であり，内服のたびに病状が悪化していくため，階段状に増悪する経過が参考になります [38]．

薬剤リンパ球刺激試験（DLST）もありますが，保険適用外であることと陽性率は 55〜70％程度と低く，偽陽性や偽陰性の問題も指摘されています．特にメトトレキサートを使用していると偽陽性が多くなり，ミノサイクリン投与下では偽陰性になる可能性があるといわれています [38]．

治療は原因薬剤の中止あるいはステロイド投与（0.5〜1.0mg/kg/日）で改善することが多いです．定まった治療期間はありませんが，おおよそ 2 カ月間，治療反応性により短縮，延長します．一方で，重症例ではステロイドパルスや免疫抑制薬などを要することがあります．それでも DAD を示す症例ではステロイドの効果が乏しく，予後不良の症例や改善しても線維化を残すことがあります．また慢性経過でみられる UIP も治療反応性が乏しいです [38]．

防水スプレー肺（WAP）

スプレーの吸引により肺障害を起こすことがあり，多くは防水スプレーによる化学性肺炎です．急激な発症で吸入後数時間から数日以内，多くは 24 時間以内に症状が出現します．画像所見も両側びまん性のすりガラス影〜浸潤影であり，ARDS，IIPs，HP，好酸球性肺炎との鑑別が問題となります．特徴として，炎症反応が高く，末梢血好酸球数が低い傾向にあり，KL-6 は多くの症例で正常値です．BAL はマクロファージ優位です．治療についてのエビデンスは乏しく，33 例の WAP のまとめでは，63.6％にステロイドが使用されていましたが，効果がみられなかった症例が 2 例ありました．換気の悪い室内で防水スプレーを使用し，直後に喫煙することがリスクになります．喫煙と WAP の関係は明らかではありませんが，スプレーに含まれるフッ素化合物がタバコの熱によりヒュームになるのではという説があります [23]．

トラブルシューティング ステロイドの副作用予防薬

ステロイドにはさまざまな副作用があり，用量が多くなればなるほど副作用出現のリスクが高くなります[39]．

ニューモシスチス肺炎の予防：ST 合剤 1 錠/日または 2 錠×3/週[40]．

骨粗鬆症の予防：ビスホスホネートや活性型ビタミン D_3 製剤[41]．

消化性潰瘍予防：ステロイド単独投与ではリスク因子にならず，一律な投与は不要[42]．

ステロイド糖尿病：投与後 2〜3 カ月で血糖値が上昇しやすいが，ステロイドパルスやもともとの耐糖能異常があると早期に出現．食後血糖の上昇が起きやすいので朝食前血糖は正常になることも[39]．

ステロイドミオパチー：血清クレアチンキナーゼ（CK）の上昇はなく，尿中クレアチン排泄量が増加することが特徴．尿中クレアチン/（尿中クレアチン＋尿中クレアチニン）で求められる％クレアチン尿が 25〜70％に上昇し，診断の参考になる（正常は 10％以下）．対策はステロイドの減量と運動[43]．

免疫抑制その前に

ステロイドや免疫抑制薬，固形癌に対する化学療法によって B 型肝炎ウイルス（HBV）の再活性化による肝炎を発症することがあります．治療前にスクリーニング検査を行い，HBs 抗原陽性例，または HBs 抗体と HBc 抗体の少なくとも 1 つが陽性でかつ HBV DNA が 20IU/mL（1.3LogIU/mL）以上の例では核酸アナログによる予防内服が推奨されています．C 型肝炎ウイルス（HCV）は HBV に比べ再活性化肝炎が劇症化することは極めて稀です．HCV-DNA が陽性の場合には専門家へ相談をしましょう[44, 45]．その他，結核菌インターフェロンγ遊離試験（IGRA）を測定し，結核感染症の発症リスクも評価します．潜在性結核感染症（LTBI）の予防内服については原疾患の治療による結核発症リスクを考慮して決定します（→ p.161）[46]．

文献

1) 日本呼吸器学会びまん性肺疾患診断・治療ガイドライン作成委員会. 特発性間質性肺炎診断と治療の手引き 2022. 改訂第 4 版. 東京: 南江堂; 2022.
2) Maher TM. Interstitial lung disease: a review. JAMA. 2024; 331: 1655-65. PMID: 38648021.
3) Oldham JM, Lee CT, Wu Z, et al. Lung function trajectory in progressive fibrosing interstitial lung disease. Eur Respir J. 2022; 59: 2101396. PMID: 34737223.
4) Okamoto T, Fujii M, Furusawa H, et al. The usefulness of KL-6 and SP-D for the diagnosis and management of chronic hypersensitivity pneumonitis. Respir Med. 2015; 109: 1576-81. PMID: 26481343.
5) Ohnishi H, Yokoyama A, Kondo K, et al. Comparative study of KL-6, surfactant protein-A, surfactant protein-D, and monocyte chemoattractant protein-1 as serum markers for interstitial lung diseases. Am J Respir Crit Care Med. 2002; 165: 378-81. PMID: 11818324.
6) Ohnishi H, Yokoyama A, Yasuhara Y, et al. Circulating KL-6 levels in patients with drug induced pneumonitis. Thorax. 2003; 58: 872-5. PMID: 14514942.
7) Onishi Y, Kawamura T, Higashino T, et al. Clinical features of chronic summer-type hypersensitivity pneumonitis and proposition of diagnostic criteria. Respir Investig. 2020; 58: 59-67. PMID: 31615746.
8) Raghu G, Remy-Jardin M, Richeldi L, et al. Idiopathic pulmonary fibrosis (an update) and progressive pulmonary fibrosis in adults: an official ATS/ERS/JRS/ALAT clinical practice guideline. Am J Respir Crit Care Med. 2022; 205: e18-47. PMID: 35486072.
9) 日本呼吸器学会「特発性肺線維症の治療ガイドライン」作成委員会. 特発性肺線維症の治療ガイドライン 2023. 改訂第 2 版. 東京: 南江堂; 2023.
10) Yamagata A, Arita M, Tachibana H, et al. Impact of bronchoalveolar lavage lymphocytosis on the effects of anti-inflammatory therapy in idiopathic non-specific interstitial pneumonia, idiopathic pleuroparenchymal fibroelastosis, and unclassifiable idiopathic interstitial pneumonia. Respir Res. 2021; 22: 115. PMID: 33879137.
11) 日本呼吸器学会過敏性肺炎診療指針 2022 作成委員会. 過敏性肺炎診療指針 2022. 日本呼吸器学会; 2022.
12) Homma S, Sugino K, Sakamoto S. Usefulness of a disease severity staging classification system for IPF in Japan: 20 years of experience from empirical evidence to randomized control trial enrollment. Respir Investig. 2015; 53: 7-12. PMID: 25542598.
13) Natsuizaka M, Chiba H, Kuronuma K, et al. Epidemiologic survey of Japanese patients with idiopathic pulmonary fibrosis and investigation of ethnic differences. Am J Respir Crit Care Med. 2014; 190: 773-9. PMID: 25162152.
14) Nishikiori H, Chiba H, Lee SH, et al. A modified GAP model for East-Asian populations with idiopathic pulmonary fibrosis. Respir Investig. 2020; 58: 395-402. PMID: 32718834.
15) Collard HR, Ryerson CJ, Corte TJ, et al. Acute exacerbation of idiopathic pulmonary fibrosis. An international working group report. Am J Respir Crit Care Med. 2016; 194: 265-75. PMID: 27299520.
16) Zhou Y, Wang L, Huang M, et al. A long-term retrospective study of patients with biopsy-proven cryptogenic organizing pneumonia. Chron Respir Dis. 2019; 16: 1479973119853829. PMID: 31159568.
17) Shimoda M, Tanaka Y, Morimoto K, et al. Spontaneous resolution of cryptogenic organizing pneumonia: observational study. Medicine. 2023; 102: e34277. PMID: 37417600.
18) King TE, Jr., Lee JS. Cryptogenic organizing pneumonia. N Engl J Med. 2022; 386: 1058-69. PMID: 35294814.
19) Barroso E, Hernandez L, Gil J, et al. Idiopathic organizing pneumonia: a relapsing dise-

ase. 19 years of experience in a hospital setting. Respiration. 2007; 74: 624-31. PMID: 17536184.

20) Lazor R, Vandevenne A, Pelletier A, et al. Cryptogenic organizing pneumonia. Characteristics of relapses in a series of 48 patients. The Groupe d'Etudes et de Recherche sur les Maladles "Orphelines" Pulmonaires. Am J Respir Crit Care Med. 2000; 162(2 Pt 1): 571-7. PMID: 10934089.

21) Hidalgo A, Franquet T, Gimenez A, et al. Smoking-related interstitial lung diseases: radiologic-pathologic correlation. Eur Radiol. 2006; 16: 2463-70. PMID: 16865368.

22) 日本呼吸器学会 COPD ガイドライン第 6 版作成委員会，編．COPD（慢性閉塞性肺疾患）診断と治療のためのガイドライン 2022．第 6 版．東京：メディカルレビュー社；2022．

23) Shimoda M, Tanaka Y, Fujiwara K, et al. Waterproofing spray-associated pneumonitis review: comparison with acute eosinophilic pneumonia and hypersensitivity pneumonitis. Medicine. 2021; 100: e25054. PMID: 33725891.

24) 日本呼吸器学会・日本リウマチ学会合同膠原病に伴う間質性肺疾患診断・治療指針作成委員会．膠原病に伴う間質性肺疾患 診断・治療指針 2020．東京：メディカルレビュー社；2020．

25) 須田隆文，大山吉幸．特集 呼吸器画像診断―エキスパートの視点Ⅲ．間質性肺疾患，またはびまん性肺疾患膠原病肺の画像所見の特徴は？ 呼吸器ジャーナル．2017; 65: 82-92.

26) Tsuji H, Nakashima R, Hosono Y, et al. Multicenter prospective study of the efficacy and safety of combined immunosuppressive therapy with high-dose glucocorticoid, tacrolimus, and cyclophosphamide in interstitial lung diseases accompanied by anti-melanoma differentiation-associated gene 5-positive dermatomyositis. Arthritis Rheumatol. 2020; 72: 488-98. PMID: 31524333.

27) Fischer A, Antoniou KM, Brown KK, et al. An official European Respiratory Society/ American Thoracic Society research statement: interstitial pneumonia with autoimmune features. Eur Respir J. 2015; 46: 976-87. PMID: 26160873.

28) Sakamoto S, Furukawa M, Shimizu H, et al. Clinical and radiological characteristics of ultrasonic humidifier lung and summer-type hypersensitivity pneumonitis. Respir Med. 2020; 174: 106196. PMID: 33096316.

29) Shimoda M, Morimoto K, Tanaka Y, et al. Features of humidifier lung and comparison with summer-type hypersensitivity pneumonitis. Respirology. 2021; 26: 394-5. PMID: 33594737.

30) Shimoda M, Morimoto K, Tanaka Y, et al. Humidifier lung induced by endotoxin and various pathogens: characteristic differences from other phenotypes of hypersensitivity pneumonitis. Respir Med Case Rep. 2020; 31: 101267. PMID: 33251102.

31) Shirai T, Tanino Y, Nikaido T, et al. Screening and diagnosis of acute and chronic bird-related hypersensitivity pneumonitis by serum IgG and IgA antibodies to bird antigens with ImmunoCAP(R). Allergol Int. 2021; 70: 208-14. PMID: 33041192.

32) Tanaka H, Saikai T, Sugawara H, et al. Workplace-related chronic cough on a mushroom farm. Chest. 2002; 122: 1080-5. PMID: 12226058.

33) Metzger F, Haccuria A, Reboux G, et al. Hypersensitivity pneumonitis due to molds in a saxophone player. Chest. 2010; 138: 724-6. PMID: 20822994.

34) Raghu G, Remy-Jardin M, Ryerson CJ, et al. Diagnosis of hypersensitivity pneumonitis in adults. An official ATS/JRS/ALAT clinical practice guideline. Am J Respir Crit Care Med. 2020; 202: e36-69. PMID: 32706311.

35) 日本呼吸器学会過敏性肺炎診療指針 2022 作成委員会．過敏性肺炎診療指針 2022 第 14 章 わが国における代表的な過敏性肺炎 1 夏型過敏性肺炎：日本呼吸器学会；2022．p.86-9.

36）Yoshizawa Y, Ohtani Y, Hayakawa H, et al. Chronic hypersensitivity pneumonitis in Japan: a nationwide epidemiologic survey. J Allergy Clin Immunol. 1999; 103(2 Pt 1): 315-20. PMID: 9949324.

37）稲瀬直彦，張本彩歌，遠藤順治，他．急性増悪をきたした慢性夏型過敏性肺炎の1例．日呼吸会誌．2004; 42: 347-52.

38）日本呼吸器学会薬剤性肺障害の診断・治療の手引き第2版作成委員会．薬剤性肺障害の診断・治療の手引き．第2版．2018: メディカルレビュー社；2018.

39）鈴木翔太郎．ARDSに対するステロイド，ステロイドの副作用と対策．Jpn Respir Care. 2022; 39: 145-52.

40）Park JW, Curtis JR, Kim MJ, et al. Pneumocystis pneumonia in patients with rheumatic diseases receiving prolonged, non-high-dose steroids-clinical implication of primary prophylaxis using trimethoprim-sulfamethoxazole. Arthritis Res Ther. 2019; 21: 207. PMID: 31521185.

41）日本骨代謝学会ステロイド性骨粗鬆症の管理と治療ガイドライン改訂委員会作業部会．ステロイド性骨粗鬆症の管理と治療ガイドライン．2014年改訂版．日本骨代謝学会；2014. Available from: http://jsbmr.umin.jp/guide/pdf/gioguideline.pdf.

42）日本消化器病学会．消化性潰瘍診療ガイドライン2020．改訂第3版．東京：南江堂；2020.

43）上阪 等．ステロイドミオパチーの発症機序，診断と治療．BRAIN and NERVE. 2013; 65: 1375-80.

44）Drafting committee for hepatitis management guidelines tJSoH. Japan Society of Hepatology guidelines for the management of hepatitis B virus infection: 2019 update. Hepatology Research. 2020; 50: 892-923.

45）Drafting committee for hepatitis management guidelines tJSoH. Japan Society of Hepatology guidelines for the management of hepatitis C virus infection: 2019 update. Hepatology Research. 2020; 50: 791-816.

46）日本結核病学会予防委員会・治療委員会．潜在性結核感染症治療指針．結核．2013; 88: 497-512.

47）日本肝臓学会肝炎診療ガイドライン作成委員会．B型肝炎治療ガイドライン．第4版・簡易版．日本肝臓学会；2022.

Chapter 4 疾患各論

7 悪性腫瘍

A 肺癌

- ☑ 治療方針は組織型（小細胞癌か非小細胞癌）と病期分類，年齢，パフォーマンスステイタス（PS）で決定する
- ☑ 化学療法は開発の歴史を知るとわかりやすい
- ☑ 化学療法の選択において，同列の薬同士を比較した研究が乏しく，推奨薬のなかでどれを選択するかの明確な指標はない
- ☑ いつ，どんな副作用が起こりやすいのかを把握する

　呼吸器内科医が扱う悪性腫瘍は肺癌を筆頭に胸膜中皮腫，胸腺腫/胸腺癌などがあり，さらに転移性肺腫瘍や悪性胸水などで診断した原発不明癌も呼吸器内科医が治療することがあります．悪性腫瘍に関わる情報量は膨大であり，化学療法は日に日に更新され新たな治療方法が更新されていきます．病期分類であるTNM分類 表1 一つとっても非常に複雑であり，肺癌取扱い規約を参照しながら診療している先生も多いと思います．では若手の先生がどんなことに困るのか．私がレジデントのときに感じたのは，どの薬剤を選択すればよいかがわかりづらく，試験名を羅列されてもピンとこないことでした．ここでは肺癌を中心に日常診療で問題となることを解説し，悪性腫瘍の診療に必要な基礎を作れればと思います．

表1 原発性肺癌病期分類（UICC-TNM分類第9版）

T/M			N0	N1	N2		N3
					N2a	N2b	
T1	T1a	充実成分径≦1cmかつTis，T1miに相当しない	ⅠA1	ⅡA	ⅡB	ⅢA	ⅢB
	T1b	充実成分径＞1かつ≦2cm	ⅠA2				
	T1c	充実成分径＞2かつ≦3cm	ⅠA3				
T2	T2a	• 充実成分径＞3かつ≦4cm • 臓側胸膜浸潤 • 隣接する肺葉への浸潤 • 腫瘍が主気管支に及ぶか，肺門まで連続する部分的または一側全体の無気肺か閉塞性肺炎がある	ⅠB	ⅡB	ⅢA	ⅢB	
	T2b	充実成分径＞4かつ≦5cm	ⅡA				
T3		• 充実成分径＞5かつ≦7cm • 壁側胸膜，胸壁への浸潤 • 心膜，横隔神経，奇静脈への浸潤 • 胸部神経根（T1，T2など）または星状神経節への浸潤 • 原発巣と同一葉内の不連続な副腫瘍結節	ⅡB	ⅢA	ⅢB	ⅢC	
T4		• 充実成分径＞7cm • 縦隔，胸腺，気管，気管分岐部，反回神経，迷走神経，食道，横隔膜への浸潤 • 心臓，大血管（大動脈，上・下大静脈，心膜内肺動静脈），腕頭動脈，総頸動脈，鎖骨下動脈への浸潤 • 椎体，椎弓版，脊柱管，頸椎神経根，腕神経叢への浸潤 • 原発巣と同側の異なった肺葉内の副腫瘍結節	ⅢA	ⅢB	ⅢC	
M1	M1a	対側肺内の副腫瘍結節，胸膜結節，悪性胸水，悪性心囊水	ⅣA				
	M1b	胸腔外への一臓器への単発遠隔転移					
	M1c1	胸腔外の一臓器への多発遠隔転移	ⅣB				
	M1c2	胸腔外の多臓器への多発遠隔転移					

（Rami-Porta R, et al. J Thorac Oncol. 2024; 19: 1007-27[1] より）

原発性肺癌

原発性肺癌で問題となるのは大きく分けて 3 つあります．治療法の選択，癌合併症，そして副作用です．まずは治療選択についてですが，組織型（小細胞肺癌か非小細胞肺癌か）と病期分類，年齢とパフォーマンスステイタス（PS）を考慮します[2]．

非小細胞肺癌

表2 に肺癌診療ガイドラインで推奨されている病期分類をもとにした非小細胞肺癌における治療方針を記載します[2]．

まず大雑把に理解しましょう．非小細胞肺癌ではステージⅠ期とⅡ期は手術適応となり，ⅢA 期とⅢB 期で N2 以下では手術を検討でき，ⅢB 期で N3 以上とⅢC 期は化学放射線療法，Ⅳ期は化学療法が推奨されます．手術適応は"片側からアプローチできる範囲"と表現されますが，対側のリンパ節転移がない症例，すなわち N2 以下となります．

手術不可能な場合は以下の治療が推奨となります．

- Ⅰ期＝放射線治療
- Ⅱ期＝放射線治療または化学放射線療法
- Ⅲ期＝化学放射線療法

高齢や PS が低いために手術や化学療法が適応にならない場合でも，ADL が自立しているⅠ期症例には放射線治療が検討できます．

表2 非小細胞肺癌の治療

	N0	N1	N2	N3	M1
T1	手術または放射線治療		化学療法＋放射線治療（場合により手術を検討）	化学療法±放射線治療	化学療法
T2	手術または放射線治療		化学療法＋放射線治療（場合により手術を検討）	化学療法±放射線治療	化学療法
T3		手術または化学療法＋放射線治療	化学療法＋放射線治療（場合により手術を検討）	化学療法±放射線治療	化学療法
T4	化学療法＋放射線治療（場合により手術を検討）	化学療法＋放射線治療（場合により手術を検討）	化学療法＋放射線治療	化学療法±放射線治療	化学療法

(Rami-Porta R, et al. J Thorac Oncol. 2024; 19: 1007-27[1] を参考に作成)

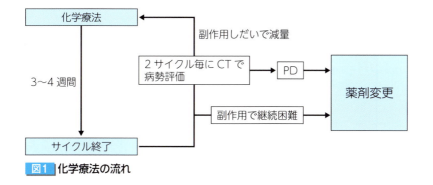

図1 化学療法の流れ

　次に化学療法についてです．まずは化学療法を行う際の流れを簡潔に示します 図1 ．化学療法の多くは3週間を1サイクルとして繰り返し投与を行います．2サイクルごとをめどにCTで病勢評価を行い，後述する効果判定で進行（PD）となるまで続けます．化学療法によって4〜6サイクルで終了し経過観察するものもあれば，4サイクル施行後に維持療法を行う薬剤（ペメトレキセド［PEM］，ベバシズマブ［Bev］，免疫チェックポイント阻害薬）や最初の治療をPDになるまで継続する薬剤（ドセタキセル［DTX］＋ラムシルマブ［RAM］や免疫チェックポイント阻害薬単独投与）もあります．さらにチロシンキナーゼ阻害薬（TKI）は毎日内服し，サイクルという概念はなくPDになるまで継続します．

　次に化学療法の歴史を振り返ってみましょう 図2 ．ちなみに薬剤名はすべて一般名や略語にしています．医者同士の会話や勉強会などで一般名が飛び交いますので，化学療法については一般名と略語も覚えたほうがよいと思います．

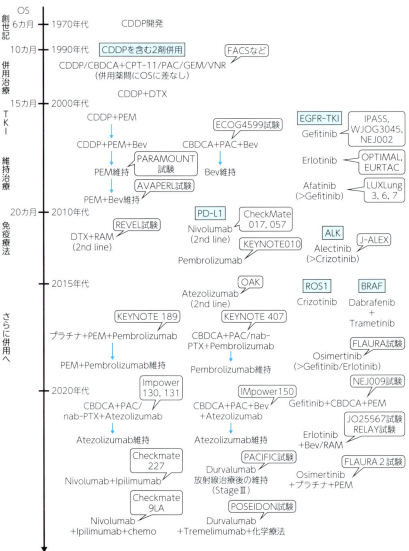

図2 化学療法開発の歴史

CDDP: シスプラチン, CBDCA: カルボプラチン, CPT-11: イリノテカン, PAC: パクリタキセル, GEM: ゲムシタビン, VNR: ビノレルビン, DTX: ドセタキセル, PEM: ペメトレキセド, Bev: ベバシズマブ, RAM: ラムシルマブ, nab-PTX: アブラキサン, PD-L1: programmed death-ligand 1, EGFR-TKI: epidermal growth factor receptor-tyrosine kinase inhibitor, ALK: anaplastic lymphoma kinase, ROS1: c-ros oncogene 1, BRAF: v-raf murine sarcoma viral oncogene homolog B, OS: 全生存期間
(筆者作成)

本当に大まかな流れですが，以下の通りです．

シスプラチン誕生
　↓
白金製剤（CDDP/ カルボプラチン［CBDCA］）を含む 2 剤併用療法
　↓
遺伝子変異症例に対しチロシンキナーゼ阻害薬（TKI）誕生
　↓
VEGF 阻害薬を含めた 3 剤併用療法
　↓
ペメトレキセド（PEM）やベバシズマブ（Bev）の維持療法
　↓
PD-L1 陽性症例に免疫チェックポイント阻害薬（ICI）誕生
　↓
さらにそれらを併用へ

　TKI 誕生から 20 年程度でこんなにも変化しているのが驚きです．いや歴史なんて興味ないしと思っている先生，実はこの流れを知ることが化学療法を理解するうえで役に立ちます．化学療法は基本的に出し惜しみせず一番効果が期待できるものから開始します．遺伝子変異陽性例では TKI を選択し，陰性例では最新の化学療法から逆に歴史をたどっていくというイメージで考えるとわかりやすいと思います．もし禁忌があったり高齢や PS が低いため多剤の併用が困難な場合は，投与できる薬があるところまでさかのぼります．

　以上より化学療法の選択は以下の通りおおまかに理解しましょう．

遺伝子変異陽性：TKI（EGFRex19 欠失または L858R 変異陽性例ではオシメルチニブ＋プラチナ製剤＋ペメトレキセド併用療法も可能）

遺伝子変異陰性：ICI 含めた 3～4 剤併用療法またはニボルマブ＋イピリムマブ → ICI を単剤または ICI を含まない多剤併用療法 → 単剤治療

※大まかな解説であることに注意してください．また肺癌の化学療法は次々に新しい治療法が出てきますので最新の情報をアップデートしてください．

　では具体的にどの薬を選んだらよいのか．実は同列の薬同士を比較した研究が乏しいため，どちらを選択してもよいという組み合わせがけっこうあります．例えば最新の ICI を含めた 3～4 剤併用療法の有効性は主に ICI なしの化学療

法と比較されており，ICIを含めた3〜4剤併用療法同士を直接比べてはいませんのでここからは患者さんごとの病状や禁忌などを考慮して主治医の判断によるところが大きくなります（年齢や組織型から併用する細胞障害性抗癌剤の種類で選択したり，PD-L1の数値により使い分けをしたり，PD-L1が高発現であればICI単剤も可）．一方でEGFR-TKIについてはガイドラインでEx19欠失またはL858R変異ではオシメルチニブが第一選択になっています．Uncommon mutation（Ex18-21変異）についてはアファチニブが強く推奨されています．L858R変異ではエルロチニブ＋RAM療法も注目されています[1]．

薬剤選択に特に注意が必要な病態は以下の通りです．

- 間質性肺炎症例 → 薬剤性肺炎のリスクになる薬 **表3** は可能な限り避ける[3]．逆にCDDP，CBDCA，テガフール・ギメラシル・オテラシルカリウム（S-1），アルブミン結合パクリタキセル（nab-PTX），パクリタキセル（PTX），エトポシド（ETP）は比較的安全性が高い．
- 血痰／喀血，転移性脳腫瘍症例 → VEGF阻害薬（Bev，RAM）は血栓や出血の副作用が報告されており避ける．
  ※ VEGF阻害薬の投与中はD-dimerもフォローする．

表4 にガイドラインを元にした推奨薬をまとめます．

3次治療以降はエビデンスがなく，ガイドラインでも記載はありませんが，実臨床ではPSが維持できていれば使用していない薬剤の中から選択して投与しています．先述した通り肺癌の治療は日進月歩で更新されており定期的な情報のアップデートが必要になります．

小細胞肺癌

小細胞肺癌では病期分類に加え，限局型（limited disease: LD）と進展型（extensive disease: ED）に分けて考えます **表5** ．LDは定まった定義はないものの病変が同側胸郭内，対側縦隔，対側鎖骨上窩リンパ節までに限られており，悪性胸水，心嚢水を有さないものとされます．基本的には放射線治療ができるかどうかの境界になります[1]．

小細胞肺癌で使用される化学療法のレジメンはプラチナ製剤＋CPT-11，プラチナ製剤＋ETP，AMRがあげられます．1st lineはCPT-11かETPを含めたレジメンが推奨されていますが，CPT-11は薬剤性肺炎のリスクがありますので放射線治療を併用する場合はETPを選択します．近年，小細胞肺癌にもICIを併用する流れがあり，EDでPS0-1ではプラチナ製剤＋ETP＋アテゾリ

表3 薬剤性肺炎のリスク

	薬剤	頻度（%）
殺細胞性抗癌薬	パクリタキセル（PTX）	0.54
	ドセタキセル（DTX）	0.6
	アムルビシン（AMR）	2.2
	ゲムシタビン（GEM）	1.0
	ペメトレキセド（PEM）	3.6
	ビノレルビン（VNR）	2.5
	シスプラチン（CDDP）	<0.1
	カルボプラチン（CBDCA）	0.1
	S-1	0.3
TKI	ゲフィチニブ	3.98
	エルロチニブ	4.52
	アファチニブ	4.4
	オシメルチニブ	5.8
	クリゾチニブ	5.9
	アレクチニブ	3.84
ICI	ニボルマブ	5.8
	ペムブロリズマブ	3.7
	アテゾリズマブ	8.9
	デュルバルマブ	13.9（放射線肺炎含む）

（厚生労働省．重篤副作用疾患別対応マニュアル 間質性肺炎（肺臓炎，胞隔炎，肺線維症）．2006[3]を参考に作成）

表4 化学療法推奨薬のまとめ

		PS	推奨薬	間質性肺炎あり	血痰/喀血, 転移性脳腫瘍あり
ステージⅢ					
		0〜1	化学放射線療法 ↓ 放射線終了後にDurvalumab （放射線照射部位が広く適応なければ ステージⅣに準ずる）	プラチナ製剤含む多剤併用 ※高齢者はCBDCAを検討	VEGF阻害薬を含まないレジメンを選択（その他は変更なし）
		2〜3	単剤治療 or BSC		
		4	BSC		
ステージⅣ					
EGFR変異陽性	Ex19欠失, L858R変異	0〜2	オシメルチニブ （TKI＋細胞障害性抗癌剤併用療法： PS2での使用の根拠は明白でない）	ドライバー遺伝子変異/転座陰性かつPD-L1陰性に準ずる	変更なし
	T790M変異		オシメルチニブ		
	Ex18-21変異		アファチニブ（強い推奨）， オシメルチニブ		
	Ex20挿入変異		CBDCA＋PEM＋アミバンタマブ （TKI単独治療は推奨されない）		
		3〜4	ゲフィチニブ or BSC	BSC	
ALK融合遺伝子陽性		0〜1	アレクチニブ （ブリグチニブ，ロルラチニブ）	ドライバー遺伝子変異/転座陰性かつPD-L1陰性に準ずる	変更なし
		2以下	アレクチニブ		
ROS1融合遺伝子陽性			クリゾチニブ，エヌトレクチニブ		
BRAF遺伝子V600E変異陽性			ダブラフェニブ＋トラメチニブ		
MET遺伝子変異陽性			テポチニブ，カプマチニブ		
NTRK融合遺伝子陽性			エヌトレクチニブ，ラロトレクチニブ		
RET融合遺伝子陽性			セルペルカチニブ		
KRAS遺伝子陽性			KRAS遺伝子陰性に準ずる		

表4 つづき

ドライバー遺伝子変異/転座陰性	PD-L1問わず	0〜1	ICI併用療法またはICI単剤（ペンブロリズマブ，アテゾリズマブ） ※1 特にPD-L1≧50%ではICI単剤で高い臨床効果が期待できる．一方でPD-L1<1%での単剤治療の適応はない ※2 PD-L1阻害薬＋CTLA-4阻害薬±プラチナ製剤併用はPD-L1<50%で推奨 ※3 75歳以上では単剤と併用で差はないという報告もある（NEJ 057試験）	プラチナ製剤含む2〜3剤併用（薬剤性肺炎のリスクがある薬剤は避ける） ※高齢者はCBDCAを検討	VEGF阻害薬を含まないレジメンを選択（その他は変更なし） ※高齢者はCBDCAを検討
	PD-L1≧50%	2	ペンブロリズマブまたは細胞障害性抗癌剤単剤（可能であればCBDCA併用）	細胞障害性抗癌剤単剤（可能であればCBDCA併用）（薬剤性肺炎のリスクがある薬剤は避ける）	細胞障害性抗癌剤単剤（可能であればCBDCA併用）
	PD-L1<50%		細胞障害性抗癌剤単剤（可能であればCBDCA併用）		
	PD-L1問わず	3〜4	BSC		

2次治療

ドライバー遺伝子変異/転座陽性			TKIローテーション可 KRAS遺伝子G12C変異陽性ではソトラシブ（現在一次治療における試験が進められている）	ドライバー遺伝子変異/転座陰性かつPD-L1陰性に準ずる	変更なし
HER2遺伝子変異陽性			トラスツズマブ デルクステカン		
PD-L1 1%以上		0〜2	ICI		
75歳以下		0〜1	DTX＋RAM	単剤治療*	DTX
		2	単剤治療*		
75歳以上		0〜2			
		3〜4	BSC		

*エビデンスは確立していませんが，私はプラチナ製剤併用を行うこともあります．
（Rami-Porta R, et al. J Thorac Oncol. 2024; 19: 1007-27[1] を参考に作成）

表5 小細胞肺癌の治療

	LD		ED
	N0	N1以上	
T1	手術＋化学療法	化学療法＋放射線治療	化学療法
T2			
T3以上			

(Rami-Porta R, et al. J Thorac Oncol. 2024; 19: 1007-27[1]) を参考に作成)

ズマブあるいはデュルバルマブ（4サイクル終了後に増悪がなければICI維持療法）が推奨されています[1]．二次療法以降の治療はエビデンスがありませんが，私はAMR，CBDCA＋nab-PTX，ノギテカンなどを含め使用していない薬剤の中で選択し，特に60〜90日以内に再発するrefractory relapseではAMRが推奨されます．3次治療以降の治療としてタルラタマブ療法が弱く推奨されています．

- LD：プラチナ製剤＋ETP＋放射線治療
- ED：CBDCA＋ETP＋アテゾリズマブ，CDDP/CBDCA＋ETP＋デュルバルマブ，またはプラチナ製剤＋CPT-11/ETP
- ED（間質性肺炎あり）：プラチナ製剤＋ETP
- PS4：薬物療法は推奨されない

治療効果判定

化学療法の治療効果判定はRECISTガイドラインに準じます．測定可能病変は非リンパ節病変では長径1cm以上，リンパ節病変では短径1.5cm以上，ベースラインにおいて各臓器2病変以上，合計最大5個までを標的病変として選択します．最初はベースラインと比較し，その後は経過中に最小となった時からの腫瘍径の変化を比較して判断します[4]．つまり腫瘍が一番小さかった時に比べてどのくらい大きくなった，または小さくなったかで判定します．その評価は全標的病変の径の和（非リンパ節病変では長径，リンパ節病変では短径）を比較しその縮小率または増大率でCR（完全奏効），PR（部分奏効），SD（安定），PD（進行）と分類します 表6 ．評価のタイミングは6〜8週毎が推奨され，化学療法のサイクルの終了時にCTを撮影することが一般的です[4]．

表6 標的病変の治療効果判定

	標的病変
CR（完全奏効）	すべての標的病変の消失
PR（部分奏効）	30％以上減少
SD（安定）	PRとPDの間
PD（進行）	20％以上増加かつ径の和が5mm以上増加，または新出病変あり

（Eisenhauer EA, et al. Eur J Cancer. 2009; 45: 228-47[4]) を参考に作成）

放射線治療

放射線治療には以下のものがあります[2]．放射線治療で問題になるのは照射期間と合併症です．分割照射の場合，照射自体は5～10分程度で終了しますが，平日毎日の治療が必要になります．そのため頻回の通院が難しい患者さんでは照射の期間中ずっと入院していなければならないことがあります．肺野への放射線照射は肺全体の30％が上限となります[5]．

- 根治目的の照射
- ・非小細胞肺癌Ⅰ～Ⅱ期症例に対する単独照射：手術不能例で適応．定位照射が推奨．
- ・非小細胞肺癌局所進行例に対する化学放射線療法：化学療法と同時に60Gy以上を分割照射．60Gy/30回（6週）が一般的．
- ・限局型小細胞肺癌（LD）に対する化学放射線療法：化学療法と同時に45Gy以上を分割照射．45Gy/30回（1日2回，3週）が一般的．

- 術前術後照射
- 姑息的照射
- ・転移性骨腫瘍に対する疼痛コントロール目的：20Gy/5回，30Gy/10回など．また疼痛に対しゾレドロン酸またはデノスマブによる治療も推奨．
- ・気道閉塞予防/上大静脈症候群に対する照射：30Gy/10回（2週），37.5Gy/15回（3週），40Gy/20回（4週）など．

- 転移性脳腫瘍に対する照射
・ガンマナイフ：1回照射．4個以下で腫瘍径3cm程度までの病変が推奨されるが，10個以上の転移も検討可能．
・全脳照射：小細胞肺癌の多発性脳転移に対し推奨．
・小細胞肺癌予防的全脳照射：LDで治療効果がCRでありかつPS良好の場合に25～30Gyを分割照射．
・リニアックによる定位照射：高精度な位置合わせが可能であり，多方向から病変に集中して照射できるため周囲の正常組織へのダメージを最小限に抑えることが可能．

- 重粒子線：放射線肺炎のリスクが低いといわれており，2024年6月より肺癌に対する保険適用となった

　放射線治療の有害事象は皮膚，食道，肺に炎症を起こすことがあり，その症状は照射部位に一致して表れます．特に放射線肺炎は照射部位に沿った直線状の陰影を認めることが多いので肺炎出現時は照射部位との比較を行いましょう．
・皮膚障害（治療開始2～3週に出現）：保湿剤，ステロイド外用
・食道炎（治療開始2週間～終了後2週間に出現）：粘膜保護剤（アルギン酸ナトリウム）
・放射線肺炎（治療終了～半年程度に出現）：有症状ではステロイド治療（プレドニゾロン0.5～1.0mg/kg）が必要[5]．時に重症化して予後不良になることがあり，間質性肺疾患を有する症例では原則禁忌です．
　また放射線療法中の顆粒球コロニー形成刺激因子製剤（G-CSF）投与により血小板減少症を起こすとの報告があるため，胸部放射線療法中のG-CSF投与は避けたほうがよいと考えられます[6]．

副作用対策

　化学療法の副作用はどの症状がいつ出現するかが大事です 図3 ．特に食欲不振や嘔気/嘔吐は投与後数日～1週間程度，骨髄抑制は投与1～2週間程度で出現します．さらに脱毛や末梢神経障害は1サイクル目が終了した後にみられます[7]．私は初回のサイクルに限り副作用のチェックのため7～14日程度入院で経過観察をしています．

■ 嘔気/嘔吐，食欲低下
　投与後数日で出現し1週間程度で自然に改善します．最近は制吐薬の発展に

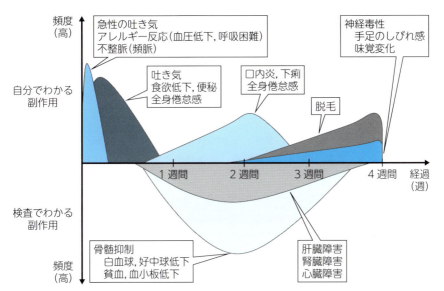

図3 細胞傷害性抗癌薬によるAdverse Event
(加藤晃史. 2019; 59: 1122-4[7])

より症状は軽度ですむことが多くなっています．治療は対症療法であり，制吐薬や補液，場合によりデカドロンの投与を行い，軽快するまでの症状緩和を行います[7]．

■ **発熱性好中球減少症（febrile neutropenia: FN）**[8]
定義：37.5℃以上の発熱＋好中球数が 500/μL 以下または 1000/μL 以下で 48 時間以内に 500/μL 以下になると予想される

対応：
① 抗菌薬投与前に血培採取（陽性率は約 10〜25％でコアグラーゼ陰性ブドウ球菌が多い）
② 入院のうえ抗緑膿菌作用のある抗菌薬治療（CFPM 2g 1日2回, TAZ/PIPC 4.5g 1日3回）を行います．軽症であれば CVA/AMPC＋CPFX による外来治療も可能とされていますが介護者がいて緊急時の病院へのアクセスが問題なくできるなどの条件があり，無理せず入院対応でよいと考えます．
③ 好中球減少持続期間が 4〜7 日以上になる症例では真菌感染症を考慮する必要があります．
④ G-CSF の使用について[6]
・一次予防（白血球数に関係なく予防投与）：DTX＋RAM については投与を

弱く推奨，その他の化学療法では投与しないことを弱く推奨されています．

・二次予防（前サイクルで FN や遷延性好中球減少症を発症した後のサイクルで予防投与）：化学療法を減量しないほうがよいと判断した場合に次サイクルで G-CSF 投与することを弱く推奨しています．（OS の延長はないが，FN 発症率は低下）

・治療（FN 発症時の投与）：死亡率の有意な改善は認めないため投与を行わないことを弱く推奨しています．しかし長期間続く好中球減少，好中球数 100/μL 未満，高齢，重篤な全身状態，真菌感染などは投与を検討します．

■ 脱毛

細胞障害性抗癌剤の 1 サイクル目が終了する頃から徐々に出現します．薬剤投与中は持続しますが，投与終了後 3～6 カ月後に再び生えてきます[7]．

■ 末梢神経障害

PTX や nab-PTX を中心に末梢神経障害を起こし手足のしびれや感覚低下をきたすことがあります．発症した場合は対症療法しかありません．薬剤投与中に手足の末梢を冷やすなど血管を収縮させることで薬剤の分布を抑制すると起こりにくいという報告もあります[9]．

■ 薬剤性肺炎

表3 に薬剤性肺炎の発症率を記載しています．特に TKI，ICI，DTX，GEM，CPT-11，AMR は薬剤性肺炎を起こすリスクが比較的高いため間質性肺疾患症例への投与や放射線併用には慎重な検討が必要です．軽症であれば薬剤中止のみで改善しますが，有症状時，特に呼吸不全を認める時はステロイド治療を行います（→ p.220）[3]．

■ 免疫関連有害事象（immune-related adverse events: irAE）

免疫チェックポイント阻害薬（ICI）は通常の抗癌剤とは異なり，T 細胞の再活性化により腫瘍に対する免疫応答を高める治療薬です．そのため自己免疫疾患様の有害事象（irAE）が出現することがあります．表7 に代表的な irAE を記載します[10, 11]．irAE の対応は，軽症は対症療法を行って化学療法を継続し，重症では投与を中止してステロイド治療を行うことが多いです．また Grade 1～2 では改善後に再投与を検討することがあります[11]．薬剤によって再投与の基準など変わりますので詳細はガイドラインなどを参照ください．

■ その他

PEM は葉酸とビタミン B12 の投与で副作用を軽減できることがわかっており，PEM 投与の 7 日以上前から葉酸の内服（1 日 1 回）とビタミン B12 の筋注（9 週間ごと）を行います．

表7 代表的な免疫関連有害事象（irAE）のまとめ

分類	頻度	有害事象	発症時期目安
皮膚障害	32.4〜58.7%	皮疹，白斑，乾癬	2.1〜5.1週
肺障害	1.9〜8.0%	薬剤性肺障害	10.0〜15.4週
肝・胆・膵障害	6.0〜9.0%	肝障害，自己免疫性肝炎，胆管炎	6.0〜9.0週
胃腸障害	24.9〜44.0%	大腸炎，悪心/嘔吐，腸穿孔	4.9〜7.1週
心血管系障害		心筋炎，血管炎	
腎障害	1.5〜6.5%	自己免疫性糸球体腎炎，間質性腎炎	9.7〜15.7週
神経・筋・関節障害	0.3〜2.3	自己免疫性脳炎，無菌性髄膜炎，脊髄炎，脱髄性ニューロパチー（ギランバレー症候群，慢性炎症性脱髄性ニューロパチー），重症筋無力症，筋炎，リウマチ性多発筋痛症，関節炎	11.7〜13.1週
内分泌障害	8.5〜39.1%	甲状腺機能低下症/亢進症，副腎機能障害，下垂体不全，1型糖尿病，低血圧症	6.1〜10.2週
眼障害		ブドウ膜炎，結膜炎，上強膜炎	
インフュージョンリアクション	2.0〜4.5%	発熱，悪寒，瘙痒感，発疹，血圧や脈拍の変動，血管性浮腫（口唇や眼瞼），気管支痙攣，呼吸困難など	3.1〜6.1週
その他		血小板低下，無顆粒球症，血友病，溶血性貧血，血球貪食症候群など	

(Tang SQ, et al. Cancer Res Treat. 2021; 53: 339-54[10]，日本臨床腫瘍学会，編．がん免疫療法ガイドライン第2版．東京：金原出版；2023[11] を参考に作成)

癌緊急症（オンコロジーエマージェンシー）

　癌緊急症は悪性腫瘍に関連した緊急な対応が必要な病状の総称であり，以下に代表的なものをあげていきます[12].
① 高カルシウム血症：腫瘍からの副甲状腺ホルモン関連蛋白（PTHrP）分泌や広範な骨転移に伴って高カルシウム血症を呈し，意識障害や脱水と腎障害を起こします．細胞外液の点滴とビスホスホネート，ループ利尿薬などで対応します．カルシトニンの筋肉注射は数時間で効果を認めますが2, 3日で不応性になります．ビスホスホネート不応性の症例ではデノスマブを検討します．
② 抗利尿ホルモン不適合分泌症候群（SIADH）：抗利尿ホルモン分泌腫瘍では

低ナトリウム血症を起こします．水分制限，塩分補充，ループ利尿薬などで対応し，重症例では 3%生理食塩水やトルバプタンの投与を検討します．

③ 頭蓋内圧亢進：転移性脳腫瘍による浮腫や出血などで脳圧が亢進し，頭痛，痙攣，意識障害，脳神経障害を呈します．グリセリン 200mL ＋デカドロン 4~6mg を 1 日 2 回投与し，デカドロンは 1 週間程度投与してから漸減します．転移性脳腫瘍に対してはガンマナイフを検討します．

④ 気道閉塞：腫瘍により気道が圧迫されたり内腔への浸潤により気道が狭窄／閉塞を起こすと喘鳴や急激な呼吸不全を起こします．緊急時は気管挿管により気道確保を行います．化学療法に加え，放射線治療，気管支ステント留置，レーザー治療／高周波治療やバルーン気管支形成術も選択肢となります．気道ステントは呼吸困難を伴う 50%以上の狭窄で適応となり，シリコンステント，金属ステント，ハイブリッドステントがあります 表8 [13, 14]．また

表8 気道ステントの種類

ステント	種類	留置法	特徴
シリコン製ステント	Dumon Stent	全身麻酔下で硬性気管支鏡を使用	• 拡張力が弱いため術前にレーザーなどで十分な前拡張を行う必要がある • 腫瘍のステント内増殖がない • 長さ調節や形の成形が可能 • 抜去や位置の修正が可能 • 気管から主気管支にわたる狭窄にはY型ステントを用いる
	TM stent		
	T-tube		
自己拡張型金属ステント	Ultraflex	局麻下で軟性気管支鏡を使用しX線透視を見ながらガイドワイヤーを使用	• 留置しやすい • 屈曲・変形した気道や遠位と近位で径が異なる気道にも使用できる • 留置前拡張をあまり必要としない • Covered type（膜張型）とUncovered type（膜なし型）があり，膜なし型は線毛運動を妨げないが腫瘍のステント内増殖を起こし得る • 抜去は難しい • 悪性腫瘍のみ適応
ハイブリッドステント	AERO stent		• シリコンと金属の両方の特性を持つ（腫瘍浸潤による内腔の閉塞阻止と留置のしやすさ） • 抜去可能 • 悪性腫瘍のみ適応

（沖 昌英，他．気管支学．2020; 42: 470-3[13]，日本呼吸器内視鏡学会気道ステント診療指針作成ワーキング・グループ．気管支学．2016; 38: 463-72[14] を参考に筆者作成）

エビデンスは確立されていませんが腫瘍の浮腫を減らす目的でステロイドを投与することもあります．
⑤ 上大静脈症候群：腫瘍が上大静脈を圧迫するとうっ血によって頭部や両上肢に浮腫を認め，重症例では脳浮腫を起こします．腫瘍の縮小のため化学療法に加え，デカドロン（4mg/6 時間ごと），放射線治療，上大静脈のステント留置，血栓溶解療法などを行います．
⑥ 脊髄圧迫：転移性骨腫瘍や腫瘍の脊髄への直接浸潤により圧迫された脊髄より下位の神経症状（運動麻痺や感覚障害など）が出現します．放射線治療，デカドロン（10mg ローディング後 4mg/5 時間ごと）を投与し，場合によっては手術も検討します．

癌性疼痛

癌性疼痛に対しては軽度（10 段階中 3 以下）であればアセトアミノフェン，NSAIDs で開始し，中等度以上（10 段階中 4 以上）の痛みに対してはオピオイドが推奨されます[15]．持続痛に対して徐放性製剤を，突出痛に対してはレスキューで対応します．レスキューは徐放性製剤の 10～20％量を用います．オピオイドを開始しても疼痛コントロールが得られない場合はオピオイドを 30～50％増量します[16]．特定のオピオイド選択の推奨はありませんが，腎機能障害があればモルヒネは避けます．オピオイドの副作用は嘔気／嘔吐，眠気，口渇，便秘があります．特に便秘に対してはナルデメジン（スインプロイク®）が有効です．その他，神経障害性疼痛に対してはガバペンチンを投与したり，デュロキセチン（サインバルタ®）などの抗うつ薬を併用することがあります[15]．オピオイドの注射薬は静注と皮下注が可能ですが，両者で鎮痛効果に差はないといわれていますので皮下注を用いることが一般的です．

悪性胸水

胸膜に癌細胞が転移したり直接浸潤することで胸腔内に液体が貯留します．少量の胸水であれば現病の治療を優先しますが，呼吸不全を含め日常生活に支障をきたす症状がある場合は胸腔ドレーンや穿刺によるドレナージを行います．難治性胸水には主にタルクによる胸膜癒着術（→ p.285）を行いますが，長期に肺が虚脱しているとドレナージを行っても肺の拡張が十分得られず，癒着の有効性が下がります．

癌性リンパ管症

癌性リンパ管症とはリンパ管内に癌が増殖した予後不良の臨床形態です[17]．胸部CTで小葉間隔壁の肥厚を認め，粒状影や数珠状に肥厚することもあります．リンパ管の閉塞がある場合はすりガラス影も見られ，間質性肺疾患との鑑別が問題となります．ステロイド治療を行うことがありますが明確なエビデンスはありません．

症例：癌性リンパ管症，間質性肺疾患と鑑別が困難であった1例

40代女性，健診で胸部異常影を指摘され来院した 図4A ．肺腺扁平上皮癌（EGFR ex19）と診断し，治療を開始する直前で急激に両側すりガラス影が出現した 図4B．低酸素血症も認めたことから癌性リンパ管症と考え，オシメルチニブの投与を開始した．腫瘍の縮小は認めたがすりガラス影の悪化を認めた 図4C．

あー間質性肺炎だったかと気管支鏡検査を行ったところ……

診断： 自己免疫性肺胞蛋白症

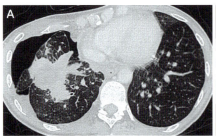
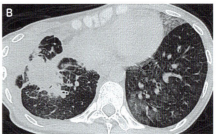
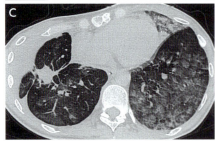

図4 症例画像
※ Aは胸水に対する胸腔ドレーン留置中の画像
(Shimoda M, et al. Intern Med. 2023; 62: 1203-6[18]) を改変)

完全に予想外でした．肺癌に肺胞蛋白症が合併した症例は過去に 10 例しかなく，オシメルチニブで増悪した報告はこの症例が初めてです．ちなみに骨髄異形成症候群に対する TKI 投与後に肺胞蛋白症が出現したという報告があります[18]．

一度癌性リンパ管症と診断しても，経過中に癌の病勢と合わないと感じた時は積極的に精査を行いましょう．

トラブルシューティング　気管・気管支の局所に限局する早期肺癌を認めた場合

中心型早期肺癌，すなわち気管〜区域枝に限局する早期の扁平上皮癌に対しては光線力学的治療法（photodynamic therapy: PDT）が推奨されています．光感受性物質を投与した後に気管支鏡でレーザー照射を行う手技であり，適応は，内視鏡で腫瘍の全範囲が確認できる症例であり，腫瘍径 1.0cm 以下が望ましいとされています．完全寛解率は 83〜100％と極めて良好と報告されていますが，実施施設は限られています[1]．

文献

1) Rami-Porta R, Nishimura KK, Giroux DJ, et al. The international association for the study of lung cancer lung cancer staging project: proposals for revision of the TNM stage groups in the forthcoming (ninth) edition of the TNM classification for lung cancer. J Thorac Oncol. 2024; 19: 1007-27.

2) 日本肺癌学会，編．肺癌診療ガイドライン―悪性胸膜中皮腫・胸腺腫瘍含む．2024. https://www.haigan.gr.jp/publication/guideline/examination/2024/.

3) 厚生労働省．重篤副作用疾患別対応マニュアル 間質性肺炎（肺臓炎，胞隔炎，肺線維症）．2006. https://www.mhlw.go.jp/topics/2006/11/dl/tp1122-1b01.pdf.

4) Eisenhauer EA, Therasse P, Bogaerts J, et al. New response evaluation criteria in solid tumours: revised RECIST guideline (version 1.1). Eur J Cancer. 2009; 45: 228-47.

5) Hanania AN, Mainwaring W, Ghebre YT, et al. Radiation-induced lung injury: assessment and management. Chest. 2019; 156: 150-62.

6) 日本癌治療学会，編．G-CSF 適正使用ガイドライン．東京：金原出版；2022.

7) 加藤晃史．肺癌薬物療法の副作用対策．肺癌．2019; 59: 1122-4.

8) 日本臨床腫瘍学会，編．発熱性好中球減少症（FN）診療ガイドライン．改訂第 2 版．東京：南江堂；2017.

9) Hanai A, Ishiguro H, Sozu T, et al. Effects of cryotherapy on objective and subjective symptoms of paclitaxel-induced neuropathy: prospective self-controlled trial. J Natl Cancer Inst. 2018; 110: 141-8.

10) Tang SQ, Tang LL, Mao YP, et al. The pattern of time to onset and resolution of immune-related adverse events caused by immune checkpoint inhibitors in cancer: a pooled analysis of 23 clinical trials and 8,436 patients. Cancer Res Treat. 2021; 53:

339-54.

11）日本臨床腫瘍学会，編．がん免疫療法ガイドライン第 2 版．東京：金原出版；2023．

12）Gould Rothberg BE, Quest TE, Yeung SJ, et al. Oncologic emergencies and urgencies: a comprehensive review. CA Cancer J Clin. 2022; 72: 570-93.

13）沖 昌英，石井友里加，鳥居厚志，他．気道ステントの適応と実際．気管支学．2020; 42: 470-3.

14）日本呼吸器内視鏡学会気道ステント診療指針作成ワーキング・グループ．気道ステント診療指針—安全にステント留置を行うために—．気管支学．2016; 38: 463-72.

15）Mawatari H, Shinjo T, Morita T, et al. Revision of pharmacological treatment recommendations for cancer pain: clinical guidelines from the Japanese Society of Palliative Medicine. J Palliat Med. 2022; 25: 1095-114.

16）日本癌治療学会．がん診療ガイドライン．http://jsco-cpg.jp/about/01.html.

17）Ak AK, Mantri SN. Lymphangitic Carcinomatosis, StatPearls, Treasure Island (FL) ineligible companies. Disclosure: Sumant Mantri declares no relevant financial relationships with ineligible companies. 2024.

18）Shimoda M, Ishii H, Tanaka Y, et al. Autoimmune pulmonary alveolar proteinosis with suspected exacerbation after osimertinib administration for lung cancer. Intern Med. 2023; 62: 1203-6.

B 中皮腫，胸腺癌，その他

胸膜中皮腫

悪性中皮腫は胸膜，腹膜，心膜，精巣鞘膜に発生する悪性腫瘍であり，80〜85％が胸膜に発生します．多くはアスベスト曝露に関連しており，曝露後長期経過した後に胸膜に腫瘍を認めたり，胸水貯留を起こします．アスベスト関連疾患は別で解説します（→ p.340）．胸水中のヒアルロン酸は胸膜中皮腫の検査として用いられますが，10万 ng/mL 以上をカットオフ値とすると感度44％，特異度96.5％であり，早期診断での有用性は限られています[1]．表1 に中皮腫の組織分類，表2, 3 に UICC-TNM 分類を示します．

治療[1]

外科的切除：肉腫型を除く肉眼的完全切除可能な臨床病期 I〜IIIA 期（T3 以下かつ N1 以下）が適応．胸膜肺全摘術（EPP）あるいは胸膜切除／肺剥離術（P/D）の術前または術後化学療法が推奨されます．

放射線治療：胸膜肺全摘術後に片側胸郭照射が推奨されます．

化学療法：PS 0〜2 の切除不能例に推奨されます．

- 1st line CDDP＋PEM 併用療法（強く推奨），ニボルマブ＋イピリムマブ併用療法（弱く推奨）

※ PEM の維持療法は推奨されていない．

- 2nd line ニボルマブ単剤，PEM 単剤など
  治療効果判定は Modified RECIST ガイドラインに準じます．

表1 中皮腫の組織分類

限局性	上皮型中皮腫 肉腫型中皮腫 二相型中皮腫
びまん性	上皮型中皮腫 肉腫型中皮腫 　線維形成性中皮腫 二相型中皮腫

（WHO Classification of Tumours Editorial Board. Thoracic Tumours: WHO Classification of Tumours, 5th ed., Vol.5. International Agency for Research on Cancer, 2021 より）

表2 胸膜中皮腫のUICC-TNM分類第8版

T1	同側胸膜に腫瘍が限局（縦隔胸膜，横隔膜を含む）
T2	同側胸膜に腫瘍があり，横隔膜筋層浸潤または肺実質浸潤がある
T3	同側胸膜に腫瘍があり，以下のいずれかが認められる • 胸内筋浸潤 • 縦隔脂肪織浸潤 • 胸壁軟部組織の孤在性腫瘍 • 非貫通性心膜浸潤
T4	同側胸膜に腫瘍があり，以下のいずれかが認められる • 胸壁への浸潤 • 経横隔膜的腹膜浸潤 • 対側胸膜浸潤 • 縦隔臓器浸潤（食道，気管，心臓，大血管） • 脊椎，神経孔，脊髄への浸潤 • 貫通性心膜浸潤
N0	所属リンパ節転移なし
N1	同側胸腔内リンパ節転移（肺門，気管支周囲，気管分岐部，内胸など）
N2	対側胸腔内リンパ節転移，鎖骨上窩リンパ節転移
M0	遠隔転移なし
M1	遠隔転移あり

（Brierley JD, Gospodarowicz MK, Wittekind C, eds. TNM classification of malignant tumours. 8th ed. Wiley-Blackwell; 2017より）

表3 悪性胸膜中皮腫の病期分類（UICC-TNM分類第8版）

	N0	N1	N2	M
T1	ⅠA	Ⅱ	ⅢB	Ⅳ
T2	ⅠB	Ⅱ	ⅢB	Ⅳ
T3	ⅠB	ⅢA	ⅢB	Ⅳ
T4			ⅢB	Ⅳ

（Brierley JD, Gospodarowicz MK, Wittekind C, eds. TNM classification of malignant tumours. 8th ed. Wiley-Blackwell; 2017）

胸膜中皮腫の確定診断を得た患者さんは労災保険制度や石綿健康被害救済制度などの社会保障制度がありますので可能な限り診断をしましょう（死後も申請可能です）[1].

胸腺上皮性腫瘍

胸腺上皮性腫瘍には胸腺腫と胸腺癌が含まれ，前者は胸腺上皮に由来する腫瘍のうち細胞異形がないもので，後者は細胞異形を伴うものです．胸腺癌の組織型は扁平上皮癌が最も多いです．合併症として重症筋無力症，赤芽球癆，低γグロブリン血症があり，抗アセチルコリン受容体抗体，血球検査，血清γグロブリンなどの測定を行います．病期分類は正岡分類 **表4** が一般的に用いられます．

表4 正岡分類

Ⅰ期	肉眼的に完全に被包され，顕微鏡的にも被膜への浸潤を認めない
Ⅱ期	周囲の脂肪織または縦隔胸膜への肉眼的浸潤，または被膜への顕微鏡的浸潤
Ⅲ期	隣接臓器（心膜，大血管，肺など）への肉眼的浸潤
Ⅳ期a 　 b	胸膜または心膜播種 リンパ行性または血行性転移

治療

■胸腺腫

基本は外科手術になります **表5** ．完全切除不可能でも減量手術を含む集学的治療（導入療法，手術，術後補助療法）が検討されます[1].

表5 胸腺腫の治療方針

完全切除可能	Ⅰ・Ⅱ期	術後治療不要
	Ⅲ期	術後放射線治療
完全切除不可能	Ⅲ期	放射線治療・化学放射線療法もしくは集学的治療
	Ⅳ期	減量手術＋薬物療法・放射線治療

■ 胸腺癌

　基本的には胸腺腫と同様の治療となりますが，減量手術は推奨されません．化学療法は1st lineでカルボプラチンとパクリタキセルまたはアムルビシンの併用療法，2nd lineでレンバチニブが推奨されています．その他，アムルビシン，ペメトレキセド，テガフール・ギメラシル・オテラシルカリウムなどの有効性も報告されています[1]．

低悪性度肺腫瘍

　切除可能な低悪性度肺腫瘍（カルチノイド，粘表皮癌，腺様嚢胞癌）は，非小細胞肺癌に準じた外科治療を行うよう勧められます[1]．

文献

1) 日本肺癌学会, 編. 肺癌診療ガイドライン―悪性胸膜中皮腫・胸腺腫瘍含む 2024. Available from: https://www.haigan.gr.jp/publication/guideline/examination/2024/.

Chapter 4 疾患各論

8 喘息/慢性閉塞性肺疾患 (COPD)

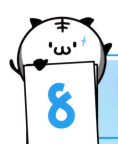

A 喘息

ポイント

- ☑ 喘息は症状から疑い,気道可逆性,気道過敏性の亢進,アレルギー素因などを総合して診断し,ステロイド吸入薬による診断的治療を行うこともある
- ☑ 症状から重症度を判定し,ステロイド吸入薬を中心に治療を行い,効果が不十分なときはステップアップを行う
- ☑ 中等症以上の発作では全身性ステロイド投与が必要になるが,N-ERD(NSAIDs過敏喘息,AERD,アスピリン喘息)ではコハク酸エステルを含むステロイドは避ける

　喘息は「気道の慢性炎症を本態とし,変動性を持った気道狭窄による喘鳴,呼吸困難,胸苦しさや咳などの臨床症状で特徴付けられる疾患」と定義されます.気道狭窄は可逆性を示しますが,持続する気道炎症は気道粘膜の障害とそれに引き続く気道構造の変化(リモデリング)を誘導し,非可逆性の気流制限をもたらします[1].

リモデリング: 気道壁構成細胞の形態変化を伴う構造組織の器質的変化を指します.喘息だけでなくCOPDでもみられ,器質的構造変化により可逆性が低下することで治療に抵抗性となります[1].

診断

　喘息の診断は 図1 に示すアルゴリズムを参考に,① 発作性の呼吸困難,喘

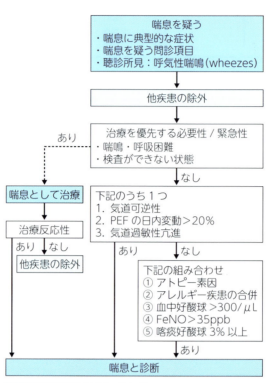

図1 喘息診断のアルゴリズム
（日本アレルギー学会喘息ガイドライン専門部会．喘息予防・管理ガイドライン2024．日本アレルギー学会；2024[1]．p.6より引用）

鳴，胸苦しさ，咳などの症状の反復，②変動性・可逆性の気流制限，③気道過敏性の亢進，④気道炎症の存在，⑤アトピー素因の有無，⑥他疾患の除外を目安に行います．エビデンスに基づいて確立された診断アルゴリズムはなく，吸入療法を中心とした薬剤の反応性をもって評価することもあります．その場合は経過中に再評価を行うことが重要です．また画一的な治療から患者個人の病態に合わせて個別化した治療を目指す方向へ変化してきたことから，喘息予防・管理ガイドラインではType2喘息とType2^{low}喘息に分類しています．Type2喘息は2型サイトカインが病態に深く関与します[1]．2型サイトカインは2型ヘルパーT細胞（Th2細胞）や2型自然リンパ球（ILC2）が産生するIL-4，IL-5，IL-13などのサイトカインであり，2型炎症に関与します．Type2喘息の診断にはFeNO≧22ppbまたは≧35ppb，血中好酸球数≧220/μLな

どが用いられます[2]．一方で Type2^{low} 喘息は 2 型サイトカインの関与が乏しいと考えられます．動性・可逆性気流制限，気道過敏性，気道炎症などの評価には生理検査が参考になります[1]．詳細については Chapter 2 を参照ください（→ p.82）．

N-ERD（NSAIDs-exacerbated respiratory disease）[1]

COX-1 阻害作用を持つ非ステロイド性抗炎症薬（NSAIDs）により強い気道症状を呈する非アレルギー性の過敏症（不耐症）です．NSAIDs 過敏喘息，アスピリン喘息，AERD（aspirin-exacerbated respiratory disease）と呼称されることも多いです．

頻度：成人喘息の 5〜10％程度で女性に多い．

症状：強い鼻閉／鼻汁，喘息増悪症状，顔面紅潮，眼結膜充血，消化器症状，胸痛，蕁麻疹などが NSAIDs 投与 1 時間以内に出現し，数時間続きます．コハク酸エステルを含むステロイド（サクシゾン®，ソル・コーテフ®，水溶性プレドニン®，ソル・メドロール® など）の急速投与は喘息発作の重篤化につながる場合がありますので避けましょう．コハク酸エステルを含まないリン酸エステル（デカドロン®，リンデロン®，ハイドロコートン®）を選択し，1〜2 時間かけて投与が望ましいです．なお経口薬のステロイドはどれも安全に使用できます．

診断：基本は問診です．

合併症：好酸球性鼻副鼻腔炎を高率に合併し，再発を繰り返す鼻茸と嗅覚障害を認めます．その他，半数以上に好酸球性中耳炎，約 30％に好酸球性腸炎，10〜20％に異型狭心症様胸痛を認めます．

投与可能解熱鎮痛薬：アセトアミノフェン（1 回 300mg 以下），COX-2 阻害薬（ただし重症不安定例で悪化の報告あり）

治療

喘息の治療目標は，① 症状のコントロールと，② 将来のリスク回避になります．気道炎症の原因となる危険因子を回避・除去し，適切な薬物治療により気道炎症の抑制と十分な気道拡張の達成を目指します．喘息の治癒とは疾患が消失した状態であり，寛解とは症状や増悪がなく呼吸機能が正常化または最適化

表1 臨床的寛解の目安

1) 経口ステロイド薬の使用なし

2) 症状がコントロールされている（ACT≧23点，ACQスコア≦0.75点など）

3) 全身性ステロイド薬を必要とする増悪なし

4) 呼吸機能の最適化（1年間に2回以上のスパイロメトリーで評価）

- 小児・思春期喘息，非重症喘息は正常化が目標（気管支拡張薬使用後%FEV$_1$≧80%）
- 呼吸機能の正常化が困難な喘息*は安定化が目標（気管支拡張薬使用後%FEV$_1$の変動＜10%，FEV$_1$の経年低下＜30L/年，PEF日内変動＜10%）

＊気道リモデリングあるいはCOPDなど他疾患の合併により正常化が困難な喘息
（日本アレルギー学会喘息ガイドライン専門部会．喘息予防・管理ガイドライン2024．日本アレルギー学会；2024[1] を参考に作成）

され，高いレベルの疾患コントロールが達成された状態と定義されます．しかし無治療寛解の達成率は低く，臨床的寛解 **表1** を現実的な治療目標とすることが一般的です[1]．

　症状から治療ステップを決定し，各ステップの治療を開始します **表2, 3**．治療の中心は吸入ステロイド（inhaled corticosteroid: ICS）であり，重症度に沿って他の薬剤を上乗せします．治療開始後1～4週間後に再評価を行い，重症度 **表4** によりステップアップを検討します（Stepwise 法）[1]．吸入薬の一覧は Chapter 4-8-B **表6** に記載しています（→ p.276）．

※治療ステップアップを行う前に以下のものを確認して本当に治療が効いていないのかチェックしましょう．

- 服薬アドヒアランス
- 吸入手技
- 増悪因子
- 併存症（アレルギー性鼻炎，慢性副鼻腔炎，肥満，GERD，SAS など）

　Stepwise 法でのアプローチは治療が過剰に行われてしまったり，症状の管理に焦点が当てられているため気道炎症の制御が不十分になる可能性があります．そこで個々の患者の症状や気道炎症のタイプなどに応じて個別化された治療を目指して Treatable traits アプローチが推奨されています．症状や生物学的特徴で患者を異なる特性グループに分類し，それぞれのグループに適した治療戦略を検討しますが，このアプローチによる治療の組み合わせや効果についてはまだ研究段階です[1]．

表2　喘息治療ステップ

		治療ステップ1	治療ステップ2	治療ステップ3	治療ステップ4
長期管理薬	基本治療	ICS（低用量）	ICS（低〜中用量）	ICS（中〜高用量）	ICS（高用量）
		上記が使用できない場合，以下のいずれかを用いる	上記で不十分な場合に以下のいずれか1剤を併用	上記に下記のいずれか1剤，あるいは複数を併用	上記に下記の複数を併用
		LTRA テオフィリン徐放製剤 ※症状が稀なら必要なし	LABA （配合剤使用可*5） LAMA LTRA テオフィリン徐放製剤	LABA （配合剤使用可*6） LAMA （配合剤使用可*7） LTRA テオフィリン徐放製剤 抗IL-4Rα鎖抗体*8, 9 抗TSLP抗体*8, 9	LABA （配合剤使用可） LAMA （配合剤使用可*7） LTRA テオフィリン徐放製剤 抗IgE抗体*3, 8 抗IL-5抗体*8 抗IL-5Rα鎖抗体*8 抗IL-4Rα鎖抗体*8 抗TSLP抗体*8 経口ステロイド薬*4, 8
	追加治療*1	アレルゲン免疫療法*2			
増悪治療*5		SABA	SABA*6	SABA*6	SABA

ICS: 吸入ステロイド薬，LABA: 長時間作用性β₂刺激薬，LAMA: 長時間作用性抗コリン薬，LTRA: ロイコトリエン受容体拮抗薬，SABA: 短時間作用性吸入β₂刺激薬，抗IL-5Rα鎖抗体: 抗IL-5受容体α鎖抗体，抗IL-4Rα鎖抗体: 抗IL-4受容体α鎖抗体

*1: 喘息に保険適用を有するLTRA以外の抗アレルギー薬を用いることができる．
*2: ダニアレルギー，特にアレルギー性鼻炎合併例で安定期%FEV₁≧70%の場合はアレルゲン免疫療法を考慮する．
*3: 通年性吸入アレルゲンに対して陽性かつ血清総IgE値が30〜1,500IU/mLの場合に適用となる．
*4: 経口ステロイド薬は短期間の間欠的投与を原則とする．短期間の間欠投与でもコントロールが得られない場合は必要最小量を維持量として生物学的製剤の使用を考慮する．
*5: 軽度増悪までの対応を示し，それ以上の増悪については「急性増悪（発作）への対応（成人）」の項（ガイドライン）を参照．
*6: ブデソニド/ホルモテロール配合剤で長期管理を行っている場合は同剤を増悪治療にも用いることができる．
*7: ICS/LABA/LAMAの配合剤（トリプル製剤）．
*8: LABA，LTRAなどをICSに加えてもコントロール不良の場合に用いる．
*9: 中用量ICSとの併用は医師によりICSを高用量への増量が副作用などにより困難と判断された場合に限る．
（日本アレルギー学会喘息ガイドライン専門部会．喘息予防・管理ガイドライン2024．日本アレルギー学会；2024[1]．p.124より引用）

表3 未治療患者の症状と目安となる治療ステップ

	治療ステップ1	治療ステップ2	治療ステップ3	治療ステップ4
対象症状	(軽症間欠型相当) • 症状が週1回未満 • 症状は軽度で短い • 夜間症状は月2回未満 • 日常生活は可能	(軽症持続型相当) • 症状が週1回以上,しかし毎日ではない • 症状が月1回以上,日常生活や睡眠が妨げられる • 夜間症状は月2回以上 • 日常生活は可能だが一部制限される	(中等度持続型相当) • 症状は毎日ある • SABAがほぼ毎日必要 • 週1回以上,日常生活や睡眠が妨げられる • 夜間症状が週1回以上 • 日常生活は可能だが多くが制限される	(重症持続型相当) • 増悪症状が毎日ある • 夜間症状がしばしばで睡眠が妨げられる • 日常生活が困難である

(日本アレルギー学会喘息ガイドライン専門部会. 喘息予防・管理ガイドライン2024. 日本アレルギー学会; 2024[1]. p.125より引用)

喘息長期管理薬[1]

ICS: 症状の改善だけでなく急性増悪(発作)の回数と強度も改善し,気道壁のリモデリング抑制効果も期待でき,喘息死を減少させます. ICS の増量により重篤な急性増悪は少なくなりますが,吸入量に比例した効果が得られるとは限らず,副作用のリスクは高くなるため他の長期管理薬の追加投与を行ったほうが良い治療成績を得られると報告されています.

副作用: 口腔カンジダ,嗄声,呼吸器感染症(結核,肺炎など)

※ **SMART 療法**: ホルモテロール / ブデソニド(シムビコート®)において,ホルモテロールの気管支拡張効果は速効性があるため,増悪時に SABA の代わりに追加吸入を行うことができます. 1 回の発作発現につき最大 6 吸入までとし,1 日の吸入回数は通常合計 8 回以下ですが,一時的に 12 回まで増量することができます.

長時間作用性 β_2 刺激薬(long-acting β-agonists: LABA): 気管支拡張作用があり ICS と併用して使用します. 虚血性心疾患,甲状腺機能亢進症,糖尿病の患者さんへの投与は慎重に.

副作用: 振戦,動悸,頻脈,筋痙攣

長時間作用性抗コリン薬(long-acting muscarinic antagonist: LAMA): 気管支拡張作用を有し,ICS と併用し LABA と同等の効果が期待できます. LABA が使用しづらいまたは ICS/LABA の上乗せとして用いられることが多いで

表4 喘息重症度の分類

現在の治療における患者の症状	現在の治療ステップ			
	治療ステップ1	治療ステップ2	治療ステップ3	治療ステップ4
コントロールされた状態[*1] ●症状を認めない ●夜間症状を認めない	軽症 間欠型	軽症 持続型	中等症 持続型	重症 持続型
軽症間欠型相当[*2] ●症状が週1回未満である ●症状は軽度で短い ●夜間症状は月に2回未満である ●日常生活は可能	軽症 間欠型	軽症 持続型	中等症 持続型	重症 持続型
軽症持続型相当[*3] ●症状が週1回以上，しかし毎日ではない ●症状が月1回以上で日常生活や睡眠が妨げられる ●夜間症状が月2回以上ある ●日常生活は可能だが一部制限される	軽症 持続型	中等症 持続型	重症 持続型	重症 持続型
中等症持続型相当[*3] ●症状が毎日ある ●SABAがほぼ毎日必要である ●週1回以上，日常生活や睡眠が妨げられる ●夜間症状が週1回以上ある ●日常生活は可能だが多くが制限される	中等症 持続型	重症 持続型	重症 持続型	最重症 持続型
重症持続型相当[*3] ●治療下でも増悪症状が毎日ある ●夜間症状がしばしばで睡眠が妨げられる ●日常生活が困難である	重症 持続型	重症 持続型	重症 持続型	最重症 持続型

[*1]: コントロールされた状態が3～6カ月以上維持されていれば，治療のステップダウンを考慮する．

[*2]: 各治療ステップにおける治療内容を強化する．

[*3]: 治療のアドヒアランスを確認し，必要に応じ是正して治療をステップアップする（詳細は **表2** を参照）．

（日本アレルギー学会喘息ガイドライン専門部会．喘息予防・管理ガイドライン2024．日本アレルギー学会；2024[1]．p.128より引用）

す．閉塞隅角緑内障と排尿障害を伴う前立腺肥大症には禁忌です．重篤な心疾患患者に対しても慎重に．

副作用: 口渇，尿閉

ロイコトリエン受容体拮抗薬（leukotriene receptor antagonist: LTRA）: 気管支拡張作用，気道炎症抑制作用を有します．単独投与は ICS に劣りますが，抗炎症作用を有するため ICS 使用を避けるべき軽症例では LTRA 単剤も可能です．また ICS の上乗せ効果は LABA には劣るといわれますが，アレルギー性鼻炎，運動誘発喘息，N-ERD（NSAIDs 過敏喘息，AERD，アスピリン喘息）では積極的に併用します．モンテルカスト，プランルカストがありますが CYP2C9 で代謝されるためワーファリンとの相互作用に注意しましょう．

テオフィリン徐放製剤: 気管支拡張作用，粘液線毛輸送能の促進作用，抗炎症作用などを有します．上記の治療を行っても効果不十分な場合に追加治療が推奨されています．気管支拡張作用は濃度依存性で血中濃度 10μg/mL 以上で得られますが，抗炎症作用は 5μg/mL 程度で得られます．副作用発現を避けるため血中濃度を $5\sim15\mu$g/mL に保つことが推奨されています[1]．

副作用: 悪心，嘔吐，動悸，頻脈，痙攣など

実際の治療例

多くの患者さんが生活に支障のある症状を訴えて来院されますので，"毎日の症状がある"に該当し，治療ステップ 3 以上で開始することが多いです．私の場合，治療ステップ 3 では ICS＋LABA±LTRA を使用することが多く，LTRA はアレルギー性鼻炎合併，運動誘発喘息，N-ERD（NSAIDs 過敏喘息，AERD，アスピリン喘息）を認めた際には積極的に併用します．また COPD の要素（ACO 参照→ p.272）があれば LAMA の併用を検討します[1]．

治療のステップダウン

コントロール良好状態が 3～6 カ月間持続され，かつ原則として呼吸機能が安定（スパイロメトリー，PEF が予測値あるいは自己最良値の 80%以上，PEF の日内変動 20%以下など）している場合に検討できます．しかし明確なエビデンスはありません．3 カ月の間隔での ICS 量を 25～50%程度の減量は比較的安全に実施可能と報告されていますが[3]，喘息増悪後 12 カ月以内[4]や FEV_1 低値[5]ではステップダウン後に増悪しやすいので注意しましょう．

生物学的製剤

中～高用量のICSとその他の長期管理薬を併用しても全身性ステロイド薬の投与などが必要な喘息増悪をきたす症例に対し推奨されます[1,6]　表5　.

- デュピルマブの投与1～2カ月間は一過性に末梢好酸球が上昇しますがその後に減少します．末梢好酸球数≧150/μL と FeNO≧25ppb で増悪抑制効果と FEV_1 改善効果が期待でき，一方で末梢好酸球数<150/μL かつ FeNO<22ppb では効果が証明されていません[1,6]．
- メポリズマブ，ベンラリズマブは末梢好酸球数が高いほど効果が期待でき，末梢好酸球数<150/μL では効果が証明されていません[1]．
- テゼペルマブは末梢好酸球数や FeNO の値にかかわらず効果が期待できますが，好酸球数が高いほど増悪抑制効果は高くなります[6]．

以上より生物学的製剤の位置づけは　図2　のようになります[6,7]．

表5　生物学的製剤の種類と特徴

一般名	商品名	難治喘息以外の適応	標的	投与法
デュピルマブ	デュピクセント®	アトピー性皮膚炎，鼻茸を伴う副鼻腔炎，結節性痒疹，特発性の慢性蕁麻疹	IL-4/13受容体α鎖	2週ごと，症状安定後は4週間隔も可（自己注射可）
メポリズマブ	ヌーカラ®	EGPA，鼻茸を伴う慢性副鼻腔炎	IL-5	4週ごと
オマリズマブ	ゾレア®	季節性アレルギー性鼻炎，特発性慢性蕁麻疹	IgE	総IgE値と体重にもとづき2～4週ごと*
ベンラリズマブ	ファセンラ®	なし	IL-5受容体α鎖	4週ごとを2回，その後8週間隔
テゼペルマブ	テゼスパイア®	なし	TSLP	4週ごと

EGPA：好酸球性多発血管炎性肉芽腫症，TSLP：thymic stromal lymphopoietin
＊IgE 30～1500IU/mL，体重 20～150kgが投与基準
（日本アレルギー学会喘息ガイドライン専門部会．喘息予防・管理ガイドライン2024．日本アレルギー学会；2024[1]，日本呼吸器学会難治性喘息診断と治療の手引き第2版作成委員会．難治性喘息診断と治療の手引き（第2版）2023．東京：メディカルレビュー社；2023[6] を参考に筆者が作成）

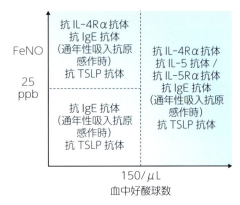

図2 分子標的治療の位置づけ
(日本アレルギー学会. アレルギー総合診療のための分子標的治療の手引き. 日本アレルギー学会; 2022. p.27[7])

- 好酸球が極めて高い＝メポリズマブ，ベンラリズマブ
- 末梢好酸球数＜150/μL＋FeNO≧25ppb＝デュピルマブ，テゼペルマブ
- 末梢好酸球数＜150/μL＋FeNO＜25ppb＝テゼペルマブ
- アレルゲンに感作＝オマリズマブ

※喘息に併存する疾患を参考に選択するのも1つの方法です．

その他の治療[1]

マクロライド系抗菌薬：気道の好中球浸潤抑制により好中球炎症の改善や気道過敏性，喘息症状・増悪の改善が期待されます．

ヒスタミンH₁受容体拮抗薬，点鼻ステロイド薬：アレルギー性鼻炎を合併する症例では鼻炎症状を改善することで喘息症状の改善が期待できる症例もあります．

アレルゲン免疫療法：病因アレルゲンを少しずつ投与することでアレルゲンに曝露された際に引き起こされた症状を緩和する，いわゆる減感作療法です．ガイドラインの治療ステップではダニ感作があり，特にアレルギー性鼻炎合併例において，軽症～中等症の安定期の%FEV₁≧70%の場合に考慮するよう記載があります．その他，スギ花粉に対する舌下免疫療法もあります．

妊婦における抗喘息薬：妊娠を契機に23%が喘息症状の増悪を認めるといわれており，喘息の増悪は胎児の低酸素血症を起こしやすくなるため十分な喘息コントロールが必要です．吸入薬の安全性は高く，ICS，LABA，LAMA，

LTRA，テオフィリンの安全性も高いと考えられます．生物学的製剤もおそらく安全性が高いと考えられていますが，さらなる知見が待たれます．増悪時も全身性ステロイド薬と SABA の安全性は高く，増悪治療を躊躇しないよう推奨されます[1]．

急性増悪（発作）への対応

急性増悪（発作）とは，呼気流量の低下に起因する急性ないしは亜急性の喘息症状の増加と定義されます．重症やコントロール不良患者のみならず，軽症やコントロール良好の患者さんにも生じることがあります 表6 ．

発作時の問診のポイント[1]

- 発症の時間と増悪の原因
- これまでの服薬状況，最後に使用した薬剤とその時間，およびステロイド薬の使用
- これまでの喘息による入院の有無と受診状況
- 喘息による呼吸不全や挿管の既往
- 心肺疾患および合併症（心不全，気胸，肺血栓塞栓症などは特に注意）
- N-ERD や薬物アレルギーの有無

急性増悪時の全身ステロイド投与[1]

- 経口ステロイド薬
  プレドニゾロン 0.5mg/kg/日 5 日間程度
- 点滴ステロイド薬
  ベタメタゾン 4~8mg 6 時間毎
  デキサメサゾン 6.6~9.9mg 6 時間毎

N-ERD の可能性がなければ，ヒドロコルチゾン 200~500mg，メチルプレドニゾロン 40~125mg を投与後，ヒドロコルチゾン 100~200mg またはメチルプレドニゾロン 40~80mg を必要に応じて 4~6 時間ごとに投与可．
※メチルプレドニゾロンは N-ERD であっても安全に使用できるという報告もありますが，N-ERD を疑った場合はコハク酸エステルを避け，ベタメタゾン，デキサメサゾンを選択するかメチルプレドニゾロンの急速投与は避けるべきと考えます[1]．

表6 喘息治療の強度と目安となる増悪治療ステップ

増悪強度	呼吸困難	動作	検査値の目安			増悪治療ステップ	治療
			PEF	SpO_2/PaO_2	$PaCO_2$		
喘鳴/息苦しい	労作時	ほぼ普通	≧80%	≧96%/正常	<45torr	1（自宅療養も可）	SABA（SMART療法時は追加吸入）
軽度（小発作）	横になれる	やや困難					
中等度（中発作）	横になれない	かろうじて歩ける	60〜80%	91〜95%/>60torr		2（救急外来）	SABA（ネブライザー*），全身ステロイド，酸素吸入（SpO_2 95%前後を目標），LAMA追加可，（アドレナリン皮下注使用可**）***
高度（大発作）	動けない	歩行困難，会話困難	<60%	≦90%/≦60torr		3（救急外来）	
重篤	呼吸減弱，チアノーゼ，呼吸停止	会話不能，体動不能，錯乱，意識障害，失禁	測定不能		≧45torr	4（ただちに入院，ICU管理）	ステップ3に加え，挿管を考慮**** ↓ 気管支洗浄，イソフルラン/セボフルラン吸入を検討

治療目標が1時間以内に達成されなければステップアップを考慮する．

* サルブタモール（ベネトリン®）またはプロカテロール（メプチン）0.3〜0.5mL＋生理食塩水3mL以上を20〜30分おきに反復して吸入する．脈拍を130/分以下に保つようにモニターする．

** アドレナリンの投与はガイドラインでは0.1〜0.3mL皮下注射（20〜30分間隔で反復可）が推奨されている．アナフィラキシーを疑う場合は0.5mL筋肉注射[8]．

*** 本邦のガイドラインではアミノフィリン持続点滴は有効だとする報告があることから併用可としているが，メタ解析で増悪時の併用は有効性が示されず[9]，GINA Report（2023年），GOLD Report（2023年）のいずれも使用を推奨しないと記載されている[10, 11]．

**** 酸素吸入にもかかわらずPaO_2 50torr以下および/または意識障害を伴う急激な$PaCO_2$の上昇は人工呼吸器管理を検討．

（日本アレルギー学会喘息ガイドライン専門部会．喘息予防・管理ガイドライン2024．日本アレルギー学会；2024[1]を改変）

入院適応[1]

- 中等度の症状（増悪治療ステップ2）で1〜2時間の治療に反応なし，または2〜4時間の治療に反応不十分

- 高度の症状（増悪治療ステップ3）で1時間以内に治療に反応なし
- 入院を必要とした重症喘息増悪の既往がある
- 長期間（数日間〜1週間）にわたり増悪症状が続いている
- 肺炎，無気肺，気胸などの合併症がある
- 精神症状が認められる場合や意思疎通が不十分と認められる場合
- 交通などの問題で医療機関を受診することが困難

特に増悪治療ステップ4に相当，初期治療に反応しない，呼吸停止や意識喪失などのリスクがある，高度の呼吸不全を呈し呼吸停止の可能性が危惧される状態ではICU管理を検討します．

退院の目安[1]

- 呼吸不全がなく，歩行時の息切れがない
- 夜間，早朝の増悪で目を覚まさない
- SABAを4時間以内の間隔で必要としない

など

咳喘息

乾性咳嗽を認めますが喘鳴や呼吸困難を伴わず，気管支拡張薬が有効な疾患です．一部の咳喘息は経過中に喘鳴が出現し，喘息に移行します．FeNOは上昇することがありますが，感度は高くありません．β_2刺激薬で効果があればICSを中心とした治療を行います．

難治性喘息

難治性喘息は全体の4〜5％程度であり，以下の2つを満たす場合と定義されます[1,6]．
① コントロールに高用量ICSおよびLABA，必要に応じてLTRA，テオフィリン徐放製剤，LAMA，経口ステロイド薬，生物学的製剤の投与を要する喘息，またはこれらの治療でもコントロール不良な喘息
② コントロールを不良にさせる因子に十分対応するにもかかわらずなおコントロール不良であるか，治療を減少させると悪化する喘息

コントロールを不良にさせる因子

- 吸入手技，アドヒアランス
- 増悪因子＝アレルゲン，NSAIDs，β遮断薬，タバコ煙など
- 併存疾患＝鼻・副鼻腔疾患，肥満，N-ERD（NSAIDs喘息，AERD，アスピリン喘息），COPD，好酸球性多発血管炎性肉芽腫症，アレルギー性気管支肺真菌症など
- 誤って喘息と診断（実は喘息の症状ではない）

フェノタイプ分類：難治化に関わる遺伝子が発見されており，その表現型を臨床像などさまざまな指標を基に分類し，それぞれのフェノタイプに対し治療選択の方向性が示されています．臨床症状や背景と分子病態や遺伝因子の組み合わせによる分類であるエンドタイプとともにフェノタイプを決定し，近年の個別化治療へのシフトや治療ターゲットの明確化による精密治療（precision medicine）を促進する流れがあります．難治性喘息の代表的なフェノタイプを 表7 に示します．また喘息予防・管理ガイドラインでは Type2 喘息と Type2[low] 喘息に分けた治療選択を提案しています．Type2 喘息は生物学的製剤のよい適応ですが，Type2[low] 喘息では Type2 喘息より効果が乏しく，抗 TSLP 抗体（テゼペルマブ）または経口ステロイド薬を連用している症例には抗 IL-4Rα鎖抗体（ベンラリズマブ）が有効なことがあります[1, 6, 12]．

表7 難治性喘息のフェノタイプ分類とそれぞれの治療の可能性

	アレルギー（アトピー）型	好酸球優位型	呼吸機能低下型	好中球優位型
関連因子	花粉症 季節性増悪 IgE高値 特異的アレルゲン 　陽性	好酸球性気道炎症 血液・喀痰好酸球 FeNO高値	慢性気流閉塞 気道リモデリング 気道壁肥厚 粘液産生亢進	非アレルギー型 繰り返す下気道 　感染
治療選択候補	抗IgE抗体 抗IL-4/IL-13抗体 抗IL-4抗体	抗IL-5抗体 抗IL-4/IL-13抗体 抗IL-4抗体	LAMA 抗IL-13抗体	マクロライド系 　抗菌薬 LAMA CXCR2阻害薬

（日本呼吸器学会難治性喘息診断と治療の手引き第2版作成委員会．難治性喘息診断と治療の手引き（第2版）2023．東京：メディカルレビュー社；2023[6]．p.17を改変）

ステロイド抵抗性喘息

定義：1秒率が70％未満で気管支拡張薬により15％以上の気道可逆性はあるが，プレドニゾロン 0.5mg/kg（20〜40mg）を10〜14日間内服しても気管支拡張薬使用前の1秒量の改善が15％未満

→ 実臨床では中〜高用量のICSおよびLABA/LTRA/テオフィリン製剤を用いてもコントロール不十分で，3日以上の全身性ステロイド投与を要する増悪が年2回以上，あるいは年1回以上の重篤な増悪で入院を要する症例もステロイド抵抗性と捉えられます．

文献

1) 日本アレルギー学会喘息ガイドライン専門部会．喘息予防・管理ガイドライン2024．日本アレルギー学会；2024．
2) 「タイプ2炎症バイオマーカーの手引き」作成委員会，日本呼吸器学会肺生理専門委員会．タイプ2炎症バイオマーカーの手引き．東京：南江堂；2023．
3) Hagan JB, Samant SA, Volcheck GW, et al. The risk of asthma exacerbation after reducing inhaled corticosteroids: a systematic review and meta-analysis of randomized controlled trials. Allergy. 2014; 69: 510-6. PMID: 24571355.
4) Usmani OS, Kemppinen A, Gardener E, et al. A randomized pragmatic trial of changing to and stepping down fluticasone/formoterol in asthma. J Allergy Clin Immunol Pract. 2017; 5: 1378-87 e5. PMID: 28351782.
5) DiMango E, Rogers L, Reibman J, et al. Risk factors for asthma exacerbation and treatment failure in adults and adolescents with well-controlled asthma during continuation and step-down therapy. Ann Am Thorac Soc. 2018; 15: 955-61. PMID: 29863899.
6) 日本呼吸器学会難治性喘息診断と治療の手引き第2版作成委員会．難治性喘息診断と治療の手引き（第2版）2023．東京：メディカルレビュー社；2023．
7) 日本アレルギー学会．アレルギー総合診療のための分子標的治療の手引き．日本アレルギー学会；2022．p.27.
8) 日本アレルギー学会Anaphylaxis対策委員会．アナフィラキシーガイドライン2022．日本アレルギー学会；2022．
9) Nair P, Milan SJ, Rowe BH. Addition of intravenous aminophylline to inhaled beta(2)-agonists in adults with acute asthma. Cochrane Database Syst Rev. 2012; 12: CD002742. PMID: 23235591.
10) Asthma TGSf. 2023 GINA Report, Global Strategy for Asthma Management and Prevention. The Global Strategy for Asthma; 2023. p.154.
11) Disaseas Gifcol. 2024 GOLD Report: Global initiative for chronic obstructive lung disaseas; 2024. p.106.
12) 日本呼吸器学会喘息とCOPDオーバーラップ診断と治療の手引き第2版作成委員会．喘息とCOPDのオーバーラップ（Asthma and COPD Overlap: ACO）診断と治療の手引き第2版．日本呼吸器学会；2023．p.1-17.

B 慢性閉塞性肺疾患（COPD）

ポイント

- ☑ 長期の喫煙歴があり気管支拡張薬吸入後のスパイロメトリーで FEV_1/FVC ＜70％であれば COPD と診断し，重症度は %FEV_1 を用いる
- ☑ 治療は禁煙が第一であり，薬物療法として LAMA，LABA の吸入を行う
- ☑ LAMA は閉塞隅角緑内障や排尿障害を伴う前立腺肥大症では避ける

　タバコ煙を主とする有害物質を長期に吸入曝露することなどにより生じる肺疾患であり，呼吸機能検査で気流閉塞を呈します．気流閉塞は末梢気道病変と気腫性病変がさまざまな割合で複合的に関与しています．COPD の約 90％に喫煙歴がありますが，COPD を発症するのは喫煙者の一部（20％前後）であることから喫煙感受性を規定する遺伝素因の存在が考えられています．さらに肺癌や心血管疾患のリスクも高く，種々の合併症や併存症がみられます[1]．

診断と病期分類

　長期の喫煙歴などの曝露因子があり，気管支拡張薬吸入後のスパイロメトリーで FEV_1/FVC ＜70％であれば COPD と診断します（他の気流閉塞をきたしうる疾患は除外が必要）[1]．病期分類は global initiative for chronic obstructive lung disease（GOLD）の分類を使用します 表1 [2]．また COPD の病型を CT で気腫が目立つ気腫型と気道病変優位の非気腫型に分類することが多いですが，二者の区別を定量的に記述することは困難です．CT 画像における気腫性病変の分類方法を 表2 に記載します（Goddard の方法）[3]．今後，新たな病型分類が提唱されると考えられます[1]．生理検査の詳細については Chapter 2 を参照ください（→ p.82）．

　COPD の最も多い症状は労作時呼吸困難です[1]．その原因は気流閉塞と動的肺過膨張であり，modified medical research council（mMRC）スケール 表3 や COPD アセスメントテスト（CAT） 表4 などを用いて評価を行います[2]．COPD は気流制限により閉塞性換気障害を示し，肺弾性収縮圧の低下

表1 GOLDの病期分類

病期	気流閉塞	定義
Ⅰ期	軽度	%FEV$_1$≧80%
Ⅱ期	中等度	50≦%FEV$_1$<79%
Ⅲ期	高度	30%≦FEV$_1$<49%
Ⅳ期	きわめて高度	%FEV$_1$<30%

表2 気腫性病変のCT画像での分類（Goddardの方法）

左右，上，中，下の3レベル6部位について，5段階評価を行い，合計したものを気腫スコアとする

0: 肺気腫なし
1: 肺気腫が肺野面積の25%以下
2: 肺気腫が肺野面積の25〜50%
3: 肺気腫が肺野面積の50〜75%
4: 肺気腫が肺野面積の75%以上

(Goddard PR, et al. Clin Radiol. 1982; 33: 379-87[3] を改変)

表3 mMRCスケール

グレード0	激しい運動をした時だけ息切れがある.
グレード1	平坦な道を速足で歩く，あるいは穏やかな上り坂を歩く時に息切れがある.
グレード2	息切れがあるので，同年代の人よりも平坦な道を歩くのが遅い，あるいは平坦な道を自分のペースで歩いている時，息切れのために立ち止まることがある.
グレード3	平坦な道を約100m，あるいは数分歩くと息継ぎのために立ち止まる.
グレード4	息切れがひどく家から出られない，あるいは衣服の着替えをする時にも息切れがある.

表4 COPDアセスメントテスト（CAT）

点数

まったく咳が出ない	⓪ ① ② ③ ④ ⑤	いつも咳が出ている	
まったく痰がつまった感じがしない	⓪ ① ② ③ ④ ⑤	いつも痰がつまっている感じがする	
まったく息苦しくない	⓪ ① ② ③ ④ ⑤	非常に息苦しい	
坂や階段を上がっても息切れがしない	⓪ ① ② ③ ④ ⑤	坂や階段を上ると，非常に息切れがする	
家での普段の生活が制限されることはない	⓪ ① ② ③ ④ ⑤	家での普段の生活が非常に制限される	
肺の状態を気にせずに外出できる	⓪ ① ② ③ ④ ⑤	肺の状態が気になって，外出できない	
よく眠れる	⓪ ① ② ③ ④ ⑤	肺の状態が気になって，よく眠れない	
とても元気だ	⓪ ① ② ③ ④ ⑤	まったく元気がない	

（日本呼吸器学会COPDガイドライン第6版作成委員会, 編. COPD（慢性閉塞性肺疾患）診断と治療のためのガイドライン2022（第6版）. 東京：メディカルレビュー社；2022[1]. p.58より引用, https://www.catestonline.org/patient-site-japanese.html ［accessed 2025-03-25］）

により残気量が増加します．進行すると残気量の増加が相対的に大きくなり，肺活量の減少を伴い混合性換気障害へ移行します．また気道粘液の過分泌は咳，痰の原因になります．さらに毛細血管床の破壊による血管抵抗の増大や低酸素性肺血管収縮反応，肺血管床の組織学的再構築変化などにより肺高血圧症が出現し，進行により肺性心へとつながります[1]．

治療

COPD の治療目標は現状の改善と将来リスクの低減です．のアルゴリズムを参考に治療を行います．COPD の治療の第一は禁煙を含めた危険因子の回避です．薬物療法は LABDs（LAMA，LABA，LAMA/LABA 配合薬）を中心に吸入療法を行い，喘息合併例や頻回の増悪かつ好酸球増多例では ICS も併用します[1]．COPD 患者における喘息病態合併を支持する所見は，① 末梢血好酸球数>300/μL または比率>5%（末梢好酸球が 4%未満または 300/μL 未満では ICS を中止しても増悪頻度は増加しないと報告[4]），FeNO>35ppb，血清 IgE 高値があげられます．さらにデュピルマブ（デュピクセント®）によ

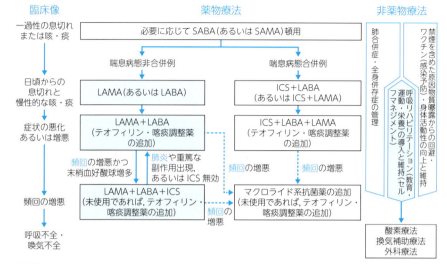

図1 安定期COPD管理のアルゴリズム
(日本呼吸器学会COPDガイドライン第6版作成委員会, 編. COPD(慢性閉塞性肺疾患)診断と治療のためのガイドライン2022(第6版). 東京: メディカルレビュー社; 2022[1]. p.4より引用)

り増悪減少効果があると報告されており, 今後COPDにも生物学的製剤を投与できるようになると思われます(2025年2月現在, 適応追加申請中).

※ LAMAは抗コリン薬であるため閉塞隅角緑内障や排尿障害を伴う前立腺肥大症では避けましょう[1].

吸入薬の一覧は **表6** (→ p.276) に記載しています.

COPDの急性増悪[1]

呼吸器感染症や大気汚染によって症状の悪化を起こすことがあります. 30%は原因不明といわれていますが, 増悪を繰り返すことでQOL低下, 呼吸機能低下を引き起こし生命予後とも関連します.

治療: ①抗菌薬, ②気管支拡張薬(SABAの反復投与を行い, 十分でなければSAMAの併用), ③全身性ステロイド薬(プレドニゾロン30〜40mg/dayを5〜7日間)

しかし近年, COPD急性増悪時の好酸球数が2%未満であれば全身性ステロイド投与を行う必要がないという研究があります[5,6].

急性増悪期には右室不全を呈することがあり, 治療は心不全の治療に準じま

すが，非選択性β遮断薬よりも選択性β1遮断薬のほうが好ましいといわれています．
Ⅱ型呼吸不全による CO_2 ナルコーシスに注意（→ p.54）
→ 十分な薬物療法・酸素療法を行っても改善しない場合は非侵襲的陽圧換気（NPPV）を検討

COPD 患者におけるワクチン[1]　

- インフルエンザワクチンは COPD 増悪頻度と死亡率を低下させる
- 23価肺炎球菌ワクチンは COPD 患者の肺炎と増悪を減少させ，13価肺炎球菌ワクチンはCOPD患者を含む65歳以上の高齢者の市中肺炎の発症を抑制する
- インフルエンザワクチンと肺炎球菌ワクチンの併用でより COPD の感染性増悪の頻度が減少する

喘息と COPD のオーバーラップ（ACO）　

　喘息と COPD の両方の特徴をもつ症例があり，本邦では喘息患者の13.3～61.0%，COPD 患者の約25%が ACO（asthma and COPD overlap）に該当します[1,7]．それぞれ単独疾患に比較して増悪が頻回であり，健康関連QOLがより低下し，呼吸機能低下が急速であり，予後不良などが指摘されています．ガイドラインによる ACO の診断は 図2 に示すように気流制限のある症例に喘息と COPD の特徴があるかを確認します．実際には喘息あるいは COPD と診断後，経過とともに各疾患に特徴的な症状や徴候が顕在化することがしばしばあります．喘息患者において COPD を診断するためのフロー 図3 ，COPD 患者において喘息の合併を診断するフロー 図4 があり，それぞれの疾患の特徴を評価して診断します[7]．

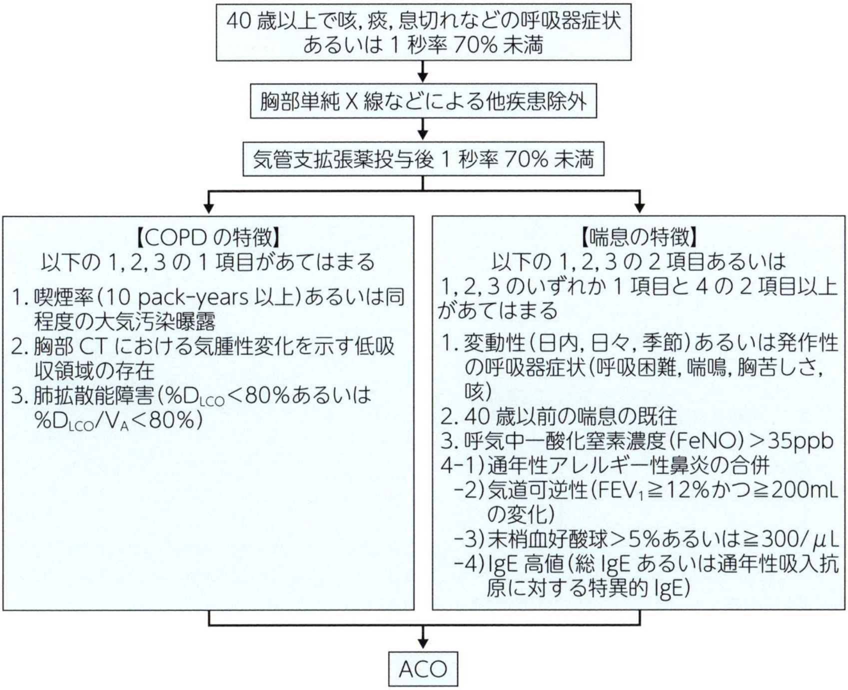

```
┌─────────────────────────────────────────┐
│  40歳以上で咳, 痰, 息切れなどの呼吸器症状    │
│     あるいは1秒率70%未満                    │
└─────────────────────────────────────────┘
                    │
┌─────────────────────────────────────────┐
│   胸部単純X線などによる他疾患除外            │
└─────────────────────────────────────────┘
                    │
┌─────────────────────────────────────────┐
│   気管支拡張薬投与後1秒率70%未満            │
└─────────────────────────────────────────┘
```

【COPD の特徴】
以下の 1, 2, 3 の 1 項目があてはまる

1. 喫煙率(10 pack-years 以上)あるいは同程度の大気汚染曝露
2. 胸部 CT における気腫性変化を示す低吸収領域の存在
3. 肺拡散能障害(%D_{LCO}<80%あるいは%D_{LCO}/V_A<80%)

【喘息の特徴】
以下の 1, 2, 3 の 2 項目あるいは 1, 2, 3 のいずれか 1 項目と 4 の 2 項目以上があてはまる

1. 変動性(日内, 日々, 季節)あるいは発作性の呼吸器症状(呼吸困難, 喘鳴, 胸苦しさ, 咳)
2. 40 歳以前の喘息の既往
3. 呼気中一酸化窒素濃度(FeNO)>35ppb
4-1) 通年性アレルギー性鼻炎の合併
　-2) 気道可逆性(FEV_1≧12%かつ≧200mL の変化)
　-3) 末梢血好酸球>5%あるいは≧300/μL
　-4) IgE 高値(総 IgE あるいは通年性吸入抗原に対する特異的 IgE)

ACO

図2 ACOの診断手順

【第1段階】40歳以上で呼吸器症状あるいは呼吸機能検査で1秒率70%未満を指摘され受診した場合には, 識別を要する疾患(びまん性汎細気管支炎, 先天性副鼻腔気管支症候群, 閉塞性汎細気管支炎, 気管支拡張症, 肺結核, 塵肺症, リンパ脈管筋腫症, うっ血性心不全, 間質性肺疾患, 肺がん)を否定したうえで気管支拡張薬投与後の1秒率を測定する.

【第2段階】COPDの特徴および喘息の特徴について問診(咳・痰・呼吸困難などの呼吸器症状は, 喘息は変動性(日内, 日々, 季節性)あるいは発作性, COPDは慢性・持続性)および検査する.

【第3段階】ACOの診断は, COPDの特徴の1項目+喘息の特徴の1, 2, 3の2項目あるいは1, 2, 3のいずれか1項目と4の2項目以上. COPDの特徴のみあてはまる場合はCOPD, 喘息の特徴のみがあてはまる場合は喘息(リモデリングのある)と診断する.

(日本呼吸器学会喘息とCOPDオーバーラップ診断と治療の手引き第2版作成委員会. 喘息とCOPDのオーバーラップ(Asthma and COPD Overlap: ACO)診断と治療の手引き第2版. 日本呼吸器学会; 2023. p.3[7]) より引用)

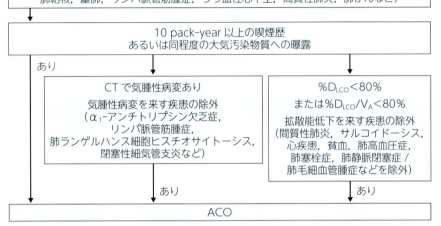

図3 喘息患者においてCOPDを診断するためのフロー

(日本呼吸器学会喘息とCOPDオーバーラップ診断と治療の手引き第2版作成委員会．喘息とCOPDのオーバーラップ（Asthma and COPD Overlap: ACO）診断と治療の手引き第2版．日本呼吸器学会；2023．p.4[7]）より引用）

```
          COPDと診断されている患者
                    ↓
      喘息様の症状を起こしうる鑑別疾患の除外
                    ↓
        【喘息の合併を疑う特徴の有無】
          以下の1, 2, 3の2項目，
         あるいは1, 2, 3のいずれか1項目と
           4の2項目以上があてはまる
  1. 変動性(日内，日々，季節)あるいは発作性の
     呼吸器症状(呼吸困難，喘鳴，胸苦しさ，咳)
  2. 40歳以前の喘息の既往
  3. 呼気中一酸化窒素濃度(FeNO)＞35ppb
  4-1) 通年性アレルギー性鼻炎の合併
    -2) 気道可逆性[1秒量(FEV₁)≧12%かつ
         ≧200mLの変化]
    -3) 末梢血好酸球数＞5%あるいは＞300/μL
    -4) IgE高値(総IgEあるいは通年性吸入抗原
         に対する特異的IgE)
```

図4 COPD患者において喘息の合併を診断するフロー

(日本呼吸器学会喘息とCOPDオーバーラップ診断と治療の手引き第2版作成委員会．喘息とCOPDのオーバーラップ（Asthma and COPD Overlap: ACO）診断と治療の手引き第2版．日本呼吸器学会；2023．p.4[7]）より引用）

ACO の治療

喘息要素とCOPD要素のそれぞれに過不足のない治療を行うことが求められます．喘息とCOPDの重症度で分類し，軽症ではICS＋LABAあるいはLAMAの吸入を行います．重症度が上がるに従い，3剤併用やICS増量を行い，LTRA，テオフィリン，マクロライド，経口ステロイド，生物学的製剤の追加投与も検討します 表5 [7]．

表5 ACOのタイプに応じた薬物治療

COPD重症度	喘息重症度	軽症間欠型	軽症持続型	中等症持続型	重症持続型～最重症持続型
基本治療	mMRC0-1 CAT＜10	タイプ1A ICS（低用量）＋LABA or ICS（低用量）＋LAMA	タイプ2A ICS（低～中用量）＋LABA or ICS（低～中用量）＋LAMA	タイプ3 LAMA＋LABA＋ICS（中～高用量）*	タイプ4 LAMA＋LABA＋ICS（中～高用量）*
	mMRC≧2 CAT≧10	タイプ1B LAMA＋LABA＋ICS（低用量）	タイプ2B LAMA＋LABA＋ICS（低～中用量）*		
追加治療		LTRA，テオフィリン徐放製剤，喀痰調整薬		左記に加えてマクロライド，（一部の生物学的製剤）	左記に加えて生物学的製剤，経口ステロイド薬
		アレルゲン療法**			
増悪ないしは頓用吸入として		吸入SABD頓用（通常はSABAが頻用されるがCOPDではSAMAの有効性も示されている）			

＊3剤配合吸入薬が望ましいが，LABA/ICS＋LAMA，LAMA/LABA＋ICSいずれも可．
＊＊ダニアレルギーで特にアレルギー性鼻炎合併例で，安定期の%FEV_1≧70%の場合に考慮
SABD: short-acting bronchodilator
※ICSは用量依存性に気道感染リスクを上昇させる報告があります．
(日本呼吸器学会喘息とCOPDオーバーラップ診断と治療の手引き第2版作成委員会．喘息とCOPDのオーバーラップ（Asthma and COPD Overlap: ACO）診断と治療の手引き第2版．日本呼吸器学会；2023．p.1-17[7]を改変)

吸入薬

　喘息やCOPDの治療の基本は吸入療法であり，より効果的に治療を行うため患者に適した吸入デバイスの選択や吸入手技，アドヒアランスに対する患者教育などの吸入指導が非常に重要です **表6** [1].

表6 吸入薬の種類（成人）

薬剤	商品名	剤形	内容量	1回量	1日吸入回数
ICS					
ベクロメタゾン	キュバール®	MDI	100μg	1	2
フルチカゾン（プロピオン酸エステル）	フルタイド®	MDI/DPI	50μg, 100μg, 200μg	100〜400μg（1日800μgまで増量可）	2
ブデソニド	パルミコート®	DPI	100μg, 200μg	100〜400μg（1日1600μgまで増量可）	2
シクレソニド	オルベスコ®	MDI	50μg, 100μg, 200μg	100〜400μg（1日800μgまで増量可）	2
モメタゾン	アズマネックス®	DPI	100μg, 200μg	100μg（1日800μgまで増量可）	2
フルチカゾン（フランカルボン酸エステル）	アニュイティ®	DPI	100μg, 200μg	1	1
LABA					
サルメテロール	セレベント®	DPI	50μg	1	2
ホルモテロール	オーキシス®	DPI	9μg	1	2
インダカテロール	オンブレス®	DPI	150μg	1	1
LAMA					
チオトロピウム	スピリーバ®	DPI/SMI	1.25μg, 2.5μg	2	1
グリコピロニウム	シーブリ®	DPI	50μg	1	1
アクリジニウム	エクリラ®	DPI	400μg	1	2
ウメクリジニウム	エンクラッセ®	DPI	62.5μg	1	1

表6 つづき

薬剤	商品名	剤形	内容量	1回量	1日吸入回数
LABA/ICS					
サルメテロール(50μg)/フルチカゾン（プロピオン酸エステル）	アドエア®	DPI/MDI	フルチカゾン100μg, 250μg, 500μg	1	2
ホルモテロール(4.5μg)/ブデソニド（160μg）	シムビコート®/ブデホル®	DPI		1〜4	2
ビランテロール(25μg)/フルチカゾン（フカンカルボン酸エステル）	レルベア®	DPI	フルチカゾン100μg, 200μg	1	1
ホルモテロール(5μg)/フルチカゾン（プロピオン酸エステル）	フルティフォーム®	MDI	フルチカゾン50μg125μg	22〜4	2
インダカテロール(150μg)/モメタゾン	アテキュラ®	MDI	モメタゾン160μg, 320μg	1	1
LABA/LAMA					
インダカテロール(50μg)/グリコピロニウム（110μg）	ウルティブロ®	DPI		1	1
ビランテロール(25μg)/ウメクリジニウム（62.5μg）	アノーロ®	DPI		1	1
チオトロピウム(5μg)/オロダテロール（5μg）	スピオルト®	SMI		2	1
ICS/LABA/LAMA					
フルチカゾン（プロピオン酸エステル）/ビランテロール（25μg)/ウメクリジニウム(62.5μg)	テリルジー®	DPI	フルチカゾン100μg, 200μg	1	1

表6 つづき

薬剤	商品名	剤形	内容量	1回量	1日吸入回数
ブデソニド (320μg)/ホルモテロール (9.6μg)/グリコピロニウム (14.4μg)	ビレーズトリ®	MDI		2	2
モメタゾンフラ/インダカテロール (150μg)/グリコピロニウム (50μg)	エナジア®*	DPI	モメタゾンフラ 80μg, 160μg	1	1
SABA					
プロカテロール	メプチン®	MDI	10μg	頓用	2
サルブタモール	サルタノール®	MDI	100μg	頓用	2
SAMA					
イブラトロピウム	アトロベント®	MDI	20μg	頓用	1〜2
オキシトロピウム	テルシガン®	MDI	100μg	頓用	1〜2

*喘息のみ適応

吸入ステロイド (inhaled corticosteroid: ICS), 長時間作用性β_2刺激薬 (long-acting β-agonists: LABA), 長時間作用性抗コリン薬 (long-acting muscarinic antagonist: LAMA), 短時間作用型β_2刺激薬 (short-acting β_2 agonist: SABA), 短時間作用性抗コリン薬 (short-acting muscarinic antagonist: SAMA) (日本呼吸器学会COPDガイドライン第6版作成委員会, 編. COPD (慢性閉塞性肺疾患) 診断と治療のためのガイドライン2022 (第6版). 東京: メディカルレビュー社; 2022[1], 日本アレルギー学会喘息ガイドライン専門部会. 喘息予防・管理ガイドライン2024. 日本アレルギー学会; 2024[8]) を改変)

デバイスの特性 [1, 8]

MDI 製剤 (加圧式定量吸入器): ガスの圧力で薬剤を噴霧. 吸入に同調が必要で吸気速度が低下している症例にも使用できる (必要に応じて吸入スペーサーを用いる).

- エアゾール: キュバール®, フルタイド®, アドエア®, フルティフォーム®
- インヘラー: オルベスコ®
- エアロスフィア: ビレーズトリ®

SMI 製剤（ソフトミスト定量吸入器）：ゆっくり噴霧される吸入液を吸い込む．通常呼吸で吸入できる．

- レスピマット：スピリーバ®，スピオルト®

DPI 製剤（ドライパウダー定量吸入器）：粉末の薬剤を自分で吸い込む．同調不要．粒子径が比較的大きいため比較的大きな吸気流速が必要．

- ディスカス：フルタイド®，セレベント®，アドエア®
- タービュヘイラー：パルミコート®，オーキシス®，シムビコート®，ブデホル®
- エリプタ：アニュイティ®，エンクラッセ®，レルベア®，アノーロ®，テリルジー®
- ブリーズヘラー：オンブレス®，シーブリ®，アテキュラ®，ウルティブロ®，エナジア®
- ハンディヘラー：スピリーバ®
- ジェヌエア：エクリラ®
- ツイストヘラー：アズマネックス®

トラブルシューティング

吸入薬の嗄声

主な原因は ICS によるステロイド筋症と考えられています[9]．デバイスでの嗄声発生頻度にも差があり，ディスカス，次いでロタディスクで頻度が高く，喫煙者やうがいをしていないこともリスクとなります．またカンジダ感染も嗄声の原因となります．吸入速度は遅くても早すぎても嗄声のリスクになる可能性があります．ICS は喘息治療の中心的役割を果たしており，可能な限り継続したいので，うがいの励行や吸入速度を確認して，食前吸入や吸入前に水分をとるなどの対策をします．場合によってはエアロゾールへの変更や減量も検討しましょう[10]．

吸入ができない

サルコペニアや認知症により吸入薬が使用できないことがあります．高齢の喘息あるいは COPD の患者さんでコントロール良好だったのが次第に症状を繰り返して，よくよく聞いてみると認知症の悪化により吸入薬を使用してくれない日が増えていると．長期にフォローしているとこういう変化が起こり

えます．そんな時の対応の1つにツロブテロール貼付剤（ホクナリンテープ®）があります[8]．吸入だと患者さん自身の理解が必要ですが貼付剤ならご家族に貼ってもらえますので確実な薬剤投与が期待できます．貼付剤が可能なのはLABAだけですが……

文献

1) 日本呼吸器学会COPDガイドライン第6版作成委員会，編．COPD（慢性閉塞性肺疾患）診断と治療のためのガイドライン2022（第6版）．東京：メディカルレビュー社；2022．

2) Global initiative for chronic obstructive lung disease. Global strategy for diagnosis, management, and prevention of chronic obstructive pulmonary disease (2024 report): Global initiative for chronic obstructive lung disease; 2024. Available from: https://goldcopd.org/2024-gold-report/.

3) Goddard PR, Nicholson EM, Laszlo G, et al. Computed tomography in pulmonary emphysema. Clin Radiol. 1982; 33: 379-87. PMID: 7083738.

4) Watz H, Tetzlaff K, Wouters EF, et al. Blood eosinophil count and exacerbations in severe chronic obstructive pulmonary disease after withdrawal of inhaled corticosteroids: a post-hoc analysis of the WISDOM trial. Lancet Respir Med. 2016; 4: 390-8. PMID: 27066739.

5) Ramakrishnan S, Jeffers H, Langford-Wiley B, et al. Blood eosinophil-guided oral prednisolone for COPD exacerbations in primary care in the UK (STARR2): a non-inferiority, multicentre, double-blind, placebo-controlled, randomised controlled trial. Lancet Respir Med. 2024; 12: 67-77. PMID: 37924830.

6) Bafadhel M, Davies L, Calverley PM, et al. Blood eosinophil guided prednisolone therapy for exacerbations of COPD: a further analysis. Eur Respir J. 2014; 44: 789-91. PMID: 24925917.

7) 日本呼吸器学会喘息とCOPDオーバーラップ診断と治療の手引き第2版作成委員会．喘息とCOPDのオーバーラップ（Asthma and COPD Overlap: ACO）診断と治療の手引き第2版．日本呼吸器学会；2023．p.1-17.

8) 日本アレルギー学会喘息ガイドライン専門部会．喘息予防・管理ガイドライン2024．日本アレルギー学会；2024．

9) Ozbilen Acar G, Uzun Adatepe N, Kaytaz A, et al. Evaluation of laryngeal findings in users of inhaled steroids. Eur Arch Otorhinolaryngol. 2010; 267: 917-23. PMID: 19908054.

10) 岡田　章，松本結希，山越達也，他．吸入ステロイド薬の副作用である嗄声発現の要因解析．医療薬学．2014; 40: 716-25.

Chapter 4 疾患各論

9 気胸／血胸

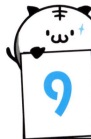

ポイント

- ☑ 気胸の治療は胸腔ドレナージが基本であり，無効時には外科治療，胸膜癒着，EWS を検討する
- ☑ 緊張性気胸には早急なドレナージが必要
- ☑ 外科治療の適応は持続するエアリーク，再発例，両側気胸などがある
- ☑ 血胸は胸腔ドレーンの留置を行い，出血が少量であれば保存的治療を，出血量に応じて外科治療を検討する

● 気胸

　気胸とは胸腔内に空気が貯留している状態をいいます[1,2]．一般的に気胸という言葉は臓側胸膜に孔が開き肺内の空気が胸腔内に漏れた時に使用しますが，正確には縦隔気腫や手術，胸腔穿刺などによる胸腔内への空気の混入なども気胸とよびます．

　気胸の問題点は主に以下の 4 つがあげられます．
① 緊急度の評価
② 胸腔ドレーンの必要性
③ 胸腔ドレーンのみで改善しない場合の対応
④ 外科治療の適応

① 緊急度の評価

　気胸の重症度評価には胸部単純写真を用いた日本気胸・囊胞性肺疾患学会の分類 図1 [3] と虚脱率を計算する方法 図2 [4] などがあります．

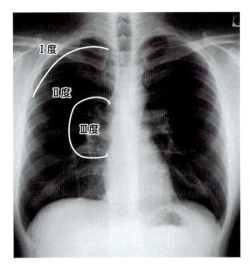

Ⅰ度	軽度	虚脱肺の肺尖が鎖骨より上にある
Ⅱ度	中等度	Ⅰ度とⅢ度の中間
Ⅲ度	高度	50％以上の虚脱

図1 気胸の虚脱の程度

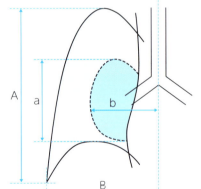

図2 気胸の虚脱率（Kircher's method）
虚脱率（％）＝100－（肺の縦軸方向の縮小率）
　　　　　　　　×（肺の横軸方向の縮小率）
　　　　　　＝（1－[a×b]/[A×B]）×100
(Kircher LT, Jr., et al. J Am Med Assoc. 1954; 155: 24-9[4])

　しかし気胸のサイズと臨床症状はあまり相関しません．原疾患の有無により原発性と続発性に分けられますが　表1　[2]，原発性ではⅢ度の気胸でも症状が乏しいこともあります[5]．一方で続発性ではサイズが小さくても症状が強く，呼吸不全が出現しやすくなります[5]．また原発性自然気胸は背が高い痩せた若年男性に多く，喫煙もリスクになります[2]．

　空気の漏出により胸腔内圧が高まった結果，肺の虚脱と胸腔内への血液還流が減少する緊急性の高い病態を緊張性気胸とよびます．呼吸不全だけでなく，

表1 気胸の原因

自然気胸		
原発性	明らかな基礎疾患なし	ブラの破綻
続発性	気道疾患	肺気腫，重症喘息，囊胞性肺線維症
	感染性疾患	肺結核，壊死性肺炎，ニューモシスチス肺炎
	びまん性肺疾患	特発性肺線維症，上葉優位型肺線維症，サルコイドーシス，ランゲルハンス細胞組織球症，リンパ脈管筋腫症
	自己免疫性疾患	関節リウマチ，強皮症
	結合織病	マルファン症候群，エーラス・ダンロス症候群
	悪性疾患	肺癌，肉腫
	その他	月経随伴性気胸（子宮内膜症），強直性脊椎炎
外傷性		
医原性		胸腔穿刺，経気管支肺生検，CVカテーテル留置，CTガイド下生検
非医原性		鈍的または貫通性胸部損傷，針治療

（Noppen M. Eur Respir Rev. 2010; 19: 217-9[2]）を参考に作成)

血流還流量の低下により循環不全を起こすとショックに至ることがあり突然死のリスクになります．Ⅲ度の気胸や循環不全を認めた場合は早急な胸腔ドレーン挿入が必要です[5]．

② 胸腔ドレーンの必要性

BTS のガイドラインでは症状の有無とリスク評価により治療を行うよう推奨しています．気胸のサイズは侵襲的管理の指標とはせず，有症状で以下にあげるリスクがあればドレーン留置が必要になります[1]．

- 緊張性気胸
- 呼吸不全
- 両側気胸
- 肺の基礎疾患
- 喫煙歴のある 50 歳以上
- 血気胸

また上記のリスクがない症例でも速やかな症状の軽減が必要でありかつ安全に手技ができる症例では胸腔ドレーン留置を検討してもよいと考えます[1]．ドレーン留置の仕方は Chapter 2 を参照ください（→ p.121）．胸腔穿刺により脱気をする方法（穿刺吸引）もあり，治療失敗率が胸腔ドレーン留置と変わらなかったとする報告があります[6]．そのため軽症では穿刺吸引を第一選択にすることもあります[1]．しかし 1 回の穿刺で成功しない場合はドレーン留置に移行しましょう[5]．無症状例は外来での無治療経過観察も可能ですが，2~4 日ごとのフォローアップを行いましょう．

③ 胸腔ドレーンのみで改善しない場合の対応

　気胸の治療は胸腔ドレナージが基本になります．これは肺に空いた孔を直接塞ぐのではなく胸腔内のテンションを下げて穴が自然治癒により塞がるまで安全に過ごすためのものです．改善までの期間は約 1 週間程度であり，ほとんどの症例が 14 日以内に自然治癒します[5]．その他に直接穴を塞ぐ治療と肺を膨らませるための治療があり，胸腔ドレーンでは改善しないときのオプションとなります．

■ 肺の穴を塞ぐための治療

外科手術：胸腔ドレーン留置では改善しない症例の第一選択となります．年齢，基礎疾患，ADL，患者希望などの理由で手術ができない場合は胸膜癒着術を検討します[1]．

胸膜癒着術：胸腔内に硬化剤を注入することにより炎症を起こし，臓側胸膜と壁側胸膜を癒着させ孔を塞ぎます．再発予防としても用いられます．手順は後述します（→ p.285）[1]．

■ 肺を膨らませる治療

吸引：胸腔内に陰圧をかけることで，肺から胸腔へ流出する空気量を超える速度で空気を排出して肺を拡張させます．さらに臓側胸膜と壁側胸膜が付着することで治癒が促進される可能性が指摘されています．一般的に最適な吸引には$-10 \sim -20cmH_2O$ の圧力が必要です[5]．

大口径ドレーンに変更 / 2 本目のドレーン追加：肺に開いた孔の径が大きい症例では，吸引を行っても胸腔からの空気の排出が足りず肺の拡張に至らないことがあります．太い径のドレーンに入れ替えたり 2 本目のドレーンを留置することで排出できる空気の量を増やします．

気管支充填術（EWS）：孔の開いている肺につながる責任気管支に対し，気管支鏡下に鉗子で把持したシリコン製の塞栓物を詰めて閉塞させます[1,7]．キ

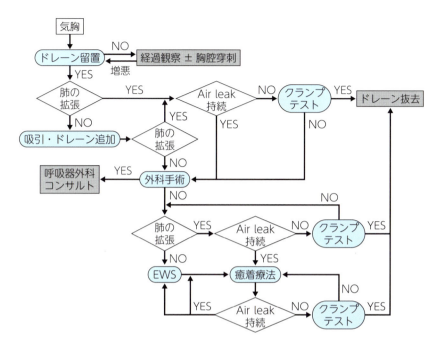

図3 気胸の治療の考え方
※クランプテスト：明らかなair leakがない症例に対しドレーンを鉗子で閉塞させ，ドレーンを抜去した状態と同じ環境にして肺が虚脱しないかチェックを行います．明確なエビデンスはありませんが，筆者はドレーンを抜去する前にはクランプテストで確認を行っています．
※※ドレーン抜去前に再発予防目的に癒着療法を行うことがあります．
（筆者作成）

ュレットを塞栓物に刺してアプローチすることもあります．責任気管支の同定はバルーンテスト，CT所見，胸腔造影などで判断しますが，側副換気があれば，完全にリークが止まらないことも経験します．なのでEWSで肺を広げた後，癒着術を行うことが多いです．

自身の経験も含めた気胸治療の考え方を作成しました　図3 ．

■ 胸膜癒着術の手順

胸膜癒着術を行う可能性のある症例にはダブルルーメンの胸腔ドレーンを留置しておきます．ダブルルーメンの枝管チューブから硬化剤を注入します．注入後は薬剤の逆流を最小限にするため，気胸に対してはドレーンの管を水封にして高位で固定し，悪性胸水に対してはクランプを行います．私は15分ごとに体位変換（仰臥位 → 側臥位 → 伏臥位 → 逆の側臥位）を2セット行っています．これをローリングと呼びますが，ローリングを行っても効果は変わらな

かったとする報告もあります[8]．気胸において，癒着療法が必要になるのは高齢（55歳以上）で基礎疾患を有し（間質性肺疾患または肺気腫の基礎疾患あり），吸引が必要になる症例が多いです．これら3項目のうち2項目以上合致で胸膜癒着を要する可能性が高くなります[9]．また胸膜癒着術は壁側胸膜と臓側胸膜が接していないと効果は低く，肺の拡張が得られない場合は先に肺を広げる治療を先行させることがあります．

胸膜癒着術に使用する薬剤にはタルク（4mg），OK-432（ピシバニール®，5-10KE），ミノマイシン（100～300mg），50%ブドウ糖液（100～200mL），自己血（50～100mL）があります[5,9]．タルクは悪性胸水に対する癒着のイメージが強いと思いますが2022年に気胸にも追加承認となりました．また自己血は炎症を起こして癒着させるというより血餅糊により肺の孔を塞ぐのが目的です．癒着術は1回で成功しないことも多く，繰り返し癒着を行うことになります（タルクは1回のみ）．

薬剤組成例：

- OK-432 5-10KE＋生理食塩水 50～100mL＋1%リドカイン 10mL
- ミノマイシン 100～300mg＋生理食塩水 50～100mL＋1%リドカイン 10mL（ミノマイシンは胸痛が強いため先にリドカインを入れる）
- 50%ブドウ糖液 100～200mL
- 自己血 50～100mL
- OK-432 5-10KE＋ミノマイシン 100～300mg＋生理食塩水 50～100mL＋1%リドカイン 10mL
- ユニタルク 4mg＋生理食塩水 50mL＋1%リドカイン 10mL

合併症は薬剤によって異なります　**表2**　[9]．特にタルクは急性呼吸促拍症候群，OK-432は間質性肺炎の増悪により死亡例も報告されているため注意が必要です[10,11]．

④ 外科的治療の適応

エアリークが続く場合以外にも以下の際に外科的手術が推奨されます[1,5]．

- 2度目以降の同側気胸（気胸の再発率は原発性自然気胸で32%，二次性で13～39%）
- 両側気胸（同時，異時ともに）

表2 癒着用法の主な合併症

タルク	ドレーン閉塞，急性呼吸促拍症候群
OK-432	発熱，間質性肺炎
ミノマイシン	胸痛
50%ブドウ糖液	ドレーン感染，脱水
自己血	ドレーン感染，ドレーン閉塞

(Shimoda M, et al. Medicine (Baltimore). 2022; 101: e28537[9]，Light RW. Pleural diseases chapter 10 pleural effusion related to metastatic malignancies. 6th ed. Philadelphia: Lippincott Williams & Wilkins; 2013. p.153-88[10]，Ogawa K, et al. Respir Investig. 2018; 56: 410-7[11] を参考に筆者作成)

- 5〜7日間のドレナージにもかかわらずエアリーク持続
- パイロットやダイバーなど気胸再発リスクのある職業

トラブルシューティング いつから動いていい？

　気胸は再発率が高く，肺の負荷がかかる行動は避けたほうがよいと考えられますが明確なエビデンスはありません．海外のガイドラインでは以下の記述があります[5]．ちなみに再発リスクが顕著に下がるのは発症1年後からといわれています．
・激しい運動 → すべての症状が改善してから
・飛行機 → 気胸治癒2週間後以降
・ダイビング → 外科手術をしない限り控える

血胸

　血胸とは胸腔内に血液が貯留する状態であり，外傷性，医原性，自然血胸に分類されます **表3** [12]．胸水中に少量の血液が混入するだけで血性に見えるため肉眼所見での鑑別は困難なことが多く，胸水のヘマトクリット値が末梢血の50%以上の際に血胸と診断します[12]．治療は胸腔ドレーンの留置です．出血が少量であれば保存的治療を行いますが，出血量に応じて外科的治療を検討します[13]．

表3 血胸の原因

分類		疾患
外傷性		胸部外傷
医原性		CV挿入，胸腔穿刺など
自然血胸	血管の破綻	自然気胸，大動脈解離，大動脈瘤破裂，動静脈奇形，結合織病（マルファン症候群，エーラス・ダンロス症候群）
	凝固障害	薬剤性，先天性
	腫瘍性	神経線維腫，転移性腫瘍，胚細胞腫瘍，胸腺腫
	その他	骨軟骨腫，月経随伴性気胸（子宮内膜腫）

（Broderick SR. Thorac Surg Clin. 2013; 23: 89-96, vi-vii[12] を参考に作成）

外科治療の適応

① ドレーン留置後 1500mL 以上の大量排液がある

② 2~4 時間にわたって 100~200mL/時以上の排液がある

③ 血行動態を安定させるために輸血の継続が必要

トラブルシューティング

胸腔内の鏡面像（ニボー）

　　　胸水貯留のある症例に気胸が合併した場合，胸郭全長にわたる鏡面像が形成されます **図4** [14]．胸部単純写真では肺尖の境界線が不明瞭で気胸の存在が判別できないことがあります．胸腔内に鏡面像を認めた場合は気胸＋胸水，巨大嚢胞内の液体貯留，横隔膜ヘルニアが疑われます．特に胸郭全長にわたる鏡面像を見たときは血気胸を含めた気胸を積極的に疑いましょう．ちなみに縦隔下部に鏡面像を伴う腫瘤が見られたときは食道裂孔ヘルニアかも！（→ p.79）

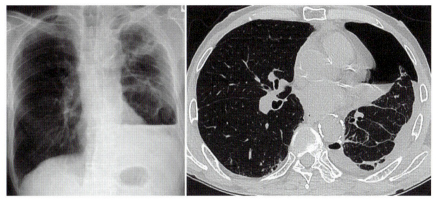

図4 鏡面像を示した気胸症例の胸部単純写真とCT

文献

1) Roberts ME, Rahman NM, Maskell NA, et al. British Thoracic Society Guideline for pleural disease. Thorax. 2023; 78: 1143-56. PMID: 37553157.
2) Noppen M. Spontaneous pneumothorax: epidemiology, pathophysiology and cause. Eur Respir Rev. 2010; 19: 217-9. PMID: 20956196.
3) 日本呼吸器学会, 編. 新呼吸器専門医テキスト. 東京: 南江堂; 2017. p.504-5.
4) Kircher LT, Jr., Swartzel RL. Spontaneous pneumothorax and its treatment. J Am Med Assoc. 1954; 155: 24-9. PMID: 13151882.
5) MacDuff A, Arnold A, Harvey J; Group BTSPDG. Management of spontaneous pneumothorax: British Thoracic Society Pleural Disease Guideline 2010. Thorax. 2010; 65 Suppl 2: ii18-31. PMID: 20696690.
6) Thelle A, Gjerdevik M, SueChu M, et al. Randomised comparison of needle aspiration and chest tube drainage in spontaneous pneumothorax. Eur Respir J. 2017; 49: 1601296. PMID: 28404647.
7) 渡辺洋一, 松尾圭祐, 玉置明彦, 他. 難治性気胸, 気管支瘻に対するEWS（EndobronchialWatanabe Spigot）を用いた気管支充填術の有用性. 気管支学. 2001; 23: 510-5.
8) Mager HJ, Maesen B, Verzijlbergen F, et al. Distribution of talc suspension during treatment of malignant pleural effusion with talc pleurodesis. Lung Cancer. 2002; 36: 77-81. PMID: 11891037.
9) Shimoda M, Tanaka Y, Hiramatsu M, et al. Analysis of factors predicting the application of chemical pleurodesis for pneumothorax: an observational study. Medicine (Baltimore). 2022; 101: e28537. PMID: 35029923.
10) Light RW. Pleural diseases chapter 10 pleural effusion related to metastatic malignancies. 6th ed. Philadelphia: Lippincott Williams & Wilkins; 2013. p.153-88.
11) Ogawa K, Takahashi Y, Murase K, et al. OK-432 pleurodesis for the treatment of pneumothorax in patients with interstitial pneumonia. Respir Investig. 2018; 56: 410-7. PMID: 29903606.
12) Broderick SR. Hemothorax: etiology, diagnosis, and management. Thorac Surg Clin. 2013; 23: 89-96, vi-vii. PMID: 23206720.

13) Mowery NT, Gunter OL, Collier BR, et al. Practice management guidelines for management of hemothorax and occult pneumothorax. J Trauma. 2011; 70: 510-8. PMID: 21307755.
14) Light RW. Pleural diseases chapter 6 radiographic examinations. 6th ed. Philadelphia: Lippincott Williams & Wilkins; 2013.

Chapter 4 疾患各論

10 好酸球性肺炎

ポイント

- ☑ 原因は特発性の急性好酸球性肺炎と慢性好酸球性肺炎，二次性に分類される
- ☑ 慢性好酸球性肺炎は喘息の合併が多く，ステロイドで改善するが半数以上で再発を認める
- ☑ 急性好酸球性肺炎は喫煙が原因になることが多く，急性呼吸障害を呈し，ステロイドが著効する

　好酸球性肺炎は肺組織の好酸球増加を特徴とする疾患群です．原因は特発性，好酸球増多症，寄生虫感染，薬剤，吸入抗原など多岐にわたります 表1 [1-3]．ここでは特発性である急性好酸球性肺炎（acute eosinophilic pneumonia: AEP），慢性好酸球性肺炎（chronic eosinophilic pneumonia: CEP）を解説していきます．
※薬剤性肺炎→ p.220，アレルギー性気管支肺真菌症→ p.176.

特徴

　AEP と CEP はその名の通り，それぞれ急性，慢性の経過で発症します．AEP は数日から 2~3 週間，遅くとも 2 カ月以内に進行します．一方で CEP は症状出現から診断まで平均で 7~8 カ月を要します．さらに発症様式だけでなく重症度や画像所見，再発の有無など，さまざまな点で特徴が異なります（ 表2 ， 図1 ）[1, 2, 4, 5]．

表1 好酸球性肺炎の原因

分類	疾患
特発性	AEP，CEP，特発性好酸球増多症
感染症	寄生虫，コクシジオイデス，アスペルギルス
間質性肺疾患	COP，HP，IPF，ランゲルハンス細胞組織球症，サルコイドーシス
薬剤	抗菌薬（ミノマイシン，テトラサイクリン，クラリスロマイシン，レボフロキサシン，アンピシリン，ダプトマイシン），サルファ薬，フェニトイン，アミトリプチリン，化学療法（シスプラチン，ゲムシタビン），メトトレキサート，NSAIDs，抗マラリア薬，アミオダロン，ACE阻害薬，H$_2$受容体拮抗薬など
アレルギー	アレルギー性気管支肺真菌症
悪性腫瘍	白血病，リンパ腫，原発性肺癌
全身性血管炎を伴う	EGPA，GPA
吸入抗原	タバコ，花火の煙，土埃，屋内の改修や清掃，ガソリンタンクの清掃，洞窟探検，薬物（コカイン，マリファナ，ヘロインなど），化粧水など

AEP：急性好酸球性肺炎，CEP：慢性好酸球性肺炎，COP：特発性器質化肺炎，HP：過敏性肺炎，IPF：特発性肺線維症，NSAIDs：非ステロイド性抗炎症薬，ACE：アンギオテンシンⅠ転換酵素，EGPA：好酸球性多発血管炎性肉芽腫症，GPA：多発血管炎性肉芽腫症
(Allen J, et al. J Allergy Clin Immunol Pract. 2018; 6: 1455-61[1]，De Giacomi F, et al. Am J Respir Crit Care Med. 2018; 197: 728-36[2]，Shimoda M, et al. Medicine (Baltimore). 2021; 100: e25860[3] を参考に作成)

　AEP は初診時の末梢好酸球数が上昇しておらず，遅れて上昇します[1]．過去の報告では末梢好酸球数が 500/μL 以上の割合は 28～39％であり[5]，私の研究では AEP の末梢好酸球数の中央値は 297.2/μL（正常値 440/μL 以下）と正常値でした[6]．加えて炎症反応も高く，CRP の中央値は 8.4～16.6mg/dL でした[5, 6]．そのため初診時には好酸球性肺炎以外にも急性呼吸促迫症候群（ARDS）や間質性肺疾患，過敏性肺炎，防水スプレー肺などとの鑑別が問題となります[6]．AEP は直近の喫煙開始やタバコの銘柄を変更するなど，喫煙との関与が多く報告されています．なので厳密には AEP の多くは特発性ではなく，臨床分類の中で分けて記載している報告もあります[2]．また AEP は喫煙以外にも花火の煙，土埃などの吸入抗原が原因になることがあります[2, 5]．AEP の診断基準を **表3** に示します[1, 5]．

表2 急性好酸球性肺炎（AEP）と慢性好酸球性肺炎（CEP）の特徴の比較

	AEP	CEP
発症	急性（日/週単位）	数カ月
好発年齢	20〜40代の男性	30〜50代の女性
症状	発熱，咳嗽，胸膜痛，筋肉痛，呼吸困難（急性呼吸不全を起こし得る）	咳嗽，呼吸困難，微熱，胸痛，体重減少
喘息の既往歴	稀	合併多い（約50％）
喫煙歴	多くで喫煙歴があり，特に喫煙開始時に発症	少ない（10％未満）
末梢好酸球	正常 → 回復期に増加	＞10％
胸部画像所見	両側びまん性すりガラス影，浸潤影，胸水貯留	両側性，移動性の末梢優位の浸潤影（逆バタフライシャドウ）
BAL	好酸球＞25％（40％以上が多い），リンパ球（10〜30％）や好中球も上昇	好酸球＞25％（中央値38〜54％），リンパ球や好中球は正常
病理学的所見	DAD，浮腫，好酸球浸潤	肺胞隔壁や間質への好酸球浸潤
治療	ステロイド（2〜6週間）	ステロイド（1〜3年），10％は自然軽快あり
治療反応性	劇的かつ迅速な反応	良好
再発	稀	50％以上

AEP：急性好酸球性肺炎，CEP：慢性好酸球性肺炎，BAL：気管支肺胞洗浄，DAD：びまん性肺胞障害
(Allen J, et al. J Allergy Clin Immunol Pract. 2018; 6: 1455-61[1]，De Giacomi F, et al. Am J Respir Crit Care Med. 2018; 197: 728-36[2]，Cottin V. Clin Chest Med. 2016; 37: 535-56[4]，Suzuki Y, et al. Allergol Int. 2019; 68: 413-9[5]) を参考に作成）

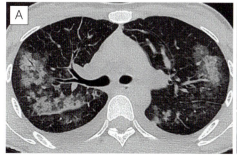 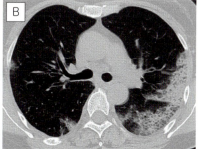

図1 CT画像における好酸球性肺炎
A（急性好酸球性肺炎）：両側びまん性すりガラス影と両側胸水貯留を認める．末梢肺は陰影が乏しい．
B（慢性好酸球性肺炎）：左肺末梢側優位に帯状の浸潤影を認める．

表3 急性好酸球性肺炎（AEP）の診断基準

1) 1カ月未満の急性発熱性疾患
2) 低酸素血症＊
3) 胸部X線写真で両側びまん性浸潤影を認める
4) BALで好酸球比率＞25％および/または肺生検で肺実質への好酸球浸潤
5) 薬剤や感染症など肺好酸球増多症の既知の原因がない

BAL：気管支肺胞洗浄
＊修正版Philitの基準では含まれない[7]
(Allen J, et al. J Allergy Clin Immunol Pract. 2018; 6: 1455-61[1]，Suzuki Y, et al. Allergol Int. 2019; 68: 413-9[5])

表4 慢性好酸球性肺炎（CEP）の診断基準

1) 2週間以上持続する臨床症状
2) 胸部X線写真で異常影を認める
3) BALで好酸球増多（通常25％以上），末梢血好酸球増多，および/または肺生検で肺実質への好酸球浸潤
4) 薬剤，寄生虫感染症，ABPA，EGPAなど他の既知の原因がない

BAL：気管支肺胞洗浄，ABPA：アレルギー性気管支肺アスペルギルス症，
EGPA：好酸球性多発血管炎性肉芽腫症
(Suzuki Y, et al. Allergol Int. 2019; 68: 413-9[5])

CEPはアレルギー疾患との関与が指摘されており，喘息の合併が多く，診断前から末梢好酸球数の上昇（＞1,000/μL）を認め，IgEも半数の症例で上昇を認めます[1]．画像所見は逆バタフライシャドウとよばれる末梢優位の浸潤影を呈し，中枢側には病変が乏しいことが特徴です．画像所見が器質化肺炎と類似し，鑑別が困難であることがあります．CEPの診断基準を **表4** に示します[5]．

治療

AEPもCEPもステロイド治療がよく効きます．AEPに対しては重症例であればプレドニゾロン 60～125mg，呼吸不全がなければ40～60mg/日で投与開始します．病状の改善を確認しながら2～6週間かけて減量を行います[2, 5]．過去の研究では2週間治療と4週間治療（両プロトコールともに呼吸不全があればメチルプレドニゾロン 60mg 3日間6時間ごと，その後30mg経口プレ

ドニゾロン 1 日 2 回，呼吸不全がなければ 30mg 経口プレドニゾロン 1 日 2 回の投与を行い，8 日目から減量）で差はなかったと報告しています[7]．また AEP では再発が少なく，喫煙を継続しているにもかかわらず時間とともに耐性が生じて再発しない症例もあるようです[2]．それとこれはエビデンスがなく経験的な話ですが，実際にはステロイド投与は短期で終わらせることが多いと思います．特に喫煙や薬剤など誘因がはっきりしていれば，原因の除去のみで自然軽快し，ステロイドが不要であることも経験します．

CEP は 10％以下の症例で自然軽快を認めますが，多くの症例でステロイド治療が必要になります．プレドニゾロン 0.5mg/kg/日または 30mg/日から開始し，通常 2 週間以内に病状の改善が得られます．その後，6〜12 カ月かけて漸減し，場合によっては 1〜3 年間の治療を行います．ステロイド減量中または治療終了後に 56.4％で再発し，28.6％で 2 回以上の再発を認めます[1, 5]．可能な限りステロイドを減量・中止が望ましいですが，少量のステロイドを継続しなければならない症例を経験します．抗 IgE 抗体（オマリズマブ）や抗 IL-5 抗体（メポリズマブ），抗 IL-5 受容体抗体（ベンラリズマブ）などの生物学的製剤の効果が期待できますが，好酸球性肺炎への適応はありません[5]．なお重症喘息があれば，その疾患に対し使用できます（→ p.261）[8, 9]．

文献

1）Allen J, Wert M. Eosinophilic pneumonias. J Allergy Clin Immunol Pract. 2018; 6: 1455-61. PMID: 29735405.

2）De Giacomi F, Vassallo R, Yi ES, et al. Acute eosinophilic pneumonia. Causes, diagnosis, and management. Am J Respir Crit Care Med. 2018; 197: 728-36. PMID: 29206477.

3）Shimoda M, Morimoto K, Tanaka Y, et al. Chronic eosinophilic pneumonitis due to the inhalation of aerosolized face lotion: a case report. Medicine (Baltimore). 2021; 100: e25860. PMID: 34106632.

4）Cottin V. Eosinophilic lung diseases. Clin Chest Med. 2016; 37: 535-56. PMID: 27514599.

5）Suzuki Y, Suda T. Eosinophilic pneumonia: a review of the previous literature, causes, diagnosis, and management. Allergol Int. 2019; 68: 413-9. PMID: 31253537.

6）Shimoda M, Tanaka Y, Fujiwara K, et al. Waterproofing spray-associated pneumonitis review: comparison with acute eosinophilic pneumonia and hypersensitivity pneumonitis. Medicine. 2021; 100: e25054. PMID: 33725891.

7）Rhee CK, Min KH, Yim NY, et al. Clinical characteristics and corticosteroid treatment of acute eosinophilic pneumonia. Eur Respir J. 2013; 41: 402-9. PMID: 22599359.

8）日本アレルギー学会喘息ガイドライン専門部会．喘息予防・管理ガイドライン 2021．日本アレルギー学会；2021．

9）日本呼吸器学会難治性喘息診断と治療の手引き第 2 版作成委員会．難治性喘息診断と治療の手引き（第 2 版）2023．東京：メディカルレビュー社；2023．

Chapter 4 疾患各論

11 サルコイドーシス

ポイント

- ☑ 非乾酪性類上皮肉芽腫をつくる原因不明の疾患で，肺だけでなく眼，心臓，皮膚など全身の臓器に病変が出現する可能性がある
- ☑ 肺サルコイドーシスの画像所見は両側肺門縦隔リンパ節腫脹，上葉優位の広義間質に沿って広がる粒状影，斑状影，網状影などがある
- ☑ 予後は良好であり，約 2/3 は自然軽快するが，肺陰影を認める症例ではステロイド投与を検討する
- ☑ 心サルコイドーシスは突然死のリスクとなる

さまざまな臓器に非乾酪性類上皮肉芽腫をつくる原因不明の疾患で，主に肺，眼（ブドウ膜炎），心臓，皮膚などに病変が出現します．特に肺は臓器病変として最も頻度が高く，86〜95％を占めます．主要な臓器以外にも神経，筋，腎臓，骨，消化器など全身のほとんどの臓器で罹患する可能性があります．やや女性に多く 20 代と 50 代にピークがありますが，最近は若年発症が減少し，高齢発症が増えています[1]．

※乾酪性とは壊死を伴う肉芽腫であり，サルコイドーシスは壊死を伴わない（非乾酪性）肉芽腫が特徴です．

症状

臓器特異的症状（肺サルコイドーシスでは咳，痰，息切れ，胸痛など）と臓器病変とは無関係に起こる臓器非特異的全身症状（発熱，体重減少，全身倦怠感など）があります．無症状の検診発見も多いですが，近年は有症状の症例が増えています[1]．また稀ですが急性経過で呼吸不全と両側びまん性すりガラス

影を呈する，いわゆる急性増悪が報告されています[2]．

診断

A．臨床症状，B．特徴的検査所見，C．臓器別特徴的臨床所見，D．鑑別診断，E．組織所見の組み合わせにより組織診断群と臨床診断群が定義されています．大雑把にいえば，① 特徴的な所見＋組織所見で非乾酪性類上皮肉芽腫，② 肺，眼，心臓のうち 2 臓器の特徴的な臨床所見があり，かつ特徴的検査所見を認める，③ 心サルコイドーシスにおいて特徴的な心臓病変所見のいずれかを認めれば診断となります．ただし他の肉芽腫性疾患との鑑別が難しいこともあり除外診断を十分に行うことが重要です．肺サルコイドーシスの診断に関わる部分を診断基準から抜粋して 表1 にまとめました[1]．

検査

サルコイドーシスの指標としてよく用いられる angiotensin converting enzyme（ACE）が上昇するのは約 60％の症例であり，陽性的中率 84％，陰性的中率 74％と報告されています[3]．血性リゾチームは診断基準に含まれていますが保険適用外です．血清可溶性インターロイキン 2 受容体（sIL-2R）の陽性率は 60％以上で，γ グロブリンの上昇は 10〜30％と低いです．高カルシウム血症の合併は有名ですが，日本人では頻度が低いといわれています．また診断基準には含まれていませんが，気管支鏡所見での気管支内腔の網目状毛細血管怒張（network formation）や黄白色小結節も認めることがあります．Network formation は有名な所見ですが，定義は存在せず，評価者の判断によります．疾患活動性を反映する指標として血清 ACE，sIL-2R，ガリウムシンチグラフィー，気管支肺胞洗浄におけるリンパ球分画比率や CD4/CD8 比が報告されています．ただしこれらの指標は治療適応の決定には使用できません[1]．

肺サルコイドーシスの画像所見

呼吸器病変は縦隔・肺門リンパ節，肺野，気道，胸膜に生じます．胸部単純写真で見られる両側肺門縦隔リンパ節腫脹（bilateral hilar-mediastinal lymphadenopathy: BHL）が最も特徴的で 75.8％に認められます．肺野病変は上葉優位に広義間質（→ p.80）に沿って広がる粒状影，斑状影，網状影など多彩

表1 肺サルコイドーシスの診断

A. 臨床症状

胸部異常陰影，咳，痰，息切れ

B. 特徴的検査所見

両側肺門縦隔リンパ節腫脹（BHL）
血清アンジオテンシン変換酵素（ACE）活性高値または血清リゾチーム高値
血清可溶性インターロイキン2受容体（sIL-2R）高値
^{67}Gaシンチグラフィーまたは^{18}F-FDG/PETにおける著明な集積所見
気管支肺胞洗浄液のリンパ球比率上昇（20％以上，喫煙者で10％以上），またはCD4/CD8
比の上昇（＞3.5）

C. 臓器別特徴的臨床所見

両側肺門縦隔リンパ節腫脹（BHL）またはリンパ路である広義間質（気管支血管束周囲，
小葉間隔壁，胸膜直下，小葉中心部）に沿った多発粒状影または肥厚像

D. 鑑別診断（以下の疾患を鑑別する）

① 原因既知あるいは別の病態の全身性疾患：悪性リンパ腫，他のリンパ増殖性疾患，がん，
　ベーチェット病，アミロイドーシス，多発血管炎性肉芽腫症（GPA），IgG4関連疾患，
　ブラウ症候群，結核，肉芽腫を伴う感染症（非結核性抗酸菌感染症，真菌症）
② 異物，がんなどによるサルコイド反応
③ 他の肉芽腫性肺疾患：ベリリウム肺，じん肺，過敏性肺炎
④ 巨細胞性心筋炎
⑤ 原因既知のブドウ膜炎：ヘルペス性ぶどう膜炎，HTLV-1関連ぶどう膜炎，ポスナー・
　シュロスマン症候群
⑥ 他の皮膚肉芽腫：環状肉芽腫，環状弾性線維融解性巨細胞肉芽腫，リポイド類壊死，
　メルカーソン・ローゼンタール症候群，顔面播種状粟粒性狼瘡，酒さ
⑦ 他の肝肉芽腫：原発性胆汁性胆管炎

E. 組織所見

臓器の組織生検にて非乾酪性類上皮肉芽腫が認められる

Definite（組織診断群）：A，B，Cのいずれかで1項目以上を満たし，Dが除外され，Eの所見
　が陽性のもの
Probable（臨床診断群）：Aの1項目以上があり，Bの5項目中2項目以上であり，Cの呼吸器
　の他，眼か心臓病変を有し，Dが除外され，Eの所見が陰性のもの

BHL: bilateral hilar-mediastinal lymphadenopathy
※C. 臓器別特徴的臨床所見は肺病変以外の眼・心臓の基準は省いています．正式な診断基準は参考
　文献を参照ください．
（日本サルコイドーシス/肉芽腫性疾患学会．サルコイドーシス診療の手引き2023．日本サルコイド
ーシス/肉芽腫性疾患学会；2023[1]）を参考に作成）

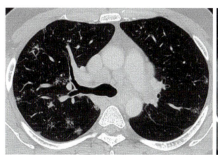
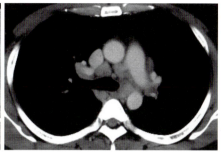

図1 肺サルコイドーシスの画像所見

肺野に小結節影が集簇したgalaxy signが散在し，一部に網状影も認める．縦隔条件では多発縦隔リンパ節腫大を認める．

な画像所見を呈します[1]．小結節影が集簇して大結節を形成した陰影をgalaxy signとよび，サルコイドーシスに特徴的といえます **図1**[4]．進行例では収縮を伴う索状影，塊状陰影などを呈し囊胞形成がみられます．画像所見に比べ呼吸症状が乏しいことが多いですが，高度な線維化を起こすと咳嗽や労作時呼吸困難がみられます[1]．1％以下と稀ではありますが，びまん性に粒状影が分布し，粟粒影を呈することがあります．このような症例では粟粒結核との鑑別に難渋します[5]．結核は壊死を伴う乾酪性肉芽腫を生じますが，仮に組織診で乾酪壊死を認めなくても採取した検体が不十分であった可能性があり，それだけで鑑別することができなかった経験があります．

※粟粒影とは粒状影が両肺にびまん性に分布した画像所見を指します．必ずしも粟粒結核のことを指すわけではありません．

組織病理学検査

表1の診断基準をみると，組織診による非乾酪性類上皮肉芽腫の検出は診断において非常に大きい役割を担っています．肺サルコイドーシスにおいては，気管支鏡検査での組織採取が重要になり，肺野に対しては経気管支肺生検（またはクライオバイオプシー），縦隔リンパ節に対しては超音波気管支鏡下経気管支リンパ節針生検（EBUS-TBNA）を行います[1]．ENUS-TBNAは非常に有効な検査であり，診断率79％，感度84％，特異度100％と報告されています[6]．一方でENUS-TBNAで採取できる検体は太い針（19ゲージ生検針）を用いても決して多くありません[1]．さらに良性疾患のリンパ節は柔らかく検体

採取に難渋することがあります．確実な診断のためには十分な検体の採取が重要です．

治療

　サルコイドーシスの予後は良好であり，約2/3は自然軽快します．しかし最近は病状が遷延する症例が増えています．肺サルコイドーシスの治療は呼吸器病変の分類 表2 と症状により分けられます 図2 ．症状に乏しい検診発見例では無治療で改善するものが多く，肺陰影のない症例（stage Ⅰ）では経過観察を行います．肺陰影を認める症例（stage Ⅱ/Ⅲ）のうち症状を認める症例は治療適応になります．症状がないまたは軽度の場合は経過観察可能ですが，悪化する場合など必要に応じて治療を行います．治療はステロイド投与が第一選択であり，その量はプレドニゾロン 10〜40mg/日と幅広く設定されています．本邦の日本サルコイドーシス/肉芽腫性疾患学会によるガイドラインではプレドニゾロン 20〜30mg/日からの開始を推奨しています．副作用の面から連日投与より用量を倍にした隔日投与も多く行われています．ステロイドの反応性は良好であり，治療期間は1〜2年間行ったところで治療終了することが推奨されています．しかし長期的な効果に関してのエビデンスに乏しく，10〜15年後では無治療の場合と比べ，肺機能や画像所見に違いがなかったとする報告やステロイド治療群のほうが逆に再発率が高かったとする報告もあります．ステロイド抵抗性，あるいは副作用のため十分なステロイド治療ができない症例に，代替あるいは併用治療薬としてメトトレキサートやアザチオプリンなどの免疫抑制薬やTNF-α阻害薬（インフリキシマブ，アダリムマブ）も考慮され

表2 サルコイドーシスの呼吸器病変の分類

Stage	病変	頻度
0	異常所見なし	14.3%
Ⅰ	BHLのみ	40.5%
Ⅱ	BHL＋肺野病変	29.3%
Ⅲ	肺野病変のみ	7.9%
Ⅳ	線維化を呈している	8.1%

（日本サルコイドーシス/肉芽腫性疾患学会．サルコイドーシス診療の手引き2023．日本サルコイドーシス/肉芽腫性疾患学会; 2023[1]）を参考に筆者が作成）

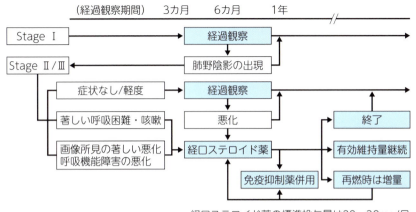

図2 肺サルコイドーシスの治療
(日本サルコイドーシス/肉芽腫性疾患学会．サルコイドーシス診療の手引き2023．日本サルコイドーシス/肉芽腫性疾患学会；2023[1]．p.12より引用)

ます．進行性線維化を伴う症例（stage Ⅳ）には選択肢のひとつとしてニンテダニブがあげられます．肉芽腫性炎症が治まった後にも，線維化肺，心機能低下，ミオパチーによる筋力低下，痛みや疲れなどの全身症状が残存する場合があります[1]．

肺線維化

10～20％の症例では慢性または進行性の経過を辿り，再燃もしばしば起こします．さらに2％で肺サルコイドーシスの病変分布に一致して難治性の線維化を合併するとされ[7]，線維化が進行し呼吸不全に至った重症例（stage ⅣでNYHA機能分類Ⅲ～Ⅳや肺高血圧合併など）に対しては肺移植も検討する必要があります[1]．

心サルコイドーシス

サルコイドーシスの心臓病変の存在は致死性不整脈や心不全をきたし，突然死の原因となります．日本では欧米に比べ心臓病変の頻度が高いといわれており，サルコイドーシスにおける死亡例の約半数が心臓死であり，生前に診断さ

れた例は約 25％にすぎないと報告されています．ACE および sIL-2R の上昇が心臓病変の合併でより頻度が高く，脳性ナトリウム利尿ペプチド（BNP）や高感度トロポニン T，高感度トロポニン I などの心臓のマーカーの上昇も報告されています．心内膜心筋生検による組織診断が得られれば診断的価値が非常に高いですが，サルコイド肉芽腫は心筋内に散在性に分布しているため診断率が低く（19％），侵襲的手技であるため一定の合併症のリスクがあります．診断には心エコーにおける心室中隔基部の壁菲薄化，心臓ガドリニウム造影 MRI，^{67}Ga シンチグラフィーまたは ^{18}F-FDG/PET が有用です [1, 8]．

文献

1) 日本サルコイドーシス／肉芽腫性疾患学会．サルコイドーシス診療の手引き 2023．日本サルコイドーシス／肉芽腫性疾患学会；2023．
2) 中塚賀也，安田一行，辻 貴宏，他．サルコイドーシス寛解中に肺線維化が進み，急性増悪・びまん性肺胞障害を来した 1 剖検例．日サ会誌．2012; 32: 137-43.
3) Studdy PR, Bird R. Serum angiotensin converting enzyme in sarcoidosis--its value in present clinical practice. Ann Clin Biochem. 1989; 26(Pt 1): 13-8. PMID: 2544134.
4) Marchiori E, Zanetti G, Barreto MM, et al. Atypical distribution of small nodules on high resolution CT studies: patterns and differentials. Respir Med. 2011; 105: 1263-7. PMID: 21377343.
5) Criado E, Sanchez M, Ramirez J, et al. Pulmonary sarcoidosis: typical and atypical manifestations at high-resolution CT with pathologic correlation. Radiographics. 2010; 30: 1567-86. PMID: 21071376.
6) Trisolini R, Lazzari Agli L, Tinelli C, et al. Endobronchial ultrasound-guided transbronchial needle aspiration for diagnosis of sarcoidosis in clinically unselected study populations. Respirology. 2015; 20: 226-34. PMID: 25477156.
7) 重松三知夫，長井苑子，濱田邦夫，他．肺炎に類似した臨床像を呈したサルコイドーシス 5 症例．日サ会誌．1999; 19: 69-74.
8) 厚生労働省難治性疾患政策研究事業「特発性心筋症に関する調査研究」班．心臓サルコイドーシスの診療ガイドライン．日本循環器学会，日本心臓病学会，日本心不全学会，日本サルコイドーシス／肉芽腫性疾患学会，日本心臓核医学会，日本不整脈心電学会；2016．

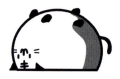

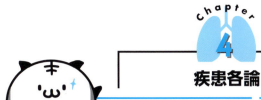

Chapter 4 疾患各論

12 気管支拡張症

ポイント

- ☑ 気管支拡張症には特発性や感染症のほか,複数の原因がある
- ☑ 鑑別および重症度評価のために問診,身体所見,血液検査,画像検査,喀痰検査などを行う
- ☑ 治療は,呼吸理学療法(排痰),増悪予防を基本として,原疾患の治療に加え,増悪を繰り返す症例にはマクロライド少量長期療法を行う

　気管支拡張症は主に不可逆的な気管支の拡張と瘢痕化を特徴とする慢性呼吸器疾患であり,その原因は多岐にわたります 表1 [1,2].それらを鑑別するために 表2 のような検査を行い,原因が判明しないものを特発性と分類します[2].多くの報告で特発性は約26～53％と最も多く,感染症がそれに続きます.原因疾患がしっかりと診断されずに特発性へ分類されているのではという懸念から,診断には 図1 に示す原因検索のアルゴリズムを使用することが提案されています.また非結核性抗酸菌症は,先行する気管支拡張症に二次感染することも多く,菌が同定されても単独の原因とせずに背景の気管支拡張症の検索を行うことが重要であるとされています.

表1 気管支拡張症の原因

分類	疾患名
特発性	特発性気管支拡張症
感染症	非結核性抗酸菌症
陳旧性変化	感染後後遺症 結核後遺症
気道疾患	慢性閉塞性肺疾患（COPD） 気管支喘息
自己免疫疾患	結合組織病（関節リウマチ，SjS） アレルギー性気管支肺真菌症（ABPM） 炎症性腸疾患（潰瘍性大腸炎，クローン病） サルコイドーシス
免疫不全	原発性免疫不全症
先天性	原発性線毛機能不全症候群（PCD） α1-アンチトリプシン欠乏症 嚢胞性線維症 びまん性汎細気管支炎（DPB） Williams-Campbell syndrome ヤング症候群 Mounier-Kuhn syndrome
その他	黄色爪症候群 HTLV-1感染症 胃食道逆流症 Swyer-James-MacLeod症候群

SjS: シェーグレン症候群，HTLV-1: ヒトT細胞白血病ウイルス-1型

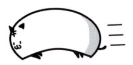

表2 気管支拡張症の検査項目の例

検査種類	項目
問診	新生児期〜小児期からの呼吸器症状，肺炎治療歴 副鼻腔炎，中耳炎の既往歴 気管支喘息，肺結核，肺炎などの既往歴 家族歴，不妊/流産の有無 薬剤歴，喫煙歴
身体診察	関節痛，指の変形 黄色爪，ばち指 胸部聴診所見
血液検査	免疫グロブリン（IgG, IgM, IgA, IgE） 自己抗体（抗核抗体，リウマチ因子，抗CCP抗体，抗SS-A抗体，ANCA） アスペルギルス特異的IgE/IgG，Asp f 1 寒冷凝集素
画像検査	胸部CT 副鼻腔CT
生理検査	呼吸機能検査
喀痰検査	一般細菌検査，抗酸菌検査

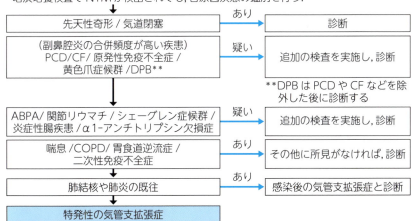

図1 気管支拡張症の原因検索のアルゴリズム

HTLV-1：ヒトT細胞白血病ウイルス-1型，ABPA：アレルギー性気管支肺アスペルギルス症，
PCD：原発性線毛機能不全症候群，CF：嚢胞性線維症，DPB：びまん性汎細気管支炎，
COPD：慢性閉塞性肺疾患
（複十字病院呼吸器内科 森本，伊藤により作成）

胸部 CT

気管支拡張は胸部 CT において内腔の直径が不随する肺動脈より大きい，または先細りがない（末梢の気管支径が中枢と比較し同じか大きい），および胸膜下に気管支を認めることが基準となります[2]．検診で軽症の気管支拡張が指摘されることがありますが，その多くは NTM 疑いとしてフォローされています．そういった症例で NTM の診断を満たさず，咳嗽や喀痰などの症状を伴っていれば"気管支拡張症"としての診断と管理が必要となります．

治療

呼吸理学療法（排痰）やワクチンを含めた感染予防と，NTM や ABPM など原因疾患がある場合はその治療を基本とします．増悪を繰り返す症例には予防のためにマクロライド療法を行います[2]．気管支拡張症の増悪時には，重症度に応じて内服や点滴の抗菌薬を投与します．気管支拡張症の増悪の定義は，
① 気管支拡張症治療の変更が必要
② 少なくとも 48 時間にわたって 3 つ以上の主要な症状の悪化（咳，喀痰の量や粘稠度，喀痰の化膿性，息切れおよび／または運動不耐症，疲労および／または倦怠感，喀血）がみられる

とされます．気管支拡張患者の半数が年 2 回以上の増悪を経験し，その約 3 分の 1 が年 1 回以上の入院を必要とすると報告されています[3]．

線毛機能不全症候群 (primary ciliary dyskinesia: PCD)

PCD とは線毛に関連する遺伝子異常によって呼吸器疾患を中心とした多彩な臨床症状を呈します．運動線毛の障害により気管支拡張症のほか，慢性副鼻腔炎，滲出性中耳炎，不妊症などがみられます．また小児期から呼吸器症状を呈し，新生児呼吸窮迫，先天性心疾患などを認めることがあります．内臓逆位を呈するカルタゲナー症候群は PCD の亜型として知られています．PCD の疑いがある症例に対し，鼻腔一酸化窒素測定を行ったのち鼻腔粘膜の生検検体を使用した電子顕微鏡検査と遺伝子検査を行っています．本邦の約半数を占める *DRC1* 遺伝子変異では内臓逆位を認めず，電子顕微鏡所見もほぼ正常であるこ

とに注意が必要です[4]．2024年4月に指定難病に認定されました．現在は線毛機能を改善する薬剤はなく，早期から排痰療法などを積極的に導入します．アジスロマイシンが増悪予防に有効であることが明らかになっています[4]．また，ENaC（nebulised epithelial sodium channel）阻害薬など同症に対する薬剤の開発が期待されています[5]．

びまん性汎細気管支炎（diffuse panbronchiolitis: DPB）

両肺びまん性に存在する呼吸細気管支領域の慢性炎症を特徴とする副鼻腔気管支症候群の一疾患です．日本人をはじめ東アジア人に多くみられます．病理組織学的には細気管支および細気管支周囲炎であり，リンパ濾胞形成を伴い肉芽組織や瘢痕巣により呼吸細気管支の閉塞をきたすことで気管支拡張を生じます．DPBは画像所見から疑うことが多く，診断基準に照らし合わせて診断します　表3 [6]．近年減少傾向にあり，線毛機能不全症候群や免疫不全症などの除外をすることが重要です．治療は低用量エリスロマイシン長期投与（200mgを1日2～3回）が有効です．急性増悪時はインフルエンザ菌，肺炎球菌による感染が関与し，進行例では緑膿菌が検出されます[7]．

表3 びまん性汎細気管支炎の診断基準

必須項目	参考項目
① 臨床症状：持続性の咳嗽，喀痰，および労作時息切れ	① 胸部聴診所見：断続性ラ音
② 慢性副鼻腔炎の合併ないし既往	② 呼吸機能および血液ガス所見：FEV1/FVC≦70%，PaO$_2$≦80torr
③ 胸部X線またはCT所見：両肺野びまん性散布性粒状影，または胸部CTで両肺野びまん性小葉中心性粒状病変	③ 寒冷凝集素≧64倍

確実：必須項目①②③に加え，参考項目の2項目以上を満たす
ほぼ確実：必須項目①②③を満たす
可能性あり：必須項目のうち①②を満たす

（中田紘一郎．DPBの診断指針改訂と重症度分類策定．厚生省特定疾患呼吸器系疾患調査研究班びまん性肺疾患分科会平成10年度報告書．1999: 109-11[6]）

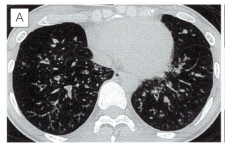
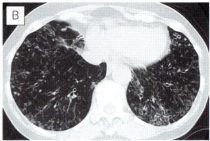
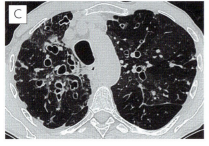

図2 線毛機能不全症候群（A），びまん性汎細気管支炎（B），嚢胞性肺線維症（C）の画像所見

　線毛機能不全症候群（PCD），びまん性汎細気管支炎（DPB），嚢胞性肺線維症は気管支拡張と小葉中心性粒状影が特徴です．3疾患は類似した所見を呈しますが，PCDとDPBは両側下葉に多く，嚢胞性肺線維症は上葉にも陰影が見られる傾向があります　図2　[7-9]．嚢胞性肺線維症は白人に多く，本邦では非常に稀です．非結核性抗酸菌症とアレルギー性気管支肺真菌症も特徴的な画像所見を呈しますがそれぞれのセクションで解説します（非結核性抗酸菌症→p.165，アレルギー性気管支肺真菌症→p.176）．

トラブルシューティング

血痰／喀血

　気管支拡張症は血痰／喀血の原因としてしばしば問題となります[10]．血痰／喀血を契機に気管支拡張を認めることも少なくありません．出血の量が多かったりコントロールが不良であれば，気管支拡張の精査と並行して喀血の治療を先行して行わなければならないことがあります．血痰／喀血については Chapter 1 を参照ください（→p.16）．

文献

1) Araujo D, Shteinberg M, Aliberti S, et al. Standardised classification of the aetiology of bronchiectasis using an objective algorithm. Eur Respir J. 2017; 50: 1701289. PMID: 29242262.

2) Pasteur MC, Bilton D, Hill AT; British Thoracic Society Bronchiectasis non CFGG. British Thoracic Society guideline for non-CF bronchiectasis. Thorax. 2010; 65 Suppl 1: i1-58. PMID: 20627931.

3) Choi H, Chalmers JD. Bronchiectasis exacerbation: a narrative review of causes, risk factors, management and prevention. Ann Transl Med. 2023; 11: 25. PMID: 36760239.

4) 線毛機能不全症候群の診療の手引き作成委員会. 線毛機能不全症候群の診療の手引き. 日本鼻科学会; 2023. p.32-57.

5) Ringshausen FC, Shapiro AJ, Nielsen KG, et al. Safety and efficacy of the epithelial sodium channel blocker idrevloride in people with primary ciliary dyskinesia (CLEAN-PCD): a multinational, phase 2, randomised, double-blind, placebo-controlled crossover trial. Lancet Respir Med. 2024; 12: 21-33. PMID: 37660715.

6) 中田紘一郎. DPB の診断指針改訂と重症度分類策定. 厚生省特定疾患呼吸器系疾患調査研究班びまん性肺疾患分科会平成 10 年度報告書; 1999. p.109-11.

7) Matsuura H, Yoshida Y, Yamaji Y. Diffuse panbronchiolitis. QJM. 2017; 110: 253. PMID: 28062747.

8) Javidan-Nejad C, Bhalla S. Bronchiectasis. Radiol Clin North Am. 2009; 47: 289-306. PMID: 19249457.

9) Keicho N, Hijikata M, Miyabayashi A, et al. Impact of primary ciliary dyskinesia: beyond sinobronchial syndrome in Japan. Respir Investig. 2024; 62: 179-86. PMID: 38154292.

10) Abdulmalak C, Cottenet J, Beltramo G, et al. Haemoptysis in adults: a 5-year study using the French nationwide hospital administrative database. Eur Respir J. 2015; 46: 503-11. PMID: 26022949.

Chapter 4 疾患各論

13 肺動脈疾患

ポイント

- ☑ 肺血栓塞栓症はWellsスコアや改訂ジュネーブスコアで検査前確率を考慮し、診断的確率が低い、または中等度でD-dimerが陰性であれば否定できる
- ☑ 肺血栓塞栓症の重症度を踏まえて抗凝固薬の投与を行う
- ☑ 呼吸器疾患に併存する肺高血圧は原病の治療と低酸素血症をきたしている症例に対しては酸素療法を行う

肺血栓塞栓症（pulmonary embolism: PE）

　肺動脈が血栓塞栓子により閉塞する突然死も起こしうる疾患です．その約90％は下肢あるいは骨盤内の静脈で形成された血栓が血流に運ばれることによって起こります．肺高血圧，右心負荷，低酸素血症が主な病態ですが，10～15％に出血性梗塞による肺梗塞を起こします[1]．肺梗塞は発熱，胸膜痛，肺浸潤影（Hampton's hump）を認めるため肺炎／胸膜炎との鑑別が難しいことがあります 図1 [1,2]．

　確定診断は血管造影CTにより肺動脈の血栓を確認します．アレルギーや気管支喘息，腎障害などで造影剤が使用できない場合は血流シンチグラフィーを検討します．PEを疑った場合はまず検査前確率をWellsスコアや改訂ジュネーブスコアを用いて評価し，診療的確率が低い，または中等度でD-dimerが陰性であれば否定できます 表1 [1]．

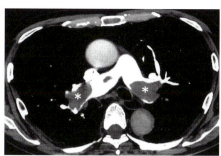 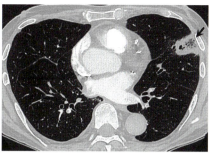

図1 肺血栓塞栓症と肺梗塞
＊：肺動脈内の血栓，矢印：肺梗塞（Hampton's hump）
Hampton's hump：胸膜直下の半円形または半紡錘形の浸潤影[2]

表1 Wellsスコアと改訂ジュネーブスコア

Wellsスコア		改訂ジュネーブスコア	
PEあるいはDVTの既往	+1	66歳以上	+1
最近の手術あるいは長期臥床	+1	PEあるいはDVTの既往	+1
癌	+1	1カ月以内の手術，骨折	+1
DVTの臨床的徴候	+1	活動性の癌	+1
心拍数＞100回/分	+1	一側の下肢痛	+1
PE以外の可能性が低い＊	+1	下肢深部静脈の触診による痛みと片側性浮腫	+1
血痰	+1	心拍数	
		75〜94回/分	+1
		95回/分以上	+2
		血痰	+1
臨床的確率		**臨床的確率**	
合計スコア　0〜1点　　低い		合計スコア　0〜1点　　低い	
2点以上　　高い		2〜4点　　中等度	
		5点以上　　高い	

PE：肺血栓塞栓症，DVT：深部静脈血栓症
＊精査の中でPE以外の疾患を示す所見がないときに該当
（Gibson NS, et al. 2008, Klok FA, et al. 2008, Hendriksen JM, et al. 2015より作成）

重症度評価

重症度スコアは PESI スコアと早期死亡率による重症度クラス分類があり，治療選択には簡易版PESIスコアとクラス分類を組み合わせて用います 表2, 3 [1].

表2 簡易版PESIスコア

年齢＞80歳

癌

慢性心不全

慢性肺疾患

脈拍数≧110回/分

収縮期圧＜100mmHg

SpO_2＜90％

1項目以上合致で30日間死亡リスク 10.9％
（Aujesky D, et al. Am J Respir Crit Care Med. 2005; 172: 1041-6, Jiménez D, et al. Arch Intern Med. 2010; 170: 1383-9, Righini M, et al. J Thromb Haemost. 2011; 9: 2115-7を参考に作表）

表3 早期死亡率による重症度クラス分類

クラス分類	ショックあるいは低血圧	簡易版PESI≧1項目	右室機能不全*	心臓バイオマーカー**
高リスク	+	+	+	+
中[高]リスク	−	+	+	+
中[低]リスク	−	+	どちらか1つ（＋）あるいは両方（−）	
低リスク	−	−	両方（−）	

*超音波，CTでの評価
**トロポニンIないしトロポニンTの上昇，BNPないしNT-proBNPの上昇
（Konstantinides SV, et al. Eur Heart J. 2014; 35: 3033-69）

治療

速やかな抗凝固療法の開始が推奨されており，血栓塞栓症が強く疑われる場合や確定診断までに時間がかかる場合にはエンピリックに（未分化）ヘパリンを開始してよいです．血圧正常であるが右室機能不全と心臓バイオマーカー陽

性がともに認められる症例ではヘパリンを選択します．治療期間は 3 カ月以上であり，リスクに応じて延長します．再発例や治癒しない癌患者ではより長期間の投与を行います[1]．

初期治療（7 日以内）：ヘパリンかつ / または経口凝固薬（ワルファリン，直接作用型経口抗凝固薬 [DOAC]）

維持治療（8 日〜3 カ月）：経口凝固薬

直接作用型経口抗凝固薬（DOAC）：ただちに抗凝固作用が発揮され採血による用量調節が必要ないためヘパリンからの切り替え投与が可能です．

・エドキサバン（リクシアナ®）：ヘパリン投与を行った後に 60mg 1 日 1 回投与（体重と腎機能で減量）．Ccr 15mL/min 未満では禁忌．

・リバーロキサバン（イグザレルト®）：初期治療から使用可能であり，最初の 3 週間は 15mg 1 日 2 回，その後に 15mg 1 日 1 回．Ccr 30mL/min 未満や中等度以上の肝障害では禁忌．

・アピキサバン（エリキュース®）：初期治療から使用可能であり，最初の 1 週間は 10mg 1 日 2 回，その後に 5mg 1 日 2 回．Ccr 30mL/min 未満や出血リスクを有する肝障害では禁忌．

ショックや低血圧が遷延する血行動態が不安定な例に対しては血栓溶解療法を行います．

表3 のリスク分類を用いた治療選択

- 低リスク：早期退院可能
- 中[低]リスク：入院治療が必要
- 中[高]リスク：血行動態悪化に備えモニタリングし，必要に応じて血栓溶解療法
- 高リスク：抗凝固療法＋血栓溶解療法（外科的またはカテーテル的血栓摘除も検討）

下大静脈フィルターは出血などで抗凝固療法を行うことができない DVT，十分な抗凝固療法中の肺血栓塞栓症の増悪・再発例，再度の塞栓化により致命的になりうる際に検討します．

しかしフィルターによる予後改善効果の明確なエビデンスはありません．

肺高血圧症（pulmonary hypertension: PH）

国際基準では安静時の右心カテーテル検査により肺動脈圧の平均値（mean PAP）が＞20mmHg の場合に肺高血圧症と診断されます（ちなみに現在，本邦の基準は mean PAP＞25mmHg のままです）．肺高血圧は以下の5群に分類され，呼吸器疾患に併存する肺高血圧は第3群に分類されます[3]．

- 第1群：肺動脈性肺高血圧症（PAH）
- 第2群：左心性心疾患に伴う肺高血圧症
- 第3群：肺疾患および/または低酸素血症に伴う肺高血圧症
- 第4群：肺動脈塞栓に関連する肺高血圧症（CTEPH を含む）
- 第5群：詳細不明な多因子のメカニズムに伴う肺高血圧症

第3群 PH は肺疾患や低酸素血症に伴う PH であり，慢性閉塞性肺疾患（COPD），特発性肺線維症，気腫合併肺線維症で多くみられます[4]．特異的肺血管拡張薬の使用は推奨されておらず，原病の治療と並行して低酸素血症をきたしている症例では酸素療法を行います．meanPAP≧35mmHg の重症例などの一部の病型では PAH が合併するフェノタイプがあるなど，病態や治療反応性が異なる可能性があり，肺血管拡張薬を検討します[4,5]．さらに近年，間質性肺疾患に伴う第3群 PH に対する吸入トレプロスチニルの効果が報告されています[6]．肺血管拡張薬を投与する際には右心カテーテルでの評価が必須になります[4,5]．

結合組織病に伴う PAH は第1群に分類されます．全身性硬化症で頻度が高く，7〜12％で PAH を伴います．また混合性結合組織病や全身性エリテマトーデスでの合併率も高いと報告されています．第1群 PAH で急性肺血管反応性試験が陽性の症例では Ca 拮抗薬，陰性例に対しては肺血管拡張薬が適応になります[5]．

CTEPH（第4群）は急性肺塞栓症の稀な合併症であり，不完全な血栓溶解のため残存した肺動脈内の血栓が器質化することで発症します．外科治療が標準治療ですが，バルーン肺動脈形成術も良好な治療成績をあげています[5,7]．

第5群にはサルコイドーシス，肺組織球増殖症，リンパ脈管筋腫症，腫瘍塞栓などが含まれます[5]．

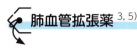

肺血管拡張薬 [3, 5)

- エンドセリン受容体拮抗薬（ERA）：マシテンタン，アンブリセンタン，ボセンタン
- ホスホジエステラーゼ5（PDE5）阻害薬：タダラフィル，シルデナフィル
- 可溶性グアニル酸シクラーゼ（sGC）刺激薬：リオシグアト
- プロスタグランジン I_2 製剤：トレプロスチニル，ベラプロスト，エポプロステノール
- プロスタサイクリン受容体作動薬：イロプロスト，セレキシパグ

文献

1) 日本循環器学会．肺血栓塞栓症および深部静脈血栓症の診断，治療，予防に関するガイドライン．2017年改訂版．日本循環器学会；2018．Available from: https://www.j-circ.or.jp/cms/wp-content/uploads/2020/02/JCS2017_ito_errata.pdf.
2) Miniati M, Prediletto R, Formichi B, et al. Accuracy of clinical assessment in the diagnosis of pulmonary embolism. Am J Respir Crit Care Med. 1999; 159: 864-71. PMID: 10051264.
3) Humbert M, Kovacs G, Hoeper MM, et al. 2022 ESC/ERS Guidelines for the diagnosis and treatment of pulmonary hypertension. Eur Heart J. 2022; 43: 3618-731. PMID: 36017548.
4) 日本肺高血圧・肺循環学会．肺疾患に伴う肺高血圧症診療ガイドライン2018．
5) 日本循環器学会．肺高血圧症治療ガイドライン．2017年改訂版．日本循環器学会；2017．Available from: https://www.j-circ.or.jp/cms/wp-content/uploads/2017/10/JCS2017_fukuda_h.pdf.
6) Nobuhiro T, Hiraku K, Yuichi T, et al. Pulmonary hypertension with interstitial pneumonia: initial treatment effectiveness and severity in a Japan registry. JACC: Asia. 2024; 4: 403-17.
7) 日本肺高血圧・肺循環学会．慢性血栓塞栓性肺高血圧症（CTEPH）診療ガイドライン2018．

Chapter 4 疾患各論

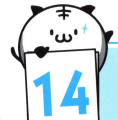

14 囊胞性肺疾患

ポイント

- ☑ 囊胞性肺疾患には肺囊胞，ブラ，傍隔壁型肺気腫，蜂巣肺が含まれる
- ☑ 40歳未満の囊胞，40歳以上で5個以上の囊胞を認める場合には，何らかの病的プロセスが存在している可能性がある
- ☑ 肺囊胞はその位置，数，分布，および関連するCT所見に基づいて4つのカテゴリに分類される

囊胞とは

　囊胞とは，上皮性または線維性の壁で囲まれた円形のスペースであり，周囲の壁は2mm以下と薄く，境界明瞭で通常は内部に空気が含まれますが液体または個体が含まれることもあります[1,2]．表1 に囊胞性肺疾患に含まれる疾患の定義と放射線学的特徴を示します[1]．肺囊胞は加齢性変化で出現し，自然経過で緩徐に増大するため，臨床的意義が乏しいこともあります．40歳未満の囊胞，40歳以上で5個以上の囊胞を認める場合には，何らかの病的プロセスが存在している可能性があります[3]．

　肺囊胞は，その位置，数，分布，および関連するCT所見に基づいて以下の4つのカテゴリに分類でき，それらを用いた囊胞性肺疾患に対する体系的なアプローチが提唱されています 図1 [1]．

- 単独または多発性の胸膜下囊胞
- 肺病変を伴わない単独または多発する肺実質の囊胞
- 結節を伴って見られる肺実質の囊胞
- すりガラス影を伴った肺実質の囊胞

表1 囊胞性肺疾患に含まれる疾患の定義と放射線学的特徴

	画像所見	壁の厚さ	その他の特徴
囊胞（cyst）	正常肺との境界が明瞭で，透過性亢進領域あるいは低吸収領域として認められる．通常は内部に空気が含まれる．	薄壁（<2mm）	・肺気腫とは関連がない ・稀に液体または固形物が含まれることがある
ブラ	1cmを超える（通常は数cm）円形の低吸収領域	壁が薄く，通常は1mm未満	隣接する肺に肺気腫を伴うことが多い
傍隔壁型肺気腫	胸膜下および気管支血管周囲の低吸収領域であり，正常な小葉間隔壁で区切られる．ときにブラとも関係する．	壁なし	胸膜表面と小葉間隔壁で区切られている．他の肺構造は保たれており，小葉中心性気腫が合併していることが多い
蜂巣肺	直径3〜10mmの密集したリング状の壁が明瞭な低吸収領域が胸膜直下に認められる	1〜3mm	腺房構造は消失

(Raoof S, et al. Chest. 2016; 150: 945-65[1]) を翻訳)

主に付随する病変がない単発性または偶発性囊胞

■偶発性囊胞

75歳以上の無症状症例の約25%で囊胞がみられますが，55歳未満ではみられないと報告されています．老化のプロセスの一部，または以前の感染症や外傷の名残である可能性があります[1]．

■ニューマトセル（pneumatocele）

肺の中に一時的に気体が充満した状態で，肺炎，外傷，炭化水素の誤嚥などによる一過性の薄壁の囊胞です．そのメカニズムは肺実質の壊死と気道のチェックバルブが考えられています[1,3]．

■気管支原性囊胞

肺の発達過程において気管原基の異常出芽や分離・迷入の結果で生じた囊胞であり，多くは液体が含まれています．気管分岐部の縦隔にみられることが多いですが，約3分の1の症例で下葉を中心にみられます[1]．

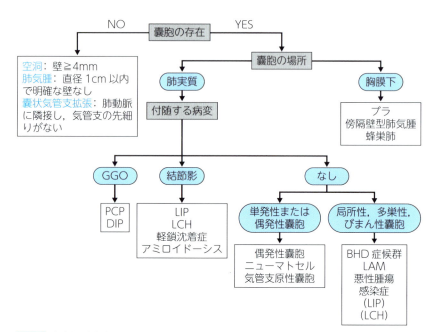

図1 囊胞性肺疾患に対する体系的なアプローチ
GGO: ground-glass opacity すりガラス陰影, PCP: pneumocystis pneumonia ニューモシスチス肺炎, DIP: desquamative interstitial pneumonia 剥離性間質性肺炎, LIP: lymphocytic interstitial pneumonia リンパ性間質性肺炎, LCH: Langerhans cell histiocytosis ランゲルハンス細胞組織球症, BHD症候群: Birt-Hogg-Dube症候群, LAM: lymphangioleiomyomatosis リンパ脈管筋腫症
囊胞の分布: 局所性は1つの肺葉内に1個以上の囊胞があり, 多巣性は1つ以上の肺葉に発生していますが病変のない肺葉もある, びまん性は5つの全ての肺葉に発生すると定義されます. (Raoof S, et al. Chest. 2016; 150: 945-65[1])

主に付随する病変がない局所性, 多巣性, びまん性囊胞

■ Birt-Hogg-Dube 症候群

多発性肺囊胞, 皮膚線維毛包腫, 自然気胸, 腎腫瘍を特徴とする遺伝性疾患です. 80%以上の症例で囊胞が出現し, 壁は薄く, 多発性で不整形の囊胞が主に下肺野および縦隔に沿った末梢肺にみられます **図2**. ほとんどの囊胞が小葉辺縁構造に接していることも特徴です. 自然気胸が約24%で合併し, 再発率が高いです (約75%). さらに腎癌が約25%に発生します[1,4].

■ LAM (lymphangioleiomyomatosis リンパ脈管筋腫症)

若年女性に多く, 呼吸困難, 自然気胸, 喀血, 乳び胸/乳び腹水を認めるこ

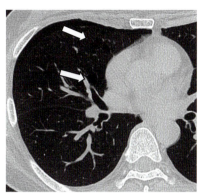
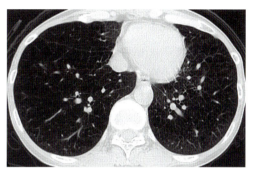

図2 Birt-Hogg-Dubé症候群のCT所見
矢印の部位に不整形の囊胞を複数認める（別スライスでは下葉や縦隔側にも囊胞を認めている）．また当症例では気胸の合併も認める．

図3 リンパ脈管筋腫症のCT所見
両側に壁の薄い囊胞をびまん性に認める．

とがあり，腎血管筋脂肪腫もみられることがあります．4mm未満の薄壁で類円形の囊胞がびまん性に分布します　図3 ．間質の肥厚を伴ったすりガラス影が重力方向にみられることもあり，リンパ管機能障害による肺内リンパ浮腫，あるいはLAM細胞によるリンパ管新生による画像所見と考えられています．結節性硬化症と関係している場合もありますが，合併しない孤発性LAMに比べ軽症であることが多いです．治療はシロリムス（mTOR阻害薬）が使用可能です[1,5]．

■悪性腫瘍

転移性悪性腫瘍において囊胞性肺病変がみられることがあり，特に頭頸部原発性腫瘍，セミノーマ，ユーイング肉腫，粘液肉腫，ウィリアム腫瘍，骨肉腫，血管肉腫，移行上皮癌，奇形癌などでみられます[1]．

■感染症

肺吸虫，エキノコックス症，コクシジオイデス症で囊胞性病変を認められ，ときに囊胞の破綻により気胸を起こします[1]．

主に結節影を伴う囊胞

■LIP（lymphocytic interstitial pneumonia　リンパ性間質性肺炎）

LIPは40～50代の女性に多く，シェーグレン症候群，関節リウマチ，全身性エリテマトーデス，HIVや分類不能型免疫不全症などの免疫不全状態，感染症，薬剤，同種造血幹細胞移植などに合併し，特発性LIPは稀です．68％の症

例で嚢胞がランダムに分布し，肺野の10%未満を占めます．壁は薄く，嚢胞径は最大30mmに達することもあります．肺野にはすりガラス影を認め，嚢胞はときにすりガラス影の内部にみられます[1,6]．

■ LCH（Langerhans cell histiocytosis ランゲルハンス細胞組織球症）

ランゲルハンス細胞やその他の炎症細胞が気道に蓄積し，炎症結節を形成します．喫煙と関連しており20～40歳の若年者にみられ，約15%で気胸を合併します．その他の合併症として，尿崩症，骨病変，皮疹などがあります．病初期には結節影がみられ，進行とともに嚢胞が出現するため多くは結節や粒状影を伴いますが，嚢胞単独の場合もあります．壁は薄いといわれますがBHDやLAMに比べると厚く，1～20mm大の嚢胞が上葉優位に分布します．嚢胞の形態は不整形であり，"ミッキーマウス形"と形容されることがあります[1,5]．

■ 軽鎖沈着症

中年に起こる稀な疾患で，腎，肺，皮膚，関節，血管などさまざまな臓器にモノクローナル免疫グロブリン軽鎖が沈着する疾患です．75%は多発性骨髄腫またはマクログロブリン血症を伴います．肺病変では結節，リンパ節腫大，嚢胞がみられ，嚢胞は壁が薄く類円形で，最大2cm程度に達することがあります[1]．

■ アミロイドーシス

50歳代に多く，シェーグレン症候群，リンパ増殖性疾患，MALTリンパ腫に伴ってみられます．アミロイドーシスは気管・気管支型，結節型，びまん型があり，結節型で肺嚢胞が形成されることがあります．嚢胞は末梢に好発し，大きさは0.5～14cmとさまざまで，緩徐に増大します．嚢胞形成の機序はアミロイド沈着や炎症細胞浸潤による肺胞壁の虚血性変化や脆弱化や細気管支内腔狭窄によるチェックバルブ機構が考えられています[1,7]．

主に GGO を伴う嚢胞

■ ニューモシスチス肺炎

HIV感染症患者においてニューモシスチス肺炎は多彩な病変を示します（→ p.179）．一般的に両側びまん性すりガラス影が特徴的ですが，多発嚢胞を伴うことがあります．最大34%の症例でみられ，上葉に多く，大きさや形状，壁の厚さにはばらつきがあります．嚢胞が破裂すると気胸を引き起こします[1]．

■ DIP（desquamative interstitial pneumonia 剥離型間質性肺炎）

通常40～60歳の男性に多く，90%は喫煙者に発症します．関節リウマチなどの結合組織病，シロリムス治療，マリファナ大量使用などでも出現する可能

性があります．下葉に多く，嚢胞壁は目立たず，時折密集してすりガラス影に囲まれることがあります[1]．

　その他の稀な嚢胞を伴う肺疾患として，過敏性肺炎（10%未満に合併），リンパ増殖性疾患，MALT リンパ腫，濾胞性細気管支炎，リンパ腫様肉芽腫症，強直性脊椎炎，神経線維腫症，プロテウス症候群，エーラス・ダンロス症候群，Fire-eater's lung，高 IgE 症候群，先天性肺気道奇形などがあります[1]．さらにシェーグレン症候群は濾胞性細気管支炎や LIP，アミロイドーシスの合併により，30%に肺嚢胞を認めると報告されています[8]．

　巨大ブラの発生メカニズムとして気道のチェックバルブ（吸気時は気道が開いて空気を取り込めるが，呼気時は気道の狭窄／閉塞により空気が排出できないこと）であると教えられた先生も多いと思います．しかしブラの内圧を測定した研究によるとブラ内圧と気道内圧は同等でした．これは高い内圧によってブラが巨大化したわけではなく，周囲の組織に比べてコンプライアンスが高いために巨大ブラになるのではと考えられます．同じ圧でもブラ組織のほうがより拡張して空気が入りやすくなります[7]．一方で，気管支拡張薬の使用により肺嚢胞の縮小を認めた報告もあり，チェックバルブの関与もあるのではと推測されています[3]．

文献

1) Raoof S, Bondalapati P, Vydyula R, et al. Cystic lung diseases: algorithmic approach. Chest. 2016; 150: 945-65. PMID: 27180915.
2) Arango-Diaz A, Martinez-de-Alegria-Alonso A, Baleato-Gonzalez S, et al. CT findings of pulmonary cysts. Clin Radiol. 2021; 76: 548. e1- e12. PMID: 33741130.
3) 瀬山邦明．嚢胞性肺疾患．呼吸器ジャーナル．2022; 70: 528-35.
4) Kumasaka T, Hayashi T, Mitani K, et al. Characterization of pulmonary cysts in Birt-Hogg-Dube syndrome: histopathological and morphometric analysis of 229 pulmonary cysts from 50 unrelated patients. Histopathology. 2014; 65: 100-10. PMID: 24393238.
5) 鈴木一廣，瀬山邦明．嚢胞性肺疾患の CT 診断．画像診断．2020; 40: 251-9.
6) 日本呼吸器学会びまん性肺疾患診断・治療ガイドライン作成委員会．特発性間質性肺炎診断と治療の手引き 2022．改訂第 4 版．日本呼吸器学会; 2022．p.119-22.
7) Morgan MD, Edwards CW, Morris J, et al. Origin and behaviour of emphysematous bullae. Thorax. 1989; 44: 533-8. PMID: 2505400.
8) Flament T, Bigot A, Chaigne B, et al. Pulmonary manifestations of Sjogren's syndrome. Eur Respir Rev. 2016; 25: 110-23. PMID: 27246587.

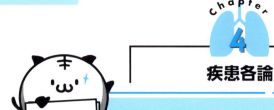

Chapter 4 疾患各論

15 その他

A 睡眠時無呼吸症候群（SAS）

　睡眠時無呼吸症候群（sleep apnea syndrome: SAS）はいびきがある閉塞性睡眠時無呼吸（obstructive sleep apnea: OSA）と呼吸努力を伴わない中枢性睡眠時無呼吸（central sleep apnea: CSA）があります．OSA は咽頭が虚脱して無呼吸が出現し，肥満，加齢，男性が関与します．CSA は心不全や脳卒中患者におけるチェーンストークス症候群や神経筋疾患などが含まれます[1]．

用語の定義

- 無呼吸＝10 秒以上の気流停止
- 低呼吸＝10 秒以上の 30％以上の気流低下，または基準値に対して 3％以上の酸素飽和度の低下あるいは覚醒反応を伴う
- 無呼吸低呼吸指数（apnea-hypopnea index: AHI）＝睡眠 1 時間あたりの無呼吸と低呼吸の総数
- イベント＝無呼吸，低呼吸，呼吸努力関連覚醒反応，チェーンストークス呼吸，低換気などの睡眠中に起こる呼吸事象

　SAS を疑う症例にはまず簡易モニターでスクリーニングを行います．AHI が 40 回/時以上であれば経鼻的持続陽圧呼吸療法（continuous positive airway pressure: CPAP）導入が推奨されます．AHI が 40 回/時以下であれば終夜睡眠ポリグラフ検査（polysomnography: PSG）を行います．PSG で AHI 5 回/時以下であれば SAS は否定的であり，AHI 20 回/時以上の症例に対しては CPAP が推奨されます．SAS の重症度も AHI で判断しますが，CPAP の導入基準と数値が違います [1]．なんでだよっていう声が聞こえてきそうですが，まぁ違うものは仕方ないので注意するしかありません．

```
         CPAP                    PSG              簡易モニター
         適応                    ─────→           ──────→
              5         15      20        30     40 （回/時）
      ┌──────┬─────────┬────────────────┬────────────────┐
  AHI │ 正常 │  軽症   │     中等症     │      重症      │
      └──────┴─────────┴────────────────┴────────────────┘
```

図1 睡眠時無呼吸症候群の重症度とCPAPの適応

CPAP：経鼻的持続陽圧呼吸療法，PSG：終夜睡眠ポリグラフ検査，
AHI：無呼吸低呼吸指数
（睡眠時無呼吸症候群（SAS）の診療ガイドライン作成委員会，編．睡眠時無呼吸症候群（SAS）の診療ガイドライン2020．東京：南江堂；2020[1] を参考に筆者作成）

　PSGや簡易モニターにおいて無呼吸中に呼吸努力がみられる場合は閉塞性，みられないものを中枢性と判断します．低呼吸においては，①いびきの存在，②鼻圧波形が吸気部の平坦化（鼻圧センサーにおいて，波形のピークが低くなり平坦になる），③胸腹部の奇異性運動のうち1つでもあれば閉塞性とし，いずれもなければ中枢性と判断します[1]．

治療

　SASの治療は減量，マウスピースなどによるoral appliance（OA）療法，気道開存手術（口蓋扁桃，アデノイド摘出など）などがありますが保険適用があるのはCPAPのみです．側臥位での睡眠が無呼吸を軽減する効果があるともいわれています[1]．

　CPAPの適応は前述の通り，AHIがPSGで20回/時以上，簡易モニターで40回/時以上となります ．CPAPを1日4時間以上使用することにより日中の眠気の改善以外にも，心血管系イベントの低下，高血圧や糖代謝，脂質異常の改善などが報告されています．CPAPは不快感や装着忘れ，リークなどによりアドヒアランスが低下しやすいため，マスク選択やリーク対策，鼻閉治療などの介入や教育など導入後も対応が必要になります[1]．

文献
1) 睡眠時無呼吸症候群（SAS）の診療ガイドライン作成委員会，編．睡眠時無呼吸症候群（SAS）の診療ガイドライン2020．東京：南江堂；2020．Available from: https://www.jrs.or.jp/publication/file/guidelines_sas2020.pdf．

B 過換気症候群

　過換気症候群は，呼吸機能が十分に保たれているにもかかわらず何らかの原因により肺胞換気量が過剰になる状態です[1]．救急外来患者の1.3〜2.2％を占めるためしばしば遭遇します．20〜30代の女性に多く，不安や緊張などの心因性誘因により生じ，自覚症状の重症度のわりに予後は良好で数時間で改善します．頻呼吸が治まってしばらく経ったときにバイタルサインや症状が軽快していれば，検査の実施を最小限にとどめます．一方で肺血栓塞栓症や急性心筋梗塞など生命に関わる疾患との鑑別が必要な場合があります[2,3]．肺血栓塞栓症との鑑別が困難であった例をChapter 1-1．呼吸器でみる症状（→p.21）で紹介しました．

診断基準（中山らの基準）

　以下の3項目全てを満たすものを過換気症候群と診断します[2]．

① 過換気を伴う呼吸困難，四肢のしびれ，動悸などの症状の存在
② 自然にまたは何らかの処置による症状の急速な改善
③ 過換気を生じる器質的疾患の除外

- 典型的症状：呼吸困難
- 非典型的症状：胸痛，動悸，頻呼吸，しびれ，テタニー

　テタニーとは低カルシウム血症による手足や顔面（口周囲）のしびれの症状です．過換気症候群では頻呼吸による呼吸性アルカローシスが低カルシウム血症を起こし，テタニーを生じます．身体所見としてChvostek徴候やTrousseau徴候があります[4]．
- Chvostek徴候：耳前方の顔面神経をたたくと半側顔面筋の攣縮を誘発する
- Trousseau徴候：血圧計のマンシェットで最高血圧以上の圧力をかけて3分間圧迫した際に，特徴的な手位，通称，助産師の手（手関節の屈曲，母指の回内，中手指節間関節の屈曲，近位指節間関節および遠位指節間関節の伸展）を認める

　多くの過呼吸症候群で何らかの精神障害（軽度の神経症様状態，ヒステリー，

不安神経症など）を合併します．一方で過呼吸は過労，飲酒，疼痛，激しい運動，入浴，発熱，注射などの身体的要因から発症することもあり，男性の13％，女性の4.9％で精神障害を合併しないと報告されています[2]．

治療

発作の治療は腹式呼吸が有効です．腹式呼吸を行うことで呼吸数を減じることができます[5]．私は腹式呼吸に加え，呼気をゆっくりと確実に吐き出すよう指導し，セルフコントロールが難しい患者さんにはわざと話をさせます．声を出すのは呼気時ですから自然に換気量を減らすことができますし，安心させるような声かけをすることで落ち着きやすくなります．前述の通り，過換気症候群は反復して発症することがあり，セルフコントロールできるよう発作の対応を患者さんに指導します．予後良好ではありますが，5.6～6.3％の症例で過換気後に無呼吸となり低酸素血症を生じることがあります．発症機序は不明ですが死亡例も報告されています[3,6]．過換気症候群の反復受診は15％でみられ，年齢は20代と70代に二峰性のピークがあり，精神疾患を有する割合も多いと報告されています[3]．また発作による受診は夏に多く，冬に少ないといわれています[3]．

塩酸ヒドロキシジンやベンゾジアゼピン系薬剤を使用することもあります．薬物治療についても，注射を行うこと自体の不安により症状を悪化させたり，逆に薬物治療なしでは発作が治まらないという誤解を与える危険性も指摘されています[3]．過去にはペーパーバック法が行われていましたが，近年ではその有効性に疑問があり，低酸素血症の発症や死亡例も報告されているため推奨されていません[7]．

発作が改善しても，主に不安を標的症状としてのストレス・マネージメントに加え，うつ病・うつ状態に対する早期発見や治療的アプローチが必要になります．過呼吸症候群は合併する精神障害を発見し，精神科治療につなげていくことが望ましいです[2]．

最後に，前述した通り過呼吸症候群は除外診断が必須です．重篤な疾患が隠れている可能性を常に考えましょう[2,3]．

文献

1）Morgan WP. Hyperventilation syndrome: a review. Am Ind Hyg Assoc J. 1983; 44: 685-9. PMID: 6356858.
2）中山秀紀，大塚耕太郎，岡山 明，他．救急医療における過換気症候群の特性と精神症状評価．日救急医会誌．2014; 15: 250-8.
3）大倉隆介，小縣正明．救急外来における過換気症候群の臨床的検討．日救急医会誌．2013; 24: 837-46.
4）稲福徹也．もっともっとフィジカル！ 黒帯級の技とパール 内分泌代謝系の症候テタニーの診かた．medicina. 2018; 55: 1404-7.
5）DeGuire S, Gevirtz R, Hawkinson D, et al. Breathing retraining: a three-year follow-up study of treatment for hyperventilation syndrome and associated functional cardiac symptoms. Biofeedback Self Regul. 1996; 21: 191-8. PMID: 8805966.
6）Bates JH, Adamson JS, Pierce JA. Death after voluntary hyperventilation. N Engl J Med. 1966; 274: 1371-2. PMID: 5934964.
7）Callaham M. Hypoxic hazards of traditional paper bag rebreathing in hyperventilating patients. Ann Emerg Med. 1989; 18: 622-8. PMID: 2499228.

C 肺胞蛋白症（PAP）

　肺胞蛋白症（pulmonary alveolar proteinosis: PAP）とはサーファクタントの生成または分解過程の障害により，サーファクタントが肺胞に貯留してしまうことで肺の機能障害を起こす稀な疾患です．自己免疫性，先天性，二次性（血液疾患，免疫不全，粉塵吸入，感染症），未分類に分類しますが，90％以上が自己免疫性（aPAP）です[1-3]．特に自己免疫性は顆粒球マクロファージコロニー刺激因子（granulocyte macrophage colony-stimulating factor: GM-CSF）に対する自己抗体である抗 GM-CSF 抗体が原因となり，肺胞マクロファージの機能障害が起こります[1]．

　肺胞蛋白症の特徴をあげます[4]．

- 画像のわりに症状が軽度
- KL-6 が高値を示す
- CT で crazy paving pattern（メロンの皮様）を認める 図1
- 気管支肺胞洗浄（BAL）の肉眼所見が米のとぎ汁様 図2

　PAP は血液疾患に合併することはありますが，肺癌との合併は稀です．私はオシメルチニブにより PAP が増悪した症例の経験があり（→ p.246），薬剤性肺炎と鑑別が難しいことがあると考えています[5]．

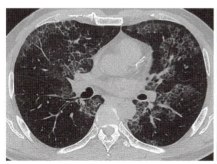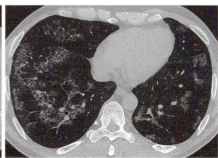

図1 肺胞蛋白症の画像所見：crazy paving pattern（メロンの皮様）

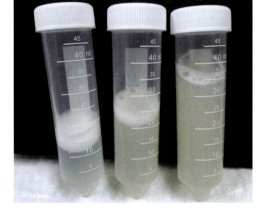

図2 肺胞蛋白症のBALの肉眼所見：米のとぎ汁様

左から1本目，2本目，3本目の回収検体

治療

① 全肺洗浄術

全身麻酔下で肺を生理食塩水（15～20L）で洗うことで肺胞に貯留している蛋白を除去します．肺胞蛋白症の標準的な治療になりますが，実施可能な施設は限られています[4]．

② 遺伝子組み換え GM-CSF 吸入療法

2024年3月に製造販売承認となりました．自己免疫性肺胞蛋白症に対し肺胞マクロファージの分化を誘導することでその機能を改善させます[4,6]．

文献

1) McCarthy C, Carey BC, Trapnell BC. Autoimmune pulmonary alveolar proteinosis. Am J Respir Crit Care Med. 2022; 205: 1016-35. PMID: 35227171.
2) Trapnell BC, Nakata K, Bonella F, et al. Pulmonary alveolar proteinosis. Nat Rev Dis Primers. 2019; 5: 16. PMID: 30846703.
3) Jouneau S, Menard C, Lederlin M. Pulmonary alveolar proteinosis. Respirology. 2020; 25: 816-26. PMID: 32363736.
4) 日本呼吸器学会肺胞蛋白症診療ガイドライン2022作成委員会．肺胞蛋白症診療ガイドライン2022．日本呼吸器学会；2022．p.33-89.
5) Shimoda M, Ishii H, Tanaka Y, et al. Autoimmune pulmonary alveolar proteinosis with suspected exacerbation after osimertinib administration for lung cancer. Intern Med. 2023; 62: 1203-6. PMID: 36070942.
6) ノーベルファーマ株式会社．自己免疫性肺胞蛋白症治療剤『サルグマリン®吸入用250μg』製造販売承認取得のお知らせ．2024. Available from: https://www.nobelpharma.co.jp/_cms/wp-content/uploads/2024/03/45a0f3b6957bf4ac25d1086e0ef6d249.pdf.

D 再発性多発軟骨炎（relapsing polychondritis: RP）

　全身の軟骨組織に慢性かつ再発性に炎症をきたす自己免疫性疾患です．40～50代に多く，80%以上の症例で耳介軟骨炎を認め，その他，鼻，関節，気管・気管支，心臓（弁膜症，大動脈瘤，心筋炎，心膜炎）などに反復する炎症を認めます．また発熱，体重減少，寝汗，全身倦怠感，リンパ節腫大，血管炎などの全身症状も認めます．表1 に診断基準を示します．呼吸器では喉頭，気管，気管支病変が問題となります 図1, 2 ．約30～50%で気道合併症を認め，気管軟骨に対する慢性炎症によって気道狭窄や二次的な肺感染症を起こします．

表1　再発性多発軟骨炎の診断基準

A	両側性の耳介軟骨炎 非びらん性，血清陰性，炎症性多発性関節炎 鼻軟骨炎（鞍鼻） 眼の炎症：結膜炎，角膜炎，上強膜炎，ぶどう膜炎 気道軟骨炎：喉頭あるいは気管・気管支の軟骨炎 蝸牛あるいは前庭機能障害：神経性難聴，耳鳴，めまい
B	病理組織学的所見
C	ステロイドまたはジアフェニルスルホンに良好な反応を示す

以下の場合に診断
① Aの6項目中3項目以上合致
② Aの6項目中1項目以上合致し，Bを満たす
③ Aの6項目中2項目以上合致し，Cを満たす

(Cantarini L, et al. J Autoimmun. 2014; 48-49: 53-9[1])

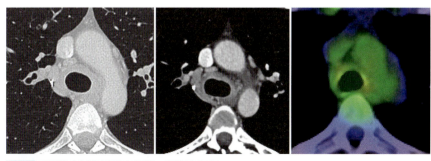

図1　再発性多発軟骨炎の気管・気管支病変
気管～主気管支の壁肥厚を認め，^{18}F-FDG/PETで気管軟骨に沿った集積を認める．

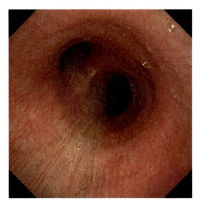

図2 再発性多発軟骨炎の気管支鏡内腔所見
気管軟骨輪の消失と粘膜の発赤を伴う浮腫状の変化を認める．

症状は乾性咳嗽，呼吸困難，喘鳴などを認め，特に気道合併症は死亡の原因になり得ます[1, 2]．また肋軟骨への炎症により胸痛と腫脹を認めることがあります[1]．^{18}F-FDG/PETや^{67}Gaシンチグラフィーも診断に有用です [1, 2]．

治療

治療は確立されていませんが，NSAIDs，ステロイド，疾患修飾性抗リウマチ薬（disease modifying antirheumatic drug: DMARD），TNF-αやIL-6に対する分子標的療法が行われます．ステロイドは非常に効果が高く，プレドニゾロン換算で0.25〜1mg/kg/日が一般的に選択され，重症例ではステロイドパルスも行われます[2]．

近年では再発性多発軟骨炎と臨床的に診断された症例の8%がVacuoles, E1 enzyme, X-linked, autoinflammatory, somatic（VEXAS）症候群であったと報告されています[2]．VEXAS症候群とは50歳以上の男性に多く，UBA1遺伝子変異による自己免疫疾患で，骨髄不全症（大球性貧血，血小板減少，白血球減少），炎症性疾患（発熱，CRP高値），多発軟骨炎，眼病変，皮膚病変，肺異常影，心病変を認めます[3]．肺病変はすりガラス影が中心であり，画像パターンとして器質化肺炎または細菌性肺炎様の陰影を呈し，非特異的所見（片側性の無気肺，気管支拡張，胸水，結節影など）や心不全も見られます[4]．VEXAS症候群の60%が再発性多発軟骨炎の診断基準を満たすと報告されており，VEXAS症候群に関連した再発性多発軟骨炎の存在が指摘されています．再発性多発軟骨炎のうち男性でMCV（平均赤血球容積）>100fLまたは血小板20万/μL以下の場合はVEXAS症候群の可能性を考えましょう[2]．

また口腔潰瘍，性器潰瘍と軟骨炎を合併する mouth and genital ulcers with inflamed cartilage（MAGIC）症候群も類似の症状を示すため鑑別疾患になります[2].

文献

1) Cantarini L, Vitale A, Brizi MG, et al. Diagnosis and classification of relapsing polychondritis. J Autoimmun. 2014; 48-49: 53-9.

2) Mertz P, Sparks J, Kobrin D, et al. Relapsing polychondritis: Best practice & clinical rheumatology. Best Pract Res Clin Rheumatol. 2023; 37: 101867.

3) Beck DB, Bodian DL, Shah V, et al. Estimated prevalence and clinical manifestations of UBA1 variants associated with VEXAS syndrome in a clinical population. JAMA. 2023; 329: 318-24.

4) Borie R, Debray MP, Guedon AF, et al. Pleuropulmonary manifestations of vacuoles, E1 enzyme, X-linked, autoinflammatory, somatic (VEXAS) syndrome. Chest. 2023; 163: 575-85.

E リポイド肺炎

　リポイド肺炎は肺胞内に脂質を貪食したマクロファージが出現することを特徴とする稀な肺炎です[1]．その経過から急性と慢性に分けられ，また脂肪物質の供給源により外因性と内因性に分類されます．外因性は脂質を含む物質が下気道に浸入することで起こり，医療用油剤（流動パラフィン），気管支造影，縦隔奇形性嚢腫の肺内穿孔，サーカスなどの火吹き職人（Fire-eater's lung），食用油による鼻・口腔洗浄や誤嚥などが原因になります．外因性のリスク因子は高齢，喉頭食道の解剖学的異常，精神疾患，意識障害，神経筋疾患などによる嚥下機能障害があげられます．内因性は局所的な細胞分解によって脂肪が発生して炎症を起こします．その原因は気道やリンパ管の閉塞と特発性に分類されます 表1 [1,2]．

　多くの症例で無症状または軽微な症状で胸部異常影がメインのことが多いです．胸部CTでは両側性すりガラス影が多く，時に小葉間隔壁の肥厚を伴いcrazy paving appearance を呈します．次いで結節影がみられます 図1 ．脂肪沈着に伴うCT値の減衰を認めることがあります．特に急性では複数の肺葉にまたがる間質性および肺胞性パターンを示し，慢性では肺葉に限局した慢性肺炎ないし結節影（時に空洞を伴う）を認めます．病理学的所見は脂質を貪食した泡沫状マクロファージが肺胞腔内に出現し，一部で肉芽腫を形成します．BALでは脂肪を含んだマクロファージを認めます．慢性呼吸不全による酸素療

表1　リポイド肺炎の原因

外因性	・医療用油剤（流動パラフィン） ・気管支造影 ・縦隔奇形性嚢腫の肺内穿孔 ・サーカスなどの火吹き職人（Fire-eater's lung） ・食用油による鼻・口腔洗浄や誤嚥 ・灯油，石油系溶剤（家庭用殺虫剤）の誤嚥 ・ろうそく（気化パラフィン）
内因性	・原発性：コレステロール型肺炎 ・続発性：肺癌，気管支拡張症，肺化膿症，放射性肺炎 ・リポイド代謝障害性疾患：Gaucher病，Nieman-Pick病，Hand-Schuller-Christian病

(Samhouri BF, et al. Chest. 2021; 160: 624-32[1]，澤頭 亮，他．日内会誌．2016; 105: 281-5[2]，大越広貴，他．日呼会誌．2019; 8: 354-8[3] を参考に作成)

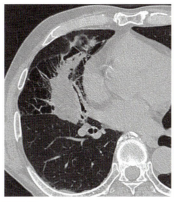
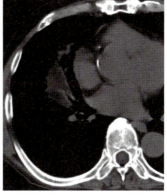

図1 リポイド肺炎の画像所見
右中葉に腫瘤様のconsolidationを認め，縦隔条件ではCT値の減衰を認める．

法を要したり，死亡例も報告されています[1,2]．

治療

治療は対症療法と原因が特定できる場合はその除去となります．一部の症例で全肺洗浄やステロイドを投与した報告がありますが，明確なエビデンスはありません．曝露原因が特定された症例のうち原因除去を行っても臨床的または放射線学的に改善した症例はそれぞれ25％，33％と報告されています[1]．一方で臨床的または放射線学的に悪化した症例はそれぞれ16〜38％，10〜39％であり[1,4]，そのリスク因子として高齢者，原因が明らかではない，胃腸疾患合併があげられます[1]．

文献

1) Samhouri BF, Tandon YK, Hartman TE, et al. Presenting clinicoradiologic features, causes, and clinical course of exogenous lipoid pneumonia in adults. Chest. 2021; 160: 624-32.
2) 澤頭 亮, 中山 剛, 良川大晃, 他. 肺癌との鑑別が困難であったリポイド肺炎の1例. 日内会誌. 2016; 105: 281-5.
3) 大越広貴, 星野佑貴, 猪股紀江, 他. 検診胸部Ｘ線異常を契機に診断に至った無症状の外因性リポイド肺炎の1例. 日呼会誌. 2019; 8: 354-8.
4) Gondouin A, Manzoni P, Ranfaing E, et al. Exogenous lipid pneumonia: a retrospective multicentre study of 44 cases in France. Eur Respir J. 1996; 9: 1463-9.

F タバコによる肺障害

　タバコによる肺障害は慢性閉塞性肺疾患（COPD）（→ p.268），喫煙関連間質性肺疾患（Smoking-related interstitial lung diseases: SRILD），電子タバコに関連した肺障害（E-cigarette, or vaping, product use associated lung injury: EVALI），急性好酸球性肺炎（AEP）（→ p.291）などがあります 図1 ．SRILDは喫煙に関連した間質性肺炎であり，剥離性間質性肺炎（desquamative interstitial pneumonia: DIP）（→ p.212），呼吸細気管支炎を伴う間質性肺疾患（respiratory bronchiolitis-associated interstitial lung disease: RB-ILD）（→ p.212），ランゲルハンス組織球症（Langerhans' cell histiocytosis: LCH）（→ p.320）が含まれます（論文によってはIPFも含みます） 表1 [1]．画像所見は，DIPでは下葉胸膜下優位にすりガラス影を認め，その内部に小さな囊胞を認めます．RB-ILDは小葉中心性の淡い粒状影と斑状のすりガラス影が上肺野有意に分布します[2]．LCHの画像所見は上中肺野優位に不規則な境界をもつ囊胞と結節影を認めます[1]．

　EVALIは電子タバコの吸入による急性肺障害です．病型としてはリポイド肺炎が多いですが，AEP，過敏性肺炎，びまん性肺出血も報告されています．電子タバコを使用し90日以内に発症し，呼吸不全の程度はさまざまで1/3以下の症例で人工呼吸器が必要になります[5]．EVALIの画像所見は両側びまん性すりガラス影がメインで下葉優位に分布し，胸膜直下には比較的病変が少ないことが特徴です[5,6]．EVALIの診断基準案が提案されています 表2 [5]．病理学的所見ではリポイド肺炎の他，acute fibrinous and organizing pneumonia（AFOP），diffuse alveolar damage（DAD），organizing pneumonia（OP）も報告されています．海外ではビタミンEアセテートが原因といわれています

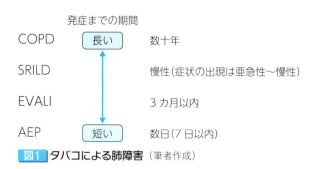

図1 タバコによる肺障害 （筆者作成）

表1 SRILDの分類

	DIP	RB-ILD	LCH
男女比	2：1	2：1	1：1
年齢	30～40	30～50	30～40
経過	慢性（平均13カ月）	慢性	慢性（平均6カ月） 気胸で発見されることも
喫煙歴 (pack-year)	median 36～52	>30（10年以上）	median 15.9
症状	呼吸困難，咳	呼吸困難，咳，無症状のことも	呼吸困難，咳，1/4は無症状 気胸（10～20%），骨病変（10%）
組織診	気腔内への肺胞マクロファージが滲出し，PAS陽性顆粒も認めることがある	呼吸細気管支近傍主体に褐色色素を貪食した肺胞マクロファージが滲出	CD1a陽性ランゲルハンス細胞を伴う肉芽腫
治療	禁煙で改善することも多い ステロイドが有効も1/4は無効 10年生存率70%	禁煙で改善 ステロイドも良好な反応	禁煙．無効例にステロイド，免疫抑制剤

(Hidalgo A, et al. Eur Radiol. 2006; 16: 2463-70[1]), Sieminska A, et al. Orphanet J Rare Dis. 2014; 9: 106[3]), Diken OE, et al. Exp Ther Med. 2019; 17: 587-95[4]) を参考に作成)

表2 EVALI診断基準案

Suggested Diagnostic Criteria of EVALI

典型的な症状（咳，痰，呼吸困難，胃腸障害）
90日以内の電子タバコ吸入歴
典型画像（両側下葉末梢側優位のすりガラス影）
感染症除外 —everyone—
心不全，膠原病肺，悪性疾患除外 —case by case—
BAL：好中球優位＋脂肪貪食マクロファージ（oil red O染色）—case by case—
肺生検：acute lung injury —case by case—

BAL：気管支肺胞洗浄
(Winnicka L, et al. J Gen Intern Med. 2020; 35: 2130-5[5]))

が，これは大麻関連成分である THC（テトラヒドロカンナビノール）を含有する製品の添加物として使用され，非公式に入手したタバコでの被害が報告されています[5]．日本では THC を含む成分は大麻および向精神薬取締法で規制されています．治療はステロイドを使用することが多いですが，98 例のレビューでは効果を認めたのは 51％程度で，死亡例は 2％で認めました[5,6]．

文献

1) Hidalgo A, Franquet T, Gimenez A, et al. Smoking-related interstitial lung diseases: radiologic-pathologic correlation. Eur Radiol. 2006; 16: 2463-70.
2) 日本呼吸器学会びまん性肺疾患診断・治療ガイドライン作成委員会．特発性間質性肺炎診断と治療の手引き 2022．改訂第 4 版．東京：南江堂；2022．
3) Sieminska A, Kuziemski K. Respiratory bronchiolitis-interstitial lung disease. Orphanet J Rare Dis. 2014; 9: 106.
4) Diken OE, Sengul A, Beyan AC, et al. Desquamative interstitial pneumonia: risk factors, laboratory and bronchoalveolar lavage findings, radiological and histopathological examination, clinical features, treatment and prognosis. Exp Ther Med. 2019; 17: 587-95.
5) Winnicka L, Shenoy MA. EVALI and the pulmonary toxicity of electronic cigarettes: a review. J Gen Intern Med. 2020; 35: 2130-5.
6) Layden JE, Ghinai I, Pray I, et al. Pulmonary illness related to E-cigarette use in illinois and wisconsin – final report. N Engl J Med. 2020; 382: 903-16.

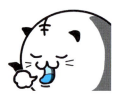

G 肺ノカルジア症／放線菌症（アクチノマイセス）

　土壌中に存在する細菌であり，稀に基礎疾患を有する症例で感染症を起こします．主として肺が病変部位となりますが皮膚，中枢神経系にも感染します．画像所見は浸潤影，結節影，腫瘤影を認め，しばしば空洞影を呈し，肺癌，肺結核，非結核性抗酸菌症，肺真菌症などとの鑑別が必要になります 図1 ．診断には喀痰で菌の証明を行うことが一般的ではありますが，喀痰から菌を検出したとしてもコンタミネーションの可能性があり，気管支鏡検査を実施して菌を証明することが重要です．ノカルジアの治療はST合剤が第一選択となり，放線菌症はペニシリン系抗菌薬を，それぞれ6〜12カ月の治療期間が推奨されています[1-3]．ただし菌種により感受性に大きな差があります．特に免疫不全の症例では専門施設での菌種同定と感受性検査を行うことが望ましいと考えます[1]．

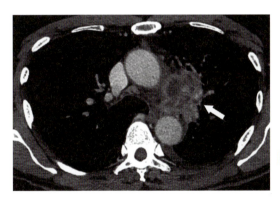

図1 肺放線菌症の画像所見
縦隔に浸潤する肺腫瘤を認め，内部は壊死を伴っていた（矢印）．

ノカルジアの治療

軽症：ST合剤（バクタ®）1回4錠を1日2〜3回
重症：ST合剤（バクタ®）1回4錠を1日2〜3回＋アミカシン 7.5mg/kg 12時間毎，またはイミペネム／シラスタチン（チエナム®）0.5g 6時間毎＋アミカシン 7.5mg/kg 12時間毎．その後，維持療法としてST合剤継続

放線菌（アクチノマイセス）の治療

高用量ペニシリン系抗菌薬（ベンジルペニシリン，ビクシリンなど）の点滴投与を2〜6週間，その後にアモキシシリン（サワシリン®）1回500mgを1日3回 計6〜12カ月

文献
1) 渡辺 哲，亀井克彦．稀な肺疾患 肺ノカルジア症．呼吸．2015; 34: 1004-8.
2) Kobashi Y, Yoshida K, Miyashita N, et al. Thoracic actinomycosis with mainly pleural involvement. J Infect Chemother. 2004; 10: 172-7.
3) 角田梨紗子．増刊号 豊富な処方例でポイント解説！ 耳鼻咽喉科・頭頸部外科処方マニュアル9 上気道感染症 放線菌症．耳喉頭頸．2023; 95: 184-6.

H じん肺

粉じんを吸入することによって肺に生じた線維増殖性変化を主体とする疾病をじん肺といいます．過去には炭鉱労働者で多発しましたが，産業構造の変化により鉱業従事者が減少したり，産業衛生の改善により患者数は減少傾向にあります．しかし逆にガラス・製鉄・建築・電子機器などの粉じん作業従事者は増加していますので今後も問題となる疾患といえます．胸部画像所見の特徴は曝露した粉じんの種類や経過により異なります．以下に代表的なものをあげていきます[1]．

① **アスベスト（石綿）関連疾患**: 後述します（→ p.340）．

② **珪肺**: シリカの持続的吸入により肺線維症を起こし，呼吸不全に至ります．低～中程度の曝露で 10 年以上経過後に慢性珪肺症，中～高レベルで 10 年以内に加速性珪肺症，非常に高レベルの曝露量で数週～5 年の範囲内で急性珪肺症を発症します[2]．画像所見は上肺野優位・左右対称が典型的で境界明瞭な結節影が散在します．結節は微小なものから粗大なものまでさまざまで，小結節が癒合・線維化して進行性塊状線維化巣（progressive massive fibrosis: PMF）を呈することがあります[1]．中心部が空洞化することで，抗酸菌感染のリスクが高まり，特に結核発症のリスクが健常者の 28～39 倍といわれています．また PMF により気胸のリスクが上昇します．肺門または縦隔リンパ節腫大は 75% にみられ，内部に石灰化（卵殻状石灰化）が生じます．珪肺症と結核の画像は類似しているため細菌学検査や病理所見が重要です．さらにシリカ曝露によりサルコイドーシスの発症のリスクも高くなります[2]．

③ **アルミニウム肺**: 金属アルミニウム，アルミナ，ボーキサイトおよびジュラルミンの吸入による肺障害は広義のアルミニウム肺と定義されます．画像所見は粒状影主体，網状影主体，上肺野収縮型の 3 タイプがあり，線維性変化が進行して蜂巣肺を認めることもあります．また気胸（33%）と結核（28%）の合併が多くみられます[3,4]．

④ **溶接工肺**: 酸化鉄ヒュームを主体とした粉じん吸入により生じます．溶接の材料によってはクロム，ニッケル，亜鉛，銅，カドミウムなどの元素も含まれます．画像所見は全肺野に広がる小葉中心性粒状影で，肺生検ではヘモジデリン貪食マクロファージが肺胞腔内に多見られます[5]．

⑤ **黒鉛肺**: 黒鉛粉じんの吸入によるじん肺であり，るつぼ材料，鉛筆の芯，潤

滑剤，ゴムへの混入剤，原子炉のモデレータなどで広く用いられています．線維化は弱いですが，沈着部位である呼吸細気管支付着肺胞領域に病変を生じやすく，微細な小葉中心性結節が認められ，上肺野に大陰影を形成しやすい特徴があります[6]．

⑥ ベリリウム肺：ベリリウム曝露で起きる急性型の気管/気管支炎，および化学性肺炎と慢性型である粒状影と小葉間隔壁肥厚の病変があります．病理所見は類上皮肉芽腫を呈し，サルコイドーシスに類似していますが，肺門/縦隔リンパ節腫大はサルコイドーシスより頻度が低いといわれています[4]．

アスベスト（石綿）関連疾患

石綿曝露によって生じる疾病であり，アスベスト肺，アスベスト関連肺癌，胸膜中皮腫（→ p.249），良性アスベスト胸水，びまん性胸膜肥厚があります．また疾患ではありませんが胸膜プラークも重要な所見です[4]．

アスベスト肺

アスベスト曝露から10年以上経過して生じるじん肺症で，病理組織学的には気管支周囲から始まるびまん性間質性肺疾患です．画像所見は両側下肺野の網状影，小葉中心性線維化を認めます．多くの症例で胸膜プラークを伴います[1]．

胸膜プラーク

アスベスト曝露から15年程度経過して生じる所見であり，壁側胸膜に限局性胸膜肥厚を認めます．石灰化を生じる頻度は10〜15％とされており，曝露から20年程度経過して生じます 図1 [1]．

良性アスベスト胸水

アスベスト曝露によって引き起こされる非悪性疾患です ．アスベスト線維による臓側胸膜の機械的刺激，胸膜線維症による壁側胸膜のリンパ排液障害，またはアスベストのアジュバント効果によって引き起こされる自己免疫反応が関与していると考えられています．胸水の多くはリンパ球優位の滲出性で，肉眼的には血性胸水を示します．症状は呼吸困難が一般的ですが，換気障害を認める症例には胸腔ドレナージを要します[7]．また強い炎症を伴う線維性胸膜炎を認めることがあります．確立された治療はありませんが，ステロイド治療

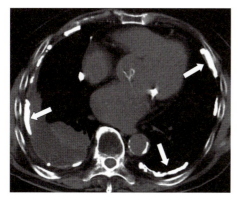

図1 良性アスベスト胸水の画像所見
両側胸膜肥厚と石灰化（胸膜プラーク）を認める（矢印）．右胸水貯留を認める．

が行われることがあります[8]．診断基準は以下のものが提案されています[7]．

① 職業性アスベスト曝露歴がある
② 滲出性胸水貯留を認める
③ 悪性腫瘍を伴う胸水の除外（CEA およびヒアルロン酸と胸水細胞診）
④ リウマチ性胸膜炎，細菌性胸膜炎，および結核性胸膜炎の除外
⑤ 放射線学的に悪性腫瘍を疑う所見なし
⑥ 胸腔鏡検査に基づく組織病理学所見において悪性腫瘍を除外（胸腔鏡検査を施行しない場合は 3 カ月の追跡観察で悪性腫瘍が存在しないことが確認されている）

またアスベスト胸水には円形無気肺が合併しやすいです[7]．

文献

1) 猪又崇志，木村清延，大塚義紀．職業性肺疾患（じん肺症，石綿関連疾患）．呼吸器ジャーナル．2023; 71: 442-50.
2) 飯島裕基，宮崎泰成．呼吸器診断マスター―病歴，身体所見，画像所見でここを見る！呼吸器内科医がよく遭遇するコンサルト案件 職業関連肺疾患．呼吸器ジャーナル．2022; 70: 581-9.
3) 安井正英．仕事と病気 アルミニウム肺．成人病と生活習慣病．2017; 47: 958-62.
4) 戸島洋一．画像でせまる呼吸器疾患 画像でせまる呼吸器疾患 その他の肺疾患 じん肺．Medicina. 2002; 39: 1954-6.
5) 吉井千春，森本泰夫，城戸優光．溶接工肺―溶接ヒュームによる肺障害．J Aerosol Res. 2005; 20: 238-42.
6) 審良正則．じん肺症の画像診断をめぐって その他のまれなじん肺症．日本胸部臨床．2014; 73: 1442-50.
7) Kishimoto T, Fujimoto N, Mizuhashi K, et al. Retrospective investigation on diagnostic

process for benign asbestos pleural effusion (BAPE) using checklist. J Occup Health. 2020; 62: e12182.

8) Manco A, Alfieri V, Gnetti L, et al. Cryptogenic fibrosing pleuritis. Eur J Case Rep Intern Med. 2021; 8: 002498.

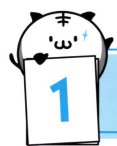

忘れたときに問題になること

1 手術適応

　呼吸器外来をやっていると，しばしば術前検査でひっかかった患者さんのコンサルトがきます．呼吸器疾患を有する患者さんが手術に耐えられるのか，術後合併症のリスクが許容できるかの判断が必要であり[1]，特に肺切除を行う症例については肺容量低下後の呼吸機能評価も必要になります[2]．しかし手術の可否についての明確な基準は定められておらず各種検査を目安に個々の症例でリスク評価を行うしかありません[1]．ここでは呼吸器に関連した周術期の問題について解説していきます．

全身麻酔による手術

　一般的に患者さんの運動容量が 4 metabolic equivalents（METs）以上あれば手術可能と判断します．4METs の目安として以下のような例があげられます[2,3]．

- 階段を 1 階以上のぼれる
- 平地を毎時 5.6km 以上の早歩きができる（6 分間歩行距離≧660m）
- 家事全般あるいは庭仕事全般の作業ができる
- 卓球やゴルフ（カートを使用しない）ができる

　しかしこれはあくまで運動容量のスクリーニングです．特に 4METs 相当の運動ができない場合，さらなる評価を行う必要があります[2]．また術中は人工呼吸器管理を要するため呼吸器系リスクのある患者さんに対しては全身麻酔の可否について下記の検討が必要です[1]．

① 術中の呼吸管理が可能か：低肺機能症例の分離肺換気では低酸素血症や高二酸化炭素血症の発生に注意．腹腔鏡下手術で気腹操作の際には無気肺が起こりやすい
② 術後に人工呼吸器が離脱できるか

③ 術後肺合併症：呼吸器感染症，呼吸不全，胸水，無気肺，気胸，気管支攣縮，誤嚥性肺炎，肺水腫，肺塞栓，喉頭痙攣など

これらのリスクに対する全身麻酔が可能かどうかの明確な基準はありませんが，$FEV_1 < 1.0L$ の低肺機能症例では手術中止や麻酔様式の変更を要する可能性が高くなると報告されています[4]．ただし，チームや施設の総合力によって大きく異なるため，外科医とともに手術適応と麻酔・手術の可否を慎重に検討することが重要です[1]．呼吸器系の高リスク症例に対する全身麻酔を安全かつ可能にするために以下の対策を行います[1]．

- 術前に呼吸機能・運動耐容能（心機能）や術後肺合併症の危険因子を十分評価する
- 外科医と手術の内容や麻酔・手術の可否について十分に検討する
- 術前に最大限の内科的治療と呼吸リハビリテーションを中心とした運動療法を施行する
- 呼吸と循環の相互作用と病態を把握した麻酔管理を行う
- 人工呼吸器関連肺障害や術後肺合併症のリスク低減のための肺保護換気や人工呼吸の早期離脱と早期離床を図る

肺切除を伴う手術

肺癌などで肺切除を予定している症例に対しては『肺癌手術症例に対する術前呼吸機能評価のガイドライン』の肺癌手術に対する呼吸機能評価のアルゴリズムが参考になります．肺葉切除例に対し $FEV_1 \geqq 1.5L$（一側全肺切除では 2.0L 以上），$\%FEV_1 \geqq 80\%$ で呼吸器症状や呼吸器併存疾患がなければ平均的なリスクと判断されます（死亡率 5％未満）．FEV_1 が低値であったり，呼吸器疾患を有する症例などでは D_{LCO} を測定し，術後予測呼吸機能（PPO）を計算することが勧められます[2,5]．$\%D_{LCO}$ は 80％以下で周術期合併症のリスクが増加し，60％以下で周術期死亡のリスクが増加します[5]．

※本邦では多くの施設で肺癌術前検査に肺拡散能を含めていませんが，欧米では全例に施行するよう推奨されています．呼吸器外科学会ガイドラインでは労作時息切れ，画像上のびまん性間質性変化，喫煙歴，COPD，ほか呼吸器併存疾患を有する場合には特に推奨すると明記されています[2,5]．

術後予測呼吸機能[6]

① PPO-FEV$_1$＝FEV$_1$×切除予定肺の血流量／肺全体に流れる血流量（肺血流シンチによる評価）

② PPO-FEV$_1$＝FEV$_1$×（1－［切除予定の機能的肺区域数］／［左右の区域数の合計］）

　※ PPO-D$_{LCO}$ は上記の式の FEV$_1$ を D$_{LCO}$ に置き換えて算出

（PPO: predicted postoperative）

　PPO-FEV$_1$＞60％かつ PPO－D$_{LCO}$＞60％の場合，平均的なリスクと判断します 表1 [2]．

　→5％低下するごとに合併症リスクが 10％上昇し，PPO-FEV$_1$＜40％で周術期死亡のリスクが 30～50％増加するといわれています[2,5]．

　上記の術前検査で平均的なリスクと判断されなかった場合は運動負荷試験（心肺運動負荷試験，シャトル歩行試験，階段昇降試験，6 分間歩行試験など）を行いさらなる術前検査が必要になります[2]．1 分間に体重 1kg あたりが取り込むことができる酸素量を最大酸素摂取量（VO$_2$max）といいます．このVO$_2$max が 10～15mL/kg/min を境に周術期死亡リスクが高くなると考えられます 表1 [5]．

表1 肺癌に対する肺切除後の機能的リスク評価

リスク	PPO-FEV$_1$　　PPO-D$_{LCO}$	VO$_2$max
Low	≧40% and ≧40%	
	<40% or <40%	>15mL/kg/min
Moderate	<40% or <40%	10～15mL/kg/min
High	<40% or <40%	<10mL/kg/min
	<40% or <40%	

（澤端章好．肺癌．2016; 56: 995-8[5]）を参考に作成）

喫煙者，COPD 症例に対する手術

　喫煙は術後呼吸器合併症および周術期死亡のリスク因子と考えられます[2]．術前の禁煙期間は長いほど合併症リスクは低くなり，1 カ月以上の禁煙と呼吸リハビリテーションは術後入院期間や合併症罹患率を改善させます．手術前の気管支拡張薬の投与は手術前後の呼吸機能によい結果をもたらすと報告されて

います[7].

間質性肺疾患症例に対する手術

　間質性肺疾患を有する患者さんに肺切除を行った場合，術後に急性増悪を起こしてしまうことがあり，そのリスク因子として%VC＜80%が報告されています[2].　本邦で行われた間質性肺疾患を合併した肺癌手術症例の全国調査では9.3%が術後に急性増悪を起こしました.　急性増悪を起こした際の死亡率は43.9%と高く，術後30日以内死亡の71.7%を占めました.　急性増悪のリスク因子として以下の項目があげられています　表2.　特に肺切除範囲が大きい症例と急性増悪の既往がある症例は要注意です.　この報告では%VCは急性増悪のリスクとして有意差を示しませんでした.　CT画像でusual interstitial pneumonia（UIP）パターンを認めた症例のサブ解析では肺の切除範囲の大きさと急性増悪の既往がリスク因子として報告されています[8].

表2 間質性肺疾患合併の肺癌手術症例における術後急性増悪のリスク因子

リスク因子	急性増悪頻度	オッズ比（95%信頼区間）
肺切除範囲		
楔状切除	3.6%	1.000
肺葉/区域切除	10.0%	3.83（1.94-7.57）
2葉以上の肺切除	16.0%	5.7（2.38-13.7）
KL-6		
＜1,000U/mL	8.2%	1.000
≧1,000U/mL	16.3%	2.14（1.34-3.39）
性別		
男性	9.9%	1.000
女性	3.5%	0.3（0.13-0.69）
急性増悪の既往		
なし	9.1%	1.000
あり	30.0%	3.24（1.06-9.90）
術前のステロイド投与		
なし	8.7%	1.000
あり	19.4%	2.46（1.36-4.45）

（Sato T, et al. J Thorac Cardiovasc Surg. 2014; 147: 1604-11[8] を参考に作成）

表3 間質性肺疾患合併肺癌の術後急性増悪リスクの予測スコア

リスク因子	ポイント
急性増悪の既往	5
区域切除以上の切除範囲	4
CTでUIPパターン	4
ステロイド治療あり	3
男性	3
KL-6＞1,000U/mL	2
%VC≦80%	1

スコア	急性増悪の予測発症率
低リスク（0～10点）	10%以下
中リスク（11～14点）	10～25%
重リスク（15～22点）	25%以上

（Sato T, et al. Gen Thorac Cardiovasc Surg. 2015; 63: 164-72[9]）を参考に作成）

これらのリスク因子を使用し，術後急性増悪の予測スコアが提唱されています **表3**．計22点のうち，10点以下で低リスク（急性増悪予測発症率10%以下），11～14点で中リスク（急性増悪予測発症率10～25%），15点以上で高リスク（急性増悪予測発症率25%以上）と予測できます[9]．

喘息症例に対する手術

コントロールされている喘息では術後合併症の発生頻度は非喘息患者と差がありません．しかし周術期の気管支痙攣は生命を脅かす可能性があり，以下のように対応します[10]．

- 喘息症状がコントロールされている＝治療を継続
- 症状コントロールが不十分な場合や%FEV_1＜80%＝プレドニゾロン0.5 mg/kg/日（1週間以内）の投与を検討
- 術前6カ月以内に全身性ステロイド薬を2週間以上投与＝術前にヒドロコルチゾン100mg，術中も100mgを8時間ごとに投与し，術後24時間以内に減量する

N-ERD（NSAIDs過敏喘息，AERD，アスピリン喘息）では術後鎮痛にNSAIDsを使用しないように注意！（→ p.255）

文献

1）高内裕司．呼吸器系のリスクをどう評価するか患者の状態，手術内容，周術期管理体制，患者・家族の意向から総合的に判断．LiSA. 2023; 30: 38-44.

2）日本呼吸器外科学会ガイドライン検討委員会．肺癌手術症例に対する術前呼吸機能評価のガイドライン．日本呼吸器外科学会; 2021．Available from: http://www.jacsurg.gr.jp/committee/riskappraisal.pdf.

3）Ainsworth BE, Haskell WL, Herrmann SD, et al. 2011 Compendium of physical activities: a second update of codes and MET values. Med Sci Sports Exerc. 2011; 43: 1575-81. PMID: 21681120.

4）河連七海，小川和雅，田村東子，他．低肺機能患者における術後肺合併症抑止要因の探索．日呼吸誌．2021; 10: 10-6.

5）澤端章好．肺がん手術の耐術能．肺癌．2016; 56: 995-8.

6）Brunelli A, Kim AW, Berger KI, et al. Physiologic evaluation of the patient with lung cancer being considered for resectional surgery: diagnosis and management of lung cancer, 3rd ed: American College of Chest Physicians evidence-based clinical practice guidelines. Chest. 2013; 143(5 Suppl): e166S-e90S. PMID: 23649437.

7）日本呼吸器学会 COPD ガイドライン第 6 版作成委員会，編．COPD（慢性閉塞性肺疾患）診断と治療のためのガイドライン 2022．第 6 版．東京：メディカルレビュー社; 2022．

8）Sato T, Teramukai S, Kondo H, et al. Impact and predictors of acute exacerbation of interstitial lung diseases after pulmonary resection for lung cancer. J Thorac Cardiovasc Surg. 2014; 147: 1604-11. e3. PMID: 24267779.

9）Sato T, Kondo H, Watanabe A, et al. A simple risk scoring system for predicting acute exacerbation of interstitial pneumonia after pulmonary resection in lung cancer patients. Gen Thorac Cardiovasc Surg. 2015; 63: 164-72. PMID: 25352311.

10）日本アレルギー学会喘息ガイドライン専門部会．喘息予防・管理ガイドライン 2021．日本アレルギー学会; 2021．

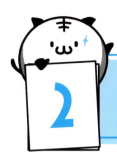

Chapter 5 忘れたときに問題になること

2 スタットコール

　スタットコールとは心肺停止など急変時に全医療スタッフに知らせる緊急コールです．コードブルーやエマージェンシーコールなどいろいろな呼び方がありますが，緊急の対応が必要であり，蘇生措置を行わなければならないケースもあります．正直，苦手だなーと思っている先生もいらっしゃると思いますが，大まかな動きを知っていれば何も恐れることはありません．もちろん救急科の先生には及びませんが，やるべきことを一生懸命に実行し，患者さんのために最大限の努力をすることが大事だと思います．

　では，そのやるべきこととは何かですが，まずは一次救命措置（basic life support: BLS）と二次救命措置（advanced cardiovascular life support: ACLS）をおさらいしておきましょう．

BLS と ACLS

　急変した患者さんを目の前にしたらまず何をすればよいでしょうか？　BLSを思い出してください．ABCDです．

- A＝Air way（気道の確保）
- B＝Breathing（呼吸の有無，様式）
- C＝Circulation（循環）
- D＝Disability（神経，意識レベル）

　声かけに反応がなければ大声で助けを求めましょう．急変対応は一人では絶対にできません．まずはスタッフをかき集めます．次に気道確保を行ったのち，呼吸と脈拍の有無をチェックをします．心肺停止と判断したらすぐに心臓マッサージ（胸骨圧迫）を開始してください 表1．もし判断に迷うようなら心停止と判断して心肺蘇生（cardio-pulmonary resuscitation: CPR）を開始しましょう．かけつけたスタッフに除細動器（体外式除細動器：AEDも可）と救急カートの用意，そして状況によりさらなるスタッフの増員を指示します．こ

表1 質の高い心臓マッサージ（胸骨圧迫）

胸骨圧迫のテンポ	100〜120回/分
胸骨圧迫の深さ	5cm以上6cm以下
胸骨圧迫の解除	圧迫のたびに胸郭が完全に元に戻るようにする
胸骨圧迫の中断	バッグマスク換気，モニターチェック，電気ショック，挿管手技，胸部単純写真撮影などで中断が必要になることがある．最小限に抑え，中断しても10秒以内
胸骨圧迫の交替	2分ごと，または疲労した場合は2分未満でも交代する
圧迫と換気	胸骨圧迫30回と人工呼吸2回サイクル（気管挿管などの高度な気道確保を行う場合は胸骨圧迫を中断せずに継続）

（菊地 研．循環器ジャーナル．2022; 70: 532-7[2]）を改変）

のあたりから ACLS に移行しますが，BLS と ACLS は別物ではなく地続きです[1,2]．

急変時に重要になるのはバイスタンダーの存在です．バイスタンダーとは急変時にその場に居合わせた人を指します．急変してから心肺蘇生が開始するまでの時間が遅れると救命率が下がり，心停止が 3〜5 分持続すると不可逆的脳障害を生じるといわれています．バイスタンダーによる救命処置がなされた場合は救命のチャンスが高まります[3]．加えてバイスタンダーがいれば，急変した際の状況，例えば胸を押さえて倒れた，痙攣があった，喉をつかむ行動（チョークサイン）があったなどの重要な情報が得られるかもしれません．

私が普段やってる心停止アルゴリズムを **図1** に示します．モニターチェックはモニターでの心電図波形と頸動脈の拍動をチェックします．心電図波形で除細動（ショック）が必要かを判断し，心室細動（ventricular fibrillation: VF）または無脈性心室頻拍（pulseless ventricular tachycardia: pulseless VT）ではショックとアドレナリン投与を実施します．心停止または無脈性電気活動（pulseless electrical activity: PEA）ではアドレナリンを使用し CPR を継続しましょう[1]．PEA は心臓の電気的な活動を認めますが，有効な心拍がない状態です．モニターで心電図波形が認められても脈拍が触知できないときは PEA と判断します[3]．CPR と並行して，アンビューバックでの換気をしつつ気道確保のために気管挿管を行い，病歴聴取，身体診察，採血検査，画像検査，エコー検査などにより原因精査を行います[1,2]．ガイドラインではアドレナリンの投与間隔は 3〜5 分とされていますが[1]，実際の急変現場では 2 分間のモニターチェックの他にアドレナリンの投与間隔まで把握するのは難しいです．私は

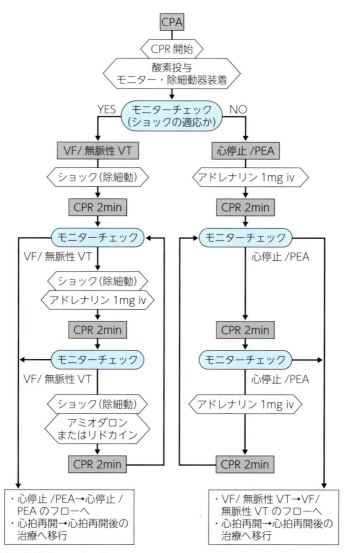

図1 成人の心停止アルゴリズム

VF/無脈性VTへの電気ショック：二相性は初回120〜200J（製造業者の推奨値，不明な場合は最大値に設定），2回目以降は初回と同等とし，エネルギー量の増加を考慮してもよい．単相性で360J．
アミオダロン（急速投与）：初回300mg，2回目（3〜5分後）150mg
リドカイン（急速投与）：初回1〜1.5mg/kg，2回目（3〜5分後）0.5〜0.75mg/kg
CPA: cardiopulmonary arrest, CPR: cardiopulmonary resuscitation, VF: ventricular fibrillation, VT: ventricular tachycardia, PEA: pulseless electrical activity
(Association AH. 2020 AHA Guidelines Update for CPR and ECC Part 3: Adult Basic and Advanced Life Support. American Heart Association; 2020[1]) を参考に筆者が作成）
※筆者が行っている心停止アルゴリズムです．ガイドラインに記載されているものと一部異なります（「アドレナリン 3〜5分ごと」を「4分ごと」としているなど）

アドレナリンの投与を4分ごとにして，モニターチェックの2回に1回アドレナリンを投与するようにしています．

急変対応：まずは「サルも聴診器」

ショック患者の初期対応を素早く行うための語呂合わせ「サルも聴診器」があります 表2 [4]．ここでは呼吸器科医に合わせて少し修正しました．急変現場に出合ったときにはまず酸素（さ），ルート確保（る），モニター装着（も）を指示しましょう．そして採血（さ），心電図（しん），胸部単純写真（き）のオーダーを検討し，自発呼吸があれば聴診（ちょうしんき）を行います．その過程で出てきた情報をもとに精査を行います．超音波は重症の患者さんの診察に非常に有用ではありますが，その扱いに慣れていない先生も多いと思います．私も心エコーは自信がありません．自分が何ができて何ができないのかを認識し，そのスキルに基づいた手技を選択すること，そして自分ではできないことは周りに助けを求めることが大事です．

それでもスタットコールは苦手という先生も多いと思います．高い緊張感と慌ただしさの中，自分が何をすべきかを的確に見極めなければなりません．何より患者さんの生死に直結している場面ですので責任感は重く，大きなプレッシャーとなります．さらには自分の診療が途中で止まってしまうジレンマもあり，さまざまな理由が苦手意識につながっているのではないでしょうか．しかし今医療を必要としている患者さんのためにも避けて通ることはできません．「逃げちゃダメだ」と心の中で反芻しながら立ち向かいましょう．そのためにも普段からシミュレーションしておくことが大事です．

私が研修医だったころ，スタットコールがすごく苦手でした．うまく対応できませんし，急変対応をすると心身ともに疲弊してしまいます．しかし当時の

表2 重症患者に対する素早い対応

さ	酸素，採血
る	ルート確保
も	モニター
ちょう	超音波
しん	心電図 } 聴診器
き	胸部単純写真

（林 寛之．medicina. 2010; 47: 756-9 [4]）を参考に筆者が作成）

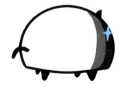

オーベン（呼吸器ではない）がおもしろくも優秀な先生でこんなことを話して
くれました.

オーベン（以下, オ）: 急変対応って嫌いなひと多いよな
私: そうっすね. 自分もあんま好きじゃないっす
オ: 別にあんなんパパッとやったらいいんだよ. そんな難しいもんじゃない
私: えー, マジっすか？ それ先生だけじゃないっすか？
オ: そんなことないよ. 急変のときってやること決まってんじゃん
私: まぁ, 心肺停止なら心臓マッサージして, ACLS って流れですよね
オ: 蘇生後や心肺蘇生がいらない症例だったら, ショックと呼吸の管理を行い
　　つつ, 挿管, CV, A-line, 胃管. 同時に採血と画像検査. 初療はだいたいや
　　ること決まってるんだよ. まぁパパっとやればここまで 2 時間. 手技が終わ
　　る頃には検査結果も出てるから, 治療開始して経過観察に 1 時間で計 3 時間
　　てとこだな
私: いやいやそんなスムーズにいきますか？
オ: 時間かかるのは手技が下手なのと, ICU 入室待ちと, グダグダ迷ってる時
　　間
私: 確かに挿管とか可能なら粘りたいって思っちゃいますね
オ: 粘って夕方から挿管なんて人手が少なくなって逆にリスクだから. 嫌だな
　　って気持ちが判断を鈍らせてないかってことよ
私: （やべっ, 見透かされてる……？）
オ: あと俺たちが前向きか後ろ向きかって結構違うと思うんだよね. よし, 挿
　　管するぞって治療するほうがうまくいく気がする
私: 先生, さすがっす
オ: ということで挿管すっぞ
私: うっす！

　ちょっと盛りましたが, このオーベンの先生はめちゃくちゃカッコ良かった
です. もちろん患者さんやご家族の意思の確認や正しく病状評価を行った上で
になりますが, この先生は「迷うならやれ」と仰ってました. やらない理由は
本当に患者さんのことを考えてなのか, 自問自答するように指導していただき
ました. ホントめちゃくちゃカッコいい！

文献

1）Association AH. 2020 AHA Guidelines Update for CPR and ECC Part 3: Adult Basic and Advanced Life Support. American Heart Association; 2020.
2）菊地 研．救命処置（BLS/ACLS）．循環器ジャーナル．2022; 70: 532-7.
3）大貫隆広．救急蘇生のテクニック．Neurological Surgery. 2023; 51: 969-84.
4）林 寛之．ショック患者の対応をもう少しうまくしたいんだけど……「さるも聴診器！」．medicina. 2010; 47: 756-9.

Chapter 5 忘れたときに問題になること

3 肺結節影のCTフォロー

胸部CTで結節影を認めた際にどのように対応しますか？ 可能であれば気管支鏡検査などの精査を行いますが，病変が小さい症例では胸部CTで良悪性の判別が困難で，気管支鏡でのアプローチも難しいことがあります．多くはCTでの経過観察を行いますが，どのくらいの頻度で行い，そしてどうなったら精査に進めればよいのでしょうか．肺がん検診ガイドラインにおいて健診発見の肺結節影に対する精査と経過観察についての推奨が示されています 図1 [1)]．

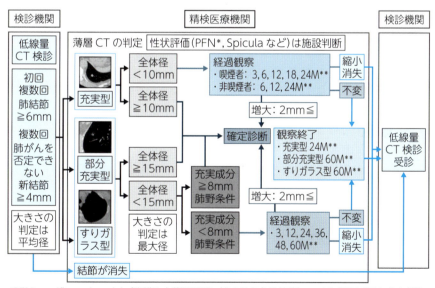

*PFN: perifissural nodule（胸膜や小葉間隔壁に接する多角状結節） **M: 薄層CTからの月数

図1 肺結節の判定と経過観察
石灰化を認め，陳旧性肺結核などの陳旧性病変と考える肺結節はこれらの経過観察からは除外されています．
（日本CT検診学会肺がん診断基準部会．低線量マルチスライスCTによる肺がん検診：肺結節の判定と経過観察図．日本CT検診学会；2024[2)]）

肺結節影の性状により，すりガラス型結節（pure ground-glass nodule: pure GGN），すりガラス領域以外に一部軟部組織吸収値を含む部分充実型結節（part-solid nodule），軟部組織吸収値を呈する充実型結節（solid nodule）に分類されます．Solid 成分が多いほうが悪性の可能性が高くなり，腫瘍径と併せて精査の推奨が決まります[1]．

結節影の大きさは検診の CT では最大径と短径の平均値を用いますが，精検医療機関では最大径を採用します．大きさが 6mm 未満であれば 12 カ月後の CT 受診を勧めます．6mm 以上の結節影に対しては pure GGN，part-solid nodule，solid nodule に分け，solid nodule では 10mm 以上，pure GGN と part-solid nodule では 15mm 以上か solid 成分が 8mm 以上（solid 成分径が結節径の 50%を超える）であれば確定診断のための精査を行います．それ以外は CT フォローを行い，増大を認めたタイミングで精査を行います．もちろん陰影の形や臨床所見から肺癌の可能性が高いと判断した場合は外科的肺生検を含めた積極的な精査を行います[1]．

小さな pure GGN では経過観察中の増大を認める症例は多くありません．5mm 以下の pure GGN を 5 年以上フォローした報告では約 10%に増大がみられ，さらに 0.9%が腺癌であったと報告されています[3]．さらに平均 4.3 年間フォローした報告では pure GGN の 5.4%と不均一なすりガラスを呈した GGN の 19.8%が part-solid nodule に変化し，切除された結節 91 例のうち腺癌であったのは 12 例で全体の約 1%でした[4]．しかし肺癌の見逃しのリスクを考慮し，画像検査で明らかな陳旧性病変や肺内リンパ節と判断できなければ **図1** に示すように経過観察と精査を行いましょう．

なおこの推奨はあくまで無症状，画像発見が前提です．有症状の症例ではその症状の原因検索が必要と考えます．

文献

1) 日本 CT 検診学会肺がん診断基準部会．低線量 CT による肺がん検診の肺結節の判定基準と経過観察の考え方．第 6 版．日本 CT 検診学会；2024．Available from: https://www.jscts.org/pdf/guideline/gls6th202403.pdf.

2) 日本 CT 検診学会肺がん診断基準部会．低線量マルチスライス CT による肺がん検診：肺結節の判定と経過観察図．日本 CT 検診学会；2024．Available from: https://www.jscts.org/pdf/guideline/gls6thfig202403.pdf.

3) Fan L, Liu SY. Solitary pure ground-glass nodules measuring 5 mm or less: current imaging management, question and suggestion. J Thorac Dis. 2015; 7: E212-4. PMID: 26380780.

4) Kakinuma R, Noguchi M, Ashizawa K, et al. Natural history of pulmonary subsolid nodules: a prospective multicenter study. J Thorac Oncol. 2016; 11: 1012-28. PMID: 27089851.

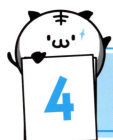

4 感染対策

忘れたときに問題になること

感染対策は標準予防策が基礎にあり，必要時に経路別予防策（飛沫・空気・接触予防策）が追加で必要になります．標準予防策は微生物の有無にかかわらず常に行う感染対策です．

※感染したとしても必ずしも発症するとは限りません．

標準予防策（スタンダード・プリコーション）

感染源の有無にかかわらず，全ての患者の血液・体液，分泌物，排泄物，創傷のある皮膚・粘膜を介する微生物の伝播リスクを減らすため，手指消毒，手袋やマスク，ガウン，ゴーグルなどを装着します[1]．

接触予防策

接触感染とは皮膚，粘膜や創との直接的な接触，あるいは中間に介在する環境などを介する間接的な接触による感染経路です．患者さんに触ったり，患者さんが触ったものに触れることで菌がうつります．手袋，ガウンを着用し，可能であれば患者は個室対応を行います．対象となる病原体や疾患は以下の通りです[2]．

- 薬剤耐性菌（メチシリン耐性黄色ブドウ球菌，多剤耐性緑膿菌，バンコマイシン耐性腸球菌，EBSL産生菌，カルバペネム耐性腸内細菌科細菌など）
- クロストリジオイデス・ディフィシル
- 感染性腸炎（ノロウイルス，ロタウイルス）
- 疥癬
- 流行性角結膜炎　など

特にクロストリジオイデス・ディフィシルは芽胞を形成するためアルコール消毒では不十分です[3]．ノロウイルスもアルコールに抵抗性を示します[4]．ともに石鹸と流水による手指衛生を行い，汚染された環境に対しては次亜塩素酸

（塩素濃度 200ppm）を使用しましょう[3, 4].

飛沫予防策

飛沫感染とは病原体を含んだ $5\mu L$ 以上の飛沫が拡散し，それを吸入することで感染する経路です．飛沫は空気中を漂わず 1～2 メートルの距離しか到達しません．スタッフはサージカルマスクを着用し，患者さんは個室対応が望ましいですが難しければ他の患者さんのベッドを 2 メートル以上離すことで対応します．特に薬剤耐性菌では接触予防策も適切に行う必要があります．対象となる病気は以下の通りです[5].

- 喀痰から排出された薬剤耐性菌
- 髄膜炎菌
- インフルエンザウイルス
- 風疹
- 流行性耳下腺炎　など

空気予防策

空気感染とは微生物を含む $5\mu m$ 以下の飛沫核が長時間空中を浮遊し，空気の流れによって広範囲に拡散し，それを吸入することによる感染経路を指します．空気予防策は N95 マスクと陰圧個室管理の使用が望ましく，搬送時などには患者さんにサージカルマスクを着用してもらいます．対象疾患は肺結核，水痘（汎発性帯状疱疹を含む），麻疹となります[5].水痘も麻疹も肺炎を起こすことがありますが，肺炎がなくてもウイルス血症により唾液や気道分泌物内にウイルスが排出されるため飛沫核が発生します．

肺結核

結核菌には空気感染対策が必要であり，肺結核を疑った時点ですぐに感染対策を行います[6].院内では陰圧個室に隔離を行いますが，設備の問題で陰圧個室が難しければ換気のよい個室を使用してください．3 連痰の塗抹が陰性なら排菌している可能性は低くなり，外来治療が可能です．なお結核菌は経口感染を起こさず，寝具，食器，壁，床への落下菌による感染例の報告はないため，接触予防策や消毒の必要はありません[7].

結核の患者さんを隔離したり検査を行った室内には結核菌が浮遊しています．計算上，6 回 / 時の換気をすると，46 分で 99％が，69 分で 99.9％が除去さ

表1 推定総接触時間と感染源の排菌状況から想定される感染確率

推定総接触時間	想定感染確率		
	塗抹陽性	塗抹陰性/培養陽性	培養陰性
40時間以上	10～50%以上	5～10%	<1～5%
8～40時間	5～10%	1～5%	<1%
8時間未満	1～5%	<1%	<1%

（伊藤邦彦．結核診療プラクティスガイドブック．東京: 南江堂; 2008．p.286-312[7)] を改変）

れますので，十分な換気を60分以上行ってから次の使用を行います（換気回数が6回/時以下の場合はより長い時間の換気を検討ください）[7)]．

　通常，結核菌の感染はそれほど簡単には起こりませんが，8時間以上の濃厚接触では感染リスクが高くなります．塗抹陽性患者の家族が感染している可能性は30～60%といわれており，推定総接触時間に比例して感染率が上昇します **表1** ．特に塗抹陽性患者では40時間以上で想定感染確率10～50%，8～40時間で5～10%，8時間未満で1～5%と報告されています[7)]．

新型コロナウイルス（COVD-19）

　COVID-19は飛沫・エアロゾル感染と接触感染を起こします．エアロゾルとは唾液や鼻汁が会話や咳嗽などで粒子化したもので，粒子径が小さく，数時間程度空気中を漂うため空気の流れに乗って遠くまで広がることが可能です[8)]．空気感染と飛沫感染の間のような特徴があります．感染者の1～2m以内の距離での感染が多いですが，換気が悪い屋内では感染者から遠い場所でも感染します[9)]．

　その対応は，患者さんには必要に応じてサージカルマスク，職員など近距離で対応する人はN95マスク（またはサージカルマスク）を装着したうえで接触予防策を行います．患者さんに経鼻酸素を投与する際はエアロゾル発生抑制のためサージカルマスクを着用させることがあります．個人防護具はN95マスクの上にサージカルマスクを装着し，ガウン・エプロン，手袋，フェイスシールドという格好が一般的ですが，サージカルマスク以外は状況によって判断することが可能です **表2** ．少なくともエアロゾル産生手技ではN95の使用が安全です[9)]．

　病室は個室または感染者同士の大部屋で隔離を行い，患者（レッド）ゾーン，中間（イエロー）ゾーン，共通（グリーン）ゾーンを作ります（ゾーニング

表2 個人防護具の選択

		サージカルマスク	N95マスク	手袋	ガウン・エプロン	眼の防護
診察	飛沫曝露リスク大*	○	△	△	△	○
	飛沫曝露リスク小	○	△	△	△	△
呼吸器検体採取		○	△	○	△	○
エアロゾル産生手技**			○	○	○	○
環境整備		○	△	○	△	△
リネン交換		○	△	○	○	△
患者搬送***		○	△	△	△	△

○：必ず使用，△：状況により使用
 *患者がマスクの着用ができない，近い距離での処置など，顔面への飛沫曝露のリスクが高い
 **気管挿管・抜管，気道吸引，ネーザルハイフロー装着，NPPV装着，気管切開術，心肺蘇生，用手換気，上部消化管内視鏡，気管支鏡検査，ネブライザー療法，誘発喀痰など
***患者に直接触れない業務（ドライバーなど）ではガウン不要

（診療の手引き編集委員会．新型コロナウイルス感染症（COVID-19）診療の手引き第10.1版．厚生労働省；2024[9]）を改変）

病室ゾーニングの1例　　病室ゾーニングの見取り図(案)

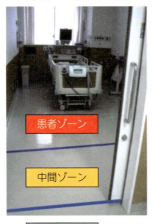
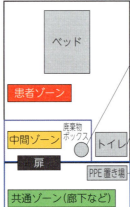

- 手袋・ガウン・フェイスシールドを脱ぎ廃棄
- マスクは廊下に出てから交換
- 出入りのたびに手指衛生を徹底

- 病室にない場合は，病棟トイレの一部を患者用に使用することも可

- マスク・手袋・エプロン・フェイスシールドを着用する場所
- 状況に応じて中間ゾーン内に設定する選択肢もある

図1 病室単位のゾーニングの例
（診療の手引き編集委員会．新型コロナウイルス感染症（COVID-19）診療の手引き第10.1版．厚生労働省；2024[9]）より作成）

図1 ）．一般に COVID-19 の療養期間は発症日を 0 日として 5 日間かつ症状が軽快した後 1 日を経過するまでとされていますが，医療施設内での隔離期間は基準がありません．感染性は発症後 5〜10 日間持続するといわれており，医療機関では 5 日以上の隔離期間を設けている施設も多いと思います [9]．

血液悪性腫瘍，幹細胞移植後，抗 CD20 モノクローナル抗体による治療などで B 細胞が枯渇した状態，固形臓器移植後などの免疫不全ではウイルス排出が長期間持続しうることが報告されています．このような症例に対しては感染管理部門とも相談し，必要に応じて PCR 検査や抗原定量検査を実施し，検討する必要があります [9]．

鳥インフルエンザ A （H5N1，H7N9）

鳥インフルエンザ A （H5N1，H7N9）の感染経路は明確ではありませんが，致死率が高いこと，事実上すべての人に免疫がないことを勘案して接触予防策・飛沫予防策・空気予防策のすべてを実施します．入院の場合は陰圧個室管理が必要です [5, 10]．

文献

1) 厚生労働省．標準的な感染予防策．厚生労働省；2007．Available from: https://www.mhlw.go.jp/topics/bukyoku/isei/i-anzen/hourei/dl/070508-5_0002.pdf.
2) Siegel JD, Rhinehart E, Jackson M; Health Care Infection Control Practices Advisory C. 2007 Guideline for isolation precautions: preventing transmission of infectious agents in health care settings. Am J Infect Control. 2007; 35(10 Suppl 2): S65-164. PMID: 18068815.
3) Clostridioides difficile 感染対策ガイドライン策定委員会，編．Clostridioides difficile 感染対策ガイド．日本環境感染学会；2022．p.49-52.
4) 五十君静信，野田 衛，上間 匡．ノロウイルスの不活化条件に関する調査報告書: 国立医薬品食品衛生研究所；2015．p.1-16.
5) 新型インフルエンザ専門家会議．インフルエンザ（H5N1）に関するガイドライン IV 医療施設等における感染対策 ガイドラインIV 医療施設等における感染対策 ガイドライン．厚生労働省；2006.
6) 日本結核・非結核性抗酸菌症学会教育・用語委員会．結核症の基礎知識（改訂第 5 版）．結核．2021; 96: 93-123.
7) 伊藤邦彦．結核診療プラクティスガイドブック．東京: 南江堂；2008．p.286-312.
8) 日本環境感染学会．医療機関における新型コロナウイルス感染症への対応ガイド．第 5 版．日本環境感染学会；2023．p.2-3.
9) 診療の手引き編集委員会．新型コロナウイルス感染症（COVID-19）診療の手引き第 10.1 版．厚生労働省；2024．Available from: https://www.mhlw.go.jp/content/001248424.pdf.
10) 新型インフルエンザ等への対応に関する研究．成人の新型インフルエンザ治療ガイドライン 第二版．日本医療研究開発機構；2017.

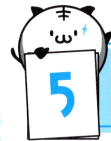

忘れたときに問題になること

5 ワクチン

　ワクチンは弱毒菌を用いた生ワクチンと不活化ワクチン/トキソイド，mRNAワクチンに分けられます．生ワクチンはBCG，麻疹，風疹，水痘，ロタ（1価，5価），ムンプス，黄熱などがあります[1]．不活化ワクチンは同時接種可能ですが，注射の生ワクチンを続けて接種する場合のみ27日以上間隔をあけて次の接種を行います[2]．また生ワクチン接種後2カ月以内は避妊が望ましく，HPVワクチンは妊娠中の接種は避けます．不活化ワクチン接種は妊娠初期（14週まで）では避けたほうがよいという考えもあります[3]．なお授乳中は問題ありません．生ワクチンの接種は免疫抑制剤を使用している場合は原則禁忌となります[4]．またワクチンには定期接種と任意接種があります．定期接種は公費（一部で自己負担あり）ですが，任意接種は自己負担になります[1]．脾摘後の患者さんは莢膜保有菌による重症感染症に罹患しやすく，脾臓摘出後重症感染症（overwhelming postsplenectomy infection: OPSI）を起こすことがありますので，肺炎球菌，インフルエンザ菌b型（Hib），髄膜炎菌のワクチン接種が推奨されています[5]．

インフルエンザウイルスワクチン

　A型2種（H1N1株とH3N2株），B型2種（山形系統株とビクトリア系統株）の4価ワクチンが用いられており，生後6カ月以降で接種可能です．接種後2週間〜5カ月間に効果が期待でき，65歳以上の高齢者で34〜55％の発症予防，82％の死亡の予防効果が示されています．65歳以上の高齢者および一定の基礎疾患などのある60〜64歳の患者さんが定期接種に該当します[6]．また経鼻弱毒生インフルエンザワクチン（フルミスト®）が国内の製造販売の認可が下りました[7]．

※米国ではB型山形株が2020年3月以降検出されていないことから山形株を除いた3価ワクチンに移行しています[8]．

Respiratory syncytial (RS) ウイルスワクチン

　RSウイルスは，多くは乳幼児の肺炎の原因ウイルスとして知られています．成人では上気道症状のみで自然軽快することが多いですが，高齢者や基礎疾患のある成人で肺炎を起こすことがあります．2024年から本邦でRSウイルスワクチン（アレックスビー®，アブリスボ®）が使用できるようになりました．60歳以上の高齢者および慢性的な心疾患や肺疾患を有する患者に推奨され，重篤な下気道疾患に対する有効性は94.1％と報告されています[9]．

肺炎球菌ワクチン

　成人では5〜10％で肺炎球菌を保菌しています．小児の肺炎球菌保菌率は20〜40％と高率であり，小児から成人へ伝播することで肺炎を発症する例がみられます．特に65歳以上の高齢者や基礎疾患を有する高リスク群に対して，ワクチン接種により入院と死亡の予防効果が示されています．現在，日本で使用できる肺炎球菌ワクチンは4種類あります　表1　[9]．米国ではPCV20が使用されており，本邦でも2024年8月に発売が開始されました（今後，PCV13はPCV20に切り替わります）[10]．インフルエンザワクチンとの併用接種により，すべての肺炎による入院の抑制効果が報告されています[9]．PPSV23接種による肺炎球菌性肺炎に対する効果は27.4％です．PPV13の免疫原性はPPSV23と同等かより優れていると考えられ，PPV15はPPV13と同等と考えられます[11]．

新型コロナワクチン

　本邦ではmRNAを用いたワクチンが主に使用されており，特に高齢者や重症化リスクのある症例に対し入院や重症化の予防に有効です．さらに妊婦でのワクチン未接種は重症化だけでなく早流産や子宮内胎児死亡のリスクが高くなります．副反応として発熱，局所の疼痛が多くみられ，きわめて稀ですが，特にアデノウイルスベクターSARS-CoV-2ワクチン接種後に血栓症の発生が報告されています（1〜11名/10万人）．65歳以上の高齢者および一定の基礎疾患などのある60歳から64歳までの症例が定期接種になります．年1回の接種とし，接種のタイミングは秋冬です[12]．

麻疹ワクチン

　平成12年以前に生まれた人は1回の定期接種もしくは定期接種の機会がな

表1 肺炎球菌ワクチン

ワクチン名	PPSV23（ニューモバックス®）	PCV13（プレベナー®）	PCV15（バクニュバンス®）	PCV20（プレベナー20®）
含有莢膜型	23価	13価	15価	20価
獲得免疫	T細胞（B細胞の免疫獲得なし）→ 初回接種後5年以降に再接種を考慮	T細胞，B細胞（免疫記憶あり）	T細胞，B細胞（免疫記憶あり）	T細胞，B細胞（免疫記憶あり）
接種対象	65歳以上の高齢者と65歳未満のハイリスク症例	高齢者または肺炎球菌に罹患するリスクが高いと考えられる症例	高齢者または肺炎球菌に罹患するリスクが高いと考えられる症例	高齢者または肺炎球菌に罹患するリスクが高いと考えられる症例
定期接種	あり	なし	なし	なし
日本の成人侵襲性肺炎球菌感染症カバー率（2022年度）	47%	26%	29%	―

PPSV23既接種者では1年以上あけてPCV13/PCV15接種が可能であり，次回のPPSV23は前回のPPSV23の接種後5年以上あけます．PPSV23未接種者でPCV13/PCV15接種した場合は1〜4年の間隔をあけてPPSV23を接種可能です．
肺炎球菌感染症のハイリスク症例（特に免疫抑制患者）ではPCV13/PCV15接種後，1年以内にPPSV23を接種可能です．
（日本呼吸器学会成人肺炎診療ガイドライン2024作成委員会．成人肺炎診療ガイドライン2024．日本呼吸器学会；2024．p.75-81[9]，ファイザー．世界で20年以上肺炎球菌感染症予防に貢献するプレベナー近年の臨床上の問題に対応する「プレベナー20®水性懸濁注」本日発売．ファイザー；2024[10]，日本呼吸器学会感染症・結核学術部会ワクチンWG/日本感染症学会ワクチン委員会/日本ワクチン学会・合同委員会．65歳以上の成人に対する肺炎球菌ワクチン接種に関する考え方第4版．日本呼吸器学会感染症・結核学術部会ワクチンWG/日本感染症学会ワクチン委員会/日本ワクチン学会；2023[11]を参考に作成）

く，これに該当する方には追加接種が勧められます．特に麻疹の罹患歴がなく，2回接種を受ける機会のなかった人で，医療従事者や学校職員など麻疹罹患のリスクが高い場合や周囲への影響が大きい場合などは，4週間あけて2回の接種が勧められます．ワクチン1回接種による免疫獲得率は93〜95%以上，2回接種では97〜99%以上と報告されています．また感染者との接触後72時間以内であればワクチンの接種で感染予防効果が示されています[13, 14]．

風疹ワクチン

　昭和 37 年〜平成 1 年生まれの女性，昭和 54 年〜平成 1 年生まれの男性は風疹ワクチンの接種をしていても 1 回，昭和 54 年より前の男性はワクチン接種をしていない可能性があります．特に妊娠希望女性とその家族には接種を推奨します．風疹抗体を測定して抗体価が HI 法≦16 倍，EIA 法＜8.0 であれば 1 回の接種が勧められます．また感染者との接触後 72 時間以内であればワクチン接種で感染予防効果が示されています [15]．

文献

1) 国立感染症研究所．日本で接種可能なワクチンの種類．国立感染症研究所；2024．Available from: https://www.niid.go.jp/niid/ja/vaccine-j/249-vaccine/589-atpcs003.html.
2) 厚生労働省．ワクチンの接種間隔の規定変更に関するお知らせ．厚生労働省；2022．Available from: https://www.mhlw.go.jp/stf/seisakunitsuite/bunya/kenkou_iryou/kenkou_kekkaku-kansenshou03/rota_index_00003.html.
3) 日本環境感染症学会．医療関係者のためのワクチンガイドライン第 3 版．環境感染誌．2020; 35: S1-32.
4) 清水優子．不活化ワクチン接種は妊娠初期．神経治療．2019; 36: 422-7.
5) Tahir F, Ahmed J, Malik F. Post-splenectomy sepsis: a review of the literature. Cureus. 2020; 12: e6898. PMID: 32195065.
6) 厚生労働省．令和 5 年度インフルエンザ Q&A．厚生労働省；2023．Available from: https://www.mhlw.go.jp/stf/seisakunitsuite/bunya/kenkou_iryou/kenkou/kekkaku-kansenshou/infulenza/QA2023.html#Q21.
7) 第一三共．経鼻弱毒生インフルエンザワクチン「フルミスト®点鼻液」の国内における製造販売承認取得のお知らせ．第一三共；2023．Available from: https://www.daiichisankyo.co.jp/files/news/pressrelease/pdf/202303/20230327_J1.pdf.
8) CDC. Trivalent Influenza Vaccines. CDC; 2024. Available from: https://www.cdc.gov/flu/prevent/trivalent.htm.
9) 日本呼吸器学会成人肺炎診療ガイドライン 2024 作成委員会．成人肺炎診療ガイドライン 2024．日本呼吸器学会；2024．p.75-81.
10) ファイザー．世界で 20 年以上肺炎球菌感染症予防に貢献するプレベナー近年の臨床上の問題に対応する「プレベナー 20®水性懸濁注」本日発売．ファイザー；2024．Available from: https://www.pfizer.co.jp/pfizer/company/press/2024/2024-08-30.
11) 日本呼吸器学会感染症・結核学術部会ワクチン WG／日本感染症学会ワクチン委員会／日本ワクチン学会・合同委員会．65 歳以上の成人に対する肺炎球菌ワクチン接種に関する考え方第 4 版．日本呼吸器学会感染症・結核学術部会ワクチン WG／日本感染症学会ワクチン委員会／日本ワクチン学会；2023．Available from: https://www.kansensho.or.jp/uploads/files/guidelines/o65haienV/o65haienV_230324.pdf.
12) 診療の手引き編集委員会．新型コロナウイルス感染症（COVID-19）診療の手引き第 10.1 版．厚生労働省；2024．Available from: https://www.mhlw.go.jp/content/001248424.pdf.
13) 国立感染症研究所．麻疹とは．国立感染症研究所；2017．Available from: https://www.niid.go.jp/niid/ja/kansennohanashi/518-measles.html.
14) 厚生労働省．麻しんについて．厚生労働省；2023．
15) 厚生労働省．風しんについて．厚生労働省．Available from: https://www.mhlw.go.jp/seisakunitsuite/bunya/kenkou_iryou/kenkou/kekkaku-kansenshou/rubella/index.html.

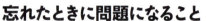

Chapter 5 忘れたときに問題になること

6 保健所への報告

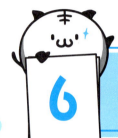

感染症法に則り診断後に最寄りの保健所へ届け出が必要な疾患があります．ここでは呼吸器内科医が出合う可能性のある疾患について解説します．届出票は厚生労働省のホームページからダウンロードできます．
(https://www.mhlw.go.jp/stf/seisakunitsuite/bunya/kenkou_iryou/kenkou/kekkaku-kansenshou/kekkaku-kansenshou11/01.html)

結核

結核は感染症法二類に分類されており，疑い例，潜在性結核感染症（LTBI）も含めただちに報告が必要です[1]．喀痰検査で塗抹陽性の肺結核患者を中心とした感染源となるおそれの大きい患者に対し，入院勧告を行うことができます．書類は結核発生届，公費申請書（入院の場合は感染症法第 37-1 条），入院を要する場合は入退院結核患者届出票が必要になります（都道府県により違いがあります）．退院のときも入退院結核患者届出票，公費申請書（感染症法第 37-2 条）を書きます．結核は公費負担があり，勧告入院中は全ての費用※を，外来治療中の結核医療に関する費用の 95％は公費で支払われます．感染症法の報告書には日本結核病学会病型分類を記載する必要があります．病型分類は胸部単純写真における病変の広がりと空洞影により $bⅢ_3rPl$（両側，空洞なし，病変の広がりは一側肺を越える，右側胸膜炎あり）のように記載します **表1** [2]．

※世帯員全員の市町村民税所得割額の合計が 56 万 4 千円を超える場合は月額 2 万円を限度とし自己負担が生じます．

表1 届け出に使う病型分類

病側	病巣の性状	広がり
r: 右側のみ l: 左側のみ b: 両側	0型: 病変なし Ⅰ型（広域空洞型）: 空洞面積の合計が広がりの1を超し，広がりが3 Ⅱ型（非広範空洞型）: 空洞あるがⅠ型に相当しない Ⅲ型（不安定非空洞型）: 空洞はないが不安定な肺病変がある Ⅳ型（安定非空洞型）: 安定している肺病変がある Ⅴ型（治癒型）: 治癒所見のみのもの	1: 第2肋骨前端上縁を通る水平線以上の肺野の面積を超えない 2: 1と3の中間 3: 一側肺野面積を超える

以上の他に以下の病変があるときは特殊型として記載する．
H: 肺門リンパ節腫脹, Pl: 滲出性胸膜炎, Op: 手術のあと

（高瀬 昭．結核．2011; 86: 607-17[2)] を参考に作成）

侵襲性肺炎球菌感染症（五類）

肺炎球菌が血液，髄液，その他の無菌部位から検出された場合は7日以内に最寄りの保健所に報告が必要です．

後天性免疫不全症候群（AIDS）（五類）

後天性免疫不全症候群だけでなく，無症候性キャリアも報告が必要になります．五類感染症であり7日以内に最寄りの保健所に報告しましょう．

梅毒（五類）

病変からの染色法またはPCRで病原体を検出，または脂質抗原法（RPR）とトロポネーマ抗原法（TPHA）の両方が陽性で診断となります．発症例だけでなく無症状病原体保有者も報告が必要になります．五類感染症であり7日以内に最寄りの保健所に報告しましょう．

文献

1) 日本結核・非結核性抗酸菌症学会 教育・用語委員会．結核症の基礎知識（改訂第5版）．結核．2021; 96: 93-123.
2) 高瀬 昭．結核症のX線病型分類．結核．2011; 86: 607-17.

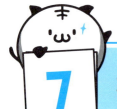

Chapter 5 忘れたときに問題になること

7 在宅酸素療法

在宅酸素療法（home oxygen therapy: HOT）は慢性呼吸不全患者が在宅で酸素吸入を行う治療です．適応疾患は高度慢性呼吸不全，肺高血圧症，慢性心不全，チアノーゼ型先天性心疾患であり，呼吸器では高度慢性呼吸不全と肺高血圧症が対象になります．高度慢性呼吸不全例での適応基準は以下となります[1]．

- 十分な薬物療法やリハビリテーションを行ったうえで，①または②に当てはまる症例．
  ① $PaO_2 ≦ 55Torr$
  ② $PaO_2 ≦ 60Torr$ で睡眠時または運動負荷時に著しい低酸素血症をきたし，医師により HOT が必要であると認めた場合

しかし実際には HOT 導入症例の 1/3 が $PaO_2 > 60Torr$ の適応外症例であるといわれています．特に間質性肺疾患では安静時に比べ労作時に著明な低酸素血症を認めることが問題となります．そのような労作時呼吸不全のみの症例に HOT を使用しても長期予後には影響を与えないと報告されていますが，呼吸困難や運動能力の改善が得られ，患者さんの Quality of life（QOL）の改善に寄与すると考えられます[2]．

HOT の導入は，血液ガス分析，6 分間歩行試験，夜間の酸素飽和度測定などを行い，安静時，労作時，睡眠時の酸素投与量を決定します．導入後は 1 カ月に 1 回の外来受診を行い，指導と管理が必要になります[1]．特に診療報酬算定要件として，

- 酸素投与方法（流量・吸入時間）の提示
- 緊急時の対応の指導
- 月 1 回の動脈血酸素分圧測定を行う（サチュレーションによる酸素飽和度でも可）

などが必要とされています[1]．

HOTに用いる装置は設置型酸素濃縮装置，携帯用酸素供給装置，液化酸素があります．設置型酸素濃縮装置は周囲の空気を濃縮して高い濃度の酸素を発生させ，88〜95%の濃度の酸素を最大7L/分まで投与できます．設置型は在宅で用いるのに対し外出の際には携帯用酸素供給装置（携帯用酸素ボンベまたは携帯用濃縮器）を使用します．携帯用酸素ボンベは通常，酸素流量を2L/分で使用すると2〜3時間しか使用できませんが，呼吸同調装置と併用することで連続使用時間を2〜3倍に延長できます．呼吸同調装置は患者さんの吸気に合わせて酸素を供給してくれる機器です　図1　．液化酸素は液化した酸素を設置型容器に貯蔵し，そこから携帯用容器に酸素を充填して用います．自然蒸発による喪失が1日2〜3%あるため最低月2〜3回は交換が必要になります．液化酸素装置の使用にあたって，HOT開始20日前までに「高圧ガス製造事業届け」を居住する都道府県知事に提出する必要があります[1]．

動脈血ガス分析で空気呼吸下の動脈血酸素分圧が70Torr以下の患者さんは呼吸器機能障害の対象となります．スパイログラムと動脈血ガス分析が必要になり，加えて日常生活活動への制限を考慮して等級が決まります．HOTを要する場合は呼吸機能障害を取得できることが多く，認定されれば国や自治体からさまざまなサービスを受けられるため患者さんへの情報提供を行いましょう[3]．

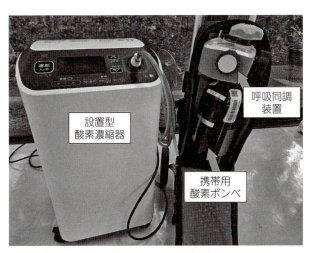

図1　設置型酸素濃縮装置と携帯用酸素ボンベ

文献

1） 日本呼吸ケア・リハビリテーション学会 酸素療法マニュアル作成委員会，日本呼吸器学会 肺生理専門委員会，編．酸素療法マニュアル．東京：メディカルレビュー社；2017.

2） 近藤康博，岩木 舞，加藤景介，他．HOT 適応基準．日本呼吸管理学会誌．2006; 15: 514-9.

3） 東京都福祉局．第 6 呼吸器機能障害．2018．Available from: https://www.fukushi.metro.tokyo.lg.jp/shinsho/shinshou_techou/sintaisyougaininteikijyun.files/kokyuukinou.pdf.

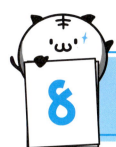

Chapter 5 忘れたときに問題になること

8 患者さんが旅行へ行きたいと言ったら（飛行機に乗っていい?）

　患者さんが旅行に行きたいと言った際にどのような対応が必要でしょうか．「いいですねー，楽しんできてくださいねー」で話は終わりません．患者さんが問題なく旅先へたどり着き，現地を楽しみ，無事に帰ってくることができるかなどを担当医が判断する必要があります．特に在宅酸素療法（home oxygen therapy: HOT）を行っている患者さんでは書類の作成なども必要になりますので事前に相談しましょう[1]．

在宅酸素療法（HOT）

　HOT（home oxygen therapy）を行っている患者さんでは滞在先での酸素の確保をする必要があります．国内であれば宿泊先に酸素濃縮装置を手配してくれることが多いです．事前に宿泊先や在宅酸素を提供する企業への確認が必要で，最低2週間前には手続きが必要になります．旅先で体調が悪くなったときに受診できる医療機関を把握しておくとさらによいでしょう．患者さんが航空機を使用する場合は通常14日以内に診断書が必要になります（各航空会社の書式による）[1]．

　一方，海外旅行ではさらなる準備が必要になります．国内線では携帯用酸素ボンベの持ち込みが可能ですが，国際線では航空会社により異なります．海外渡航では多くの場合，機内持ち込みが可能な携帯用の酸素濃縮器を日本で借り，現地で酸素供給を行ってくれる事業者を探す必要があります．正直に言うとヨーロッパやアメリカ本土など多くの地域では事業者を探すのが大変です．海外で旅行者に対して日本と同様のサービスを提供してくれる事業者はほぼないといわれていますので事前の準備を入念に行う必要があります[2]．

航空機と酸素

　航空機内は気圧が0.8気圧前後に減圧されており，健常人でもPaO_2 53～64Torr，SpO_2 85～91%まで低下します．機内の温度は22℃前後に保たれ，

長時間飛行では湿度が 10％以下まで低下します．機内高度は国内線で 5,000ft，国際線で 8,000ft となり，機内高度 8,000ft の場合の吸入気酸素濃度は地上に比べて 15％相当低下します[1]．

以下の基準に該当する場合，飛行適性評価を要します[1]．

- $PaO_2 \leqq 70Torr$
- FVC＜50％予測値
- FEV_1＜50％予測値
- 肺拡散能力＜50％予測値
- $SpO_2 \leqq 95$％
- 50m の歩行で強い息切れを認める

飛行適正評価

問診（息切れなどの臨床症状，最近の感染や急性増悪の有無，心疾患や肺高血圧症などの合併症の有無，以前に航空機に搭乗したことのある場合はその時の状況など），スパイロメトリー，動脈血ガス分析（高二酸化炭素血症を伴わない場合にはパルスオキシメータでの評価も可）を行い総合的な評価を行います．重症例で詳細な評価が必要な場合は，低酸素環境下で行う high altitude simulation test（HAST）を施行することが望ましいといわれていますが，本邦で実施するのはなかなか難しい状況です．COPD の症例を対象にした HAST の研究では，地上で PaO_2 68Torr 以上の症例のうち 91.7％が機内高度 5,000ft（国内線）で PaO_2＞55Torr に保たれ，地上で PaO_2 72Torr 以上の症例全員が機内高度 8,000ft（国際線）で＞50Torr に保たれると推定されます．さらに歩行時は PaO_2 がより低値になることにも注意しましょう．座席もトイレの近くにするなど，機内での運動を最小限にする工夫も大事です．過去に同僚の先生が，HOT の患者さんが海外へ行くことになった際に，患者さんと十分に相談した上で渡航前に国内の高地へ旅行に行ってもらい，訓練を兼ねて安全性を確認していました[1]．

飛行適正評価の報告は主に COPD を対象に検討されています．航空機内の PaO_2 は 50〜55Torr 以上に維持することが望ましく，以下の予測値が参考になります[1]．

- 1： 予測 PaO_2（Torr）＝22.8−2.74X＋0.68Y

　　　　　　　　　　　　（X： 高度［単位 1,000ft］，Y： PaO_2［地上］）

- 2： 予測 PaO_2（Torr）＝0.453X＋0.386Y＋2.440

　　　　　　　　　　　　（X： PaO_2［地上］，Y： 1秒量予測値）

※機内での予測には機内高度（8,000ft）を使用.

　一般的に高二酸化炭素血症のない COPD 患者では機内高度 8,000ft で酸素量を 2〜3L/分の投与を行うと地上での PaO_2 とほぼ同等になります．HOT の症例に対しては，通常，酸素投与を 1〜2L/分増やします[1]．

高度

　前述の通り，高度により大気圧は低下し，酸素化に影響を及ぼします[3]．例えば富士山頂の大気圧は 630hPa（＝473Torr）程度であり，（正確ではないですが）酸素分圧も（富士山頂の大気圧）/（平地の大気圧）＝473/760＝0.622 と約 40%低下すると考えられます[4]．また飛行機内の気圧（0.8気圧）は標高 2,000m と同じ環境といわれています[5]．

　ここで「Chapter 1-2. バイタルサイン」での $AaDO_2$ と式の展開（→ p.27）をもう一度考えてみましょう．同じ患者で同じ呼吸状態を想定して $AaDO_2$ と $PaCO_2$ は一定になるので，それぞれ 12Torr，40Torr と仮定します．飛行機に乗った（0.8気圧）と仮定したときの PaO_2 を $AaDO_2$ の式から求めると，

$$PaO_2＝FiO_2×713×大気圧比−PaCO_2/0.8−AaDO_2$$
$$＝150×0.8−40/0.8−12＝58Torr$$

　大気圧 1 の場合の PaO_2 は上記の式で計算すると 88Torr になるので 30Torr 低下したことになります．

※この計算式は概算です.

気胸

　航空機では低い気圧の影響で気胸を悪化させる可能性が指摘されています．さらに上空で気胸が悪化した場合には迅速かつ適切な救護が困難となる可能性があります．一般的に気胸が治癒したのち 2 週間は航空機への搭乗は推奨されず，可能であれば 6 週間程度あけたほうがよいと考えます．また外科手術後であれば 14 日以上あけることが勧められますが，それ以内では診断書が必要となります[6]．同様の理由で標高の高い登山なども注意しましょう．

8 患者さんが旅行へ行きたいと言ったら（飛行機に乗っていい？）

スキューバダイビングについては気胸のリスクが高く，外科手術をしない限り許可できません[6]．多くのレジャー施設では気胸の既往があると許可されないことが多いと聞きますし，私としてはどうしてもでなければ避けるほうが望ましいと考えています．スカイダイビングも同様です[6]．

肺結核

　船舶や飛行機での結核菌による集団感染事例の報告は稀です．8時間以下の接触は感染のリスクが低いと考えられますが（→ p.359），地上待機中は空調の関係でリスクが増します[7,8]．一般的に適切な治療が2週間以上行われていればほとんどの患者さんで感染性は消失していますので8時間以内のフライトなら問題にはならないといわれています．多剤耐性結核患者はより長期の治療が必要ですが，菌陰性化が達成されていれば搭乗可能と考えられます．私は可能であれば菌陰性化してからの搭乗をお勧めしています[8,9]．

文献

1) 日本呼吸ケア・リハビリテーション学会酸素療法マニュアル作成委員会，日本呼吸器学会 肺生理専門委員会，編．酸素療法マニュアル．東京：メディカルレビュー社；2017．

2) 日本呼吸器障害者情報センター J-BREATH．酸素と一緒に旅に出よう．日本呼吸器障害者情報センター J-BREATH．p.2-5．

3) 工藤翔二，村田 朗．血液ガステキスト．第2版．東京：文光堂；2008．p.21-87．

4) 国土交通省気象庁．富士山（静岡県）の平年値 2024．Available from: https://www.data.jma.go.jp/obd/stats/etrn/view/nml_sfc_ym.php?prec_no=50&block_no=47639&year=&month=&day=&view=p1.

5) Japan-airlines．航空機内の環境について 2024．Available from: https://www.jal.co.jp/jalpri/aircraft/environment.html#:~:text=%E6%B0%B4%E5%B9%B3%E9%A3%9B%E8%A1%8C%E4%B8%AD%E3%81%AE%E9%AB%98%E5%BA%A6,%E3%82%AC%E3%82%B9%E3%81%AF%E8%86%A8%E5%BC%B5%E3%81%97%E3%81%BE%E3%81%99%E3%80%82.

6) MacDuff A, Arnold A, Harvey J; Group BTSPDG. Management of spontaneous pneumothorax: British Thoracic Society Pleural Disease Guideline 2010. Thorax. 2010; 65 Suppl 2: ii18-31. PMID: 20696690.

7) 伊藤邦彦．結核診療プラクティスガイドブック．東京：南江堂；2008．p.286-312．

8) 結核予防会結核研究所．結核と飛行機旅行（予防と対策のガイドライン）．第2版．2006．Available from: https://jata.or.jp/rit/rj/air_tb2007.pdf.

9) Abubakar I, Fernandez de la Hoz K; WHO. WHO publishes the third edition of guidelines for the prevention and control of air-travel-associated tuberculosis. Euro Surveill. 2008; 13: 18898. PMID: 18761953.

エピローグ　導かれし者たち

　ここまで一通りの呼吸器疾患についてお話ししてきました．これで楽しんでください，以上ですというのはちょっと雑ですよね．医師の仕事は診療だけではありません．事務仕事から学会発表や論文執筆，後進の指導までさまざまあり，仕事ではありませんが人間関係，上司／同僚とのコミュニケーションも重要なファクターになります．プロローグで書きましたが，この本を執筆するにあたり若手の先生に取材を行いました．その際に仕事の楽しさ以外にもいろいろとお伺いしましたので，忖度せずに皆さんへお伝えしたいと思います．オーベンの先生への忖度もしない代わりにレジデントの先生も少し耳が痛い内容も入っていますがお許しください（オーベンの先生は p.377 まで飛ばしてください）．

レジデントの先生へ

　上の世代の先生が「俺の時代は～」とか「昔は～」っていうの嫌ですよね．わかります．私もおじさんになり，絶対言わないマンを目指して努力していますが，裏返すと気をつけてないと思わず言ってしまいそうになるということです．もうそういう生き物だと思ってください．「自分たちの時代は厳しい環境の中で頑張り，不条理なことにも耐え忍んで鍛えられた」と言いますが，自分たちもサボっていたのを忘れちゃうんです．もちろん一生懸命やっていたのは確かですが，オーベンに隠れて手を抜くことくらいあったはずです．そういうのはすっかり忘れちゃって，キツイ環境を頑張った記憶だけ残ってるんです．もちろん若手の先生たちも頑張っています．しかしその頑張りがなかなか伝わらないことがあります．例えば，当直明けに帰るととやかく言うオーベンがいるかもしれません．今は働き方改革もあり当直明けは仕事しないことが徐々に浸透しつつありますが，少し前まで当たり前ではなかったんです．帰ってから勉強していてもそのオーベンには熱意が足りないと思われるかもしれません．それが正しいとか正しくないとかそういう話ではありません．伝わるか伝わらないか，です．私の感覚では，若手の先生たちは昔に比べてより厳しい環境で仕事をしていると思います．昔は当直明け帰れないとかずっと残って仕事するのが当たり前など体力的にはキツイことはありましたが，強制イベントが多いこと

で自然に臨床での勉強ができました．今は自分から動かないと成長の機会が減ってしまっています．さらには専門医取得のための作業量も以前より増えています．自分をコントロールしないとどんどん周りに置いていかれてしまいますし，モチベーションを維持するようセルフマネージメントが求められます．

　さらに困ったことに，オーベンの中には積極的に指導したいと思っていない人もいます．実は後輩の指導ってすごいエネルギーが必要なんです．一から説明して実際にやらせて何かあれば自分が責任を負います．そんなことするくらいなら自分でやったほうが早いし，やる気がない人に言って嫌な顔されるのは最悪です．特に怒るときは本当に神経削ります．ちゃんと叱ってくれる先生がすごく減ってしまって，今ではとても貴重な存在だと思います．先ほど書いたように，若手の先生を取り巻く環境は非常に厳しいものになっていると感じます．現在，私も数は多くないですが後輩の指導をしています．指導することは嫌ではないです．嫌ではないのですが，やはり体力と気力と時間を使います．ですが自分も先輩から指導してもらいましたし，何なら今も上級医に迷惑をかけています．この書籍の原稿もチェックしてもらいました．本当にお忙しいなか申し訳ないなと思いながら容赦なく送りつけさせてもらいました．教育は義務，という側面はあります．ですがそれだけではありません．私が指導している先生はみな頑張っていますし，リスペクトを感じます．リスペクトしろとか媚びへつらえと言いたいのではなく，自分の成長のために上級医を，さらにはカンファレンス，勉強会などをうまく使ってください．どうしても合わない人っていうのは存在します．指導医ガチャと言ってしまえばそれまでですが，オーベンに「コイツには指導したくないな」と思わせては損です．せっかく医師として働くのですから活躍できるようになりたいですよね．活躍できるようになったときには自然と診療が楽しくなっているはずです．好きな漫画の中で「何かにならなきゃ，退屈で生きていけない」といったセリフがありました．みんな何者かになるためにもがいている．医師としての"何者か"は勉強の先にあるのは間違いありません．それまでの道のりを少しでも楽しく，前向きに研鑽できる（研鑽と感じないくらい）ための環境ならびにマインド作りが大事だと思います．

　あと，取材の中で下の学年をどう思うかという質問もしました．43％の先生が下の学年にネガティブな世代間ギャップを感じていました．自分たちの世代より優秀だったりやる気があると答えた先生はわずか10％でした．もちろん取材対象は若手の先生です（中央値6年目）．若手の先生の中でも下の世代との差を感じています．これはオーベンとネーベンの世代間ギャップとそっくり

じゃないですか？　このまま皆さんがオーベンになった場合，現在の先生たちとオーベンの構図と同じような状況になるでしょう．皆さんが嫌だなと思ったことを，皆さん自身がしてしまう未来が待ち構えているかもしれません．

　以上，取材といろいろ耳にすることを踏まえて書かせていただきました．なんか説教臭ぇなと思われたらすいません．私もおじさんだということでご容赦ください．この内容は一側面であり全体像を必ずしも網羅するものではありませんが，参考になれば幸いです．

　ではここからは教育を行っている先生に向けて書きます（レジデントの先生はここで本を閉じましょう）．

オーベンの先生へ

　忙しい診療の間に後進の指導お疲れ様です．日々教育に苦悩して頑張ってらっしゃることと思います．私が偉そうに言える立場ではありませんが，若手の先生への取材を通じて感じたことをお伝えしたいと思います．

　まず，先生たちが後輩に育ってほしいという気持ちは伝わっています．若手の先生たちは指導医が自分たちのことを思って言ってくれているかだいたいわかると言ってました．しかし逆に育てる気がないのも伝わってしまっています．適当にあしらったり，一緒に考えてくれないといった態度，しっかり見ています．相談しにくい態度や感情によって左右してしまう上司は良くないようです．ではどのような指導が良いか，これは十人十色でした．取材のときの声を　表1　にあげていきます．

　先にお伝えしますと，多くの先生は上級医にネガティブな感情はありませんでした．もちろん中には全くそりが合わないという先生もいましたが，「初期研修医の時も含めて嫌だなと思ったことはない？」と聞いて「強いて言えば……」みたいな感じで話してくれることが多かったです．みんな真面目で，指導をしてほしいと思っています．　表1　を見て，なに甘いこと言ってんだよって思われる先生もいらっしゃるかもしれません．でもよく考えてください．指導するのにキレたり，詰めよったり，圧迫する必要はありません．後進の指導は時間と労力を，気をつかいながら行うため本当に大変ですのでイライラすることもあります．わかります．ちょっと思い出したんですが，マンガ「スラムダンク」の安西先生も同じように指導で挫折していました．厳しい指導をするホワイトヘアードデビルこと安西先生は才能ある谷沢に特に厳しく接していました．しかし基礎練ばかりで，谷沢は自分には合っていないと判断して渡米してしまい

表1 取材時に聞いた指導に対する若手先生の意見

こんなオーベンが良い	こんなオーベンは嫌だ	環境要因	レクチャー方法
● 意見を聞いてくれてさらにフィードバックをくれる ● 仕事ができて尊敬できる ● 背中で示してくれる ● 否定せずに聞いてくれる ● 対話形式で自分のレベルに合わせてくれる ● 一日のうちでどこかで声をかけてくれる ● オーベン自身が楽しそうに仕事している ● ポイントポイントで指導し，任せてくれる ● 褒めたり，自分を認めてくれる ● ネガティブな感情が少ない	● 物事をはっきり決められない ● 否定し続ける ● 冷たく言い方が悪い ● ネーベンが書いたカルテを何も言わずオーベンが書き換えるのは傷つく ● 言ってることが難しくて質問もできない ● ストレスのはけ口で怒る ● 高圧的でミスを詰めよる ● 言い分を聞いてくれない ● 育てる気がない ● 一緒に考えてくれない ● コミュニケーションを取ろうとしない（質問しても自分で調べてと言う） ● 自分に甘いのに他人に厳しい	● 相談しやすい中堅がいてほしい ● 周りが論文執筆や研究をしていない	● 体系的に教えてほしい ● 少人数で時間をかけてディスカッションできるとよい ● 定期的なレクチャーをしてほしい ● 手技の練習会を開いてほしい ● 大筋が合っていても細かいところまで指摘してほしい ● 正解だけでなく，他の派生するパターンまで教えてほしい

ます．その後，谷沢は「まったく成長していない」，さらに薬物に手を染めて暴走事故を起こし亡くなってしまいます．それを知って安西先生は仏のようなホワイトヘアードブッダになりました．湘北高校キャプテンのゴリこと赤木剛憲もそうです．全国制覇を目標にかかげ厳しい練習を強いるとチームメイトはついていけず赤木のもとを去っていったというエピソードがありました．前者はコミュニケーションエラー，後者は目標の違いが原因です．なぜその練習が必要なのか，その結果どのような目標に近づけるのかということを共有することが重要と思います．部活動であれば目標が先にあることが多いと思いますが，医師の間では共通の目標は難しいかもしれません．ずっと勤務医をしたい者，開業したい者，出世したい者，したくない者，本当にさまざまです．それぞれの目標に沿って指導ができればより良いですよね．

　あと残念なお知らせです．学会発表や論文執筆に興味がない先生も一定数存

在します．それも当然で日々の仕事が忙しく，J-OSLERなど他にもやらなきゃいけないことが山積みのなか追加の仕事はつらいのです．特に初めてやることは物凄いエネルギーを使います．わからないことが多くて全部オーベンに聞かなきゃいけないのもストレスです．オーベンもオーベンで忙しいなかでの指導ですし，やんややんやダメ出しばかりでは楽しいわけないんです．「やってみせ，言って聞かせてさせてみて，誉めてやらねば人は動かじ」と山本五十六が言ってましたがその通りです．ちなみにやたら誉めればよいというものではないようです．「ただ誉めとけばいいやって思ってるだろ」と思う人もいます．その先生の考えややっていることを"認める"ことが大事なのではと感じました．ちなみに山本五十六の言葉には続きがあって，「話し合い，耳を傾け承認し，任せてやらねば人は育たず．やっている姿を感謝で見守って，信頼せねば人は実らず」．て，的確すぎる……山本五十六，凄すぎない !?

　偉そうに書きましたが，私こそできていなかったことや見えていなかったことが多くて反省しっぱなしです．この取材を通して先生方に少しでも役に立つものがあれば幸いです．

エピローグ　導かれし者たち

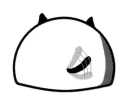

索 引

■あ行

亜急性咳嗽	11, **13**
悪性胸水	96, **99, 245**, 285
悪性リンパ腫	31, 81, 97, 196, 298, 320
アシネトバクター	141
アストグラフ法	89
アスベスト	249, **340**
アスペルギルス	18, 60, 163, **171**
アデノシンデアミナーゼ（ADA）	97
アトピー咳嗽	13
アドレナリン	57, 112, 264, 351
アナフィラキシー	112
アミカシンリポソーム吸入用懸濁液	
（ALIS）	166
網目状毛細血管怒張	297
アミロイドーシス	320
アレルギー性気管支肺真菌症（ABPM）	
	176, 266
アレルゲン免疫療法	**257**, 262
アンチバイオグラム	140
胃液検査	**157**, 165
意識障害	**35**, 264
一次救命措置（BLS）	350
いびき音	41
医療・介護関連肺炎（NHCAP）	135
陰圧個室	163, **359**, 362
院内肺炎（HAP）	135
インフルエンザ	
	42, 63, 141, 172, 175, 359, 363
インフルエンザ菌	
	70, 133, 137, 138, 140, **187**, 307
インフルエンザ薬	188
ウイルス	10, 58, 70
ウイルス性肺炎	187, 193
ウロキナーゼ	151
エアリーク	**127**, 286
エコーガイド下	124
壊死性肺炎	141, 143
黄色ブドウ球菌	132, 149, 167
オピオイド	245

■か行

咳嗽	11
改訂ジュネーブスコア	310
下顎呼吸	29
化学放射線療法	230, 236, 251
過換気症候群	21, **321**
拡散能（D_{LCO}）	87, 211, 213, 344, 374
喀痰	16
加湿器肺	59, **216**
風邪（感冒）	**9**, 13
過敏性肺炎（HP）	59, 80, 145, 201, 207,
	210, **216**, 222, 298, 321
顆粒球コロニー形成刺激因子製剤	
（G-CSF）	240, **241**
顆粒球マクロファージコロニー刺激因子	
（GM-CSF）	327, 328
カルタゲナー症候群	306
カルチノイド	252
換気血流ミスマッチ	20
癌緊急症（オンコロジーエマージェンシー）	
	243
カンジダ	42, 60, 171, 173, 258, 279
間質性肺疾患（ILD）/間質性肺炎	
	43, 59, 81, 87, 174, **200**, 234,
	236, 240, 242, 246, 286, 347, 370
癌性疼痛	245
癌性リンパ管症	81, 246
関節リウマチ（RA）	
	206, 207, **214**, 222, 319
感染後咳嗽	**13**, 15
貫通法	117
肝肺症候群	**20**, 27
ガンマナイフ	240, 244
緩和医療	145
奇異性呼吸	29
気管支拡張症	
	18, 142, 163, 167, 174, 190, **303**, 332
気管支拡張薬	163, 265, 271, 321, 346
気管支拡張薬反応性試験	88
気管支鏡	20, **103**, 155, 173, 299, 337, 361

気管支原性嚢胞	317
気管支充填術（EWS）	284
気管支動脈塞栓術（BAE）	18, **19**, 175
気管支肺炎	80, 138
気管支肺胞洗浄液（BAL）	
	61, 137, 173, 178, 182, 208,
	219, 223, 293, 297, 332
気管挿管	**52**, 244, 264, 351, 361
気胸	41, 124, 129, 181, 263, 265,
	281, 318, 320, 339, 344, 375
起坐呼吸	20
器質化肺炎（OP）	81, 145, 214, 220
気腫合併肺線維症（CPFE）	
	88, 208, **213**, 314
喫煙	57, 89, 190, 223, 268, 279, 282,
	283, 292, 320, 334, 346, 356
喫煙関連間質性肺疾患（SRILD）	
	204, 212, 334
気道可逆性	88, 89
気道確保	20, 244, 350
気道過敏性試験	89
気道閉塞	239, **244**
奇脈	34
吸引	123, **128**, 284, 286
菌球	174, 175
急性咳嗽	11, **13**
急性間質性肺炎（AIP）	145, 202, **212**
急性好酸球性肺炎（AEP）	291, **293**, 334
急性呼吸促迫症候群（ARDS）	
	16, 59, **144**, 145, 193, 210, 211, 286
急性増悪	
	59, 209, **210**, 212, **263**, **271**, 297, 347
吸入酸素濃度（FiO_2）	49
吸入ステロイド（ICS）	
	162, 221, 240, 256, 257, **258**,
	265, 267, 270, 275, **276**, 279
胸腔鏡下掻把術	150
胸腔ドレーン	**124**, 281, **283**
胸腔内洗浄	151
胸水	22, **92**, 148, 123, 129, 293, 340, 344
胸水細胞診	94, **99**
胸水穿刺／胸腔穿刺	94, **121**, 284
胸腺癌	251, **252**
胸腺腫	251

胸痛	**22**, 129
胸膜炎	22, 23, 42, 92, 94, 160, 222
胸膜生検	99
胸膜中皮腫	**249**, 340
胸膜痛	**23**, 310
胸膜プラーク	204, **340**
胸膜摩擦音	41
胸膜癒着術	245, 284, 285
鏡面像（ニボー）	77, **288**
去痰薬	16
菌血症	30, **32**, 60, 141, 143
緊張性気胸	282, 283
空気感染	43, 153, 196, **359**
空気予防策	197, **359**
空洞結節	77
口すぼめ呼吸	42
グラム染色	68, **69**, 138
クランプ	126
クリプトコッカス	60, 61, **177**
クロストリジオイデス・ディフィシル	
	358
軽鎖沈着症	320
珪肺	162, **339**
経鼻的持続陽圧呼吸療法（CPAP）	322
外科的治療／手術	
	150, 151, 166, 169, 174, 175, 230,
	249, 251, 281, 284, 286, 288, 343
外科的肺生検	203, 210, 357
血圧	33
血液培養／血培	**30**, 145, 241
結核	
	62, 70, 143, **153**, 190, 258, 298, 339, 368
結核菌インターフェロンγ遊離試験	
（IGRA）	**62**, 98, 154, 168, 224
結核後遺症	**163**
結核性胸膜炎	96, **97**
血気胸	283, 288
血胸	95, **287**
結合組織疾患（CTD）	
	201, 208, 210, **214**, 314, 320
結節影	76, 78, **356**
血痰／喀血	16, **18**, 174, 175, 234, 236, 308
嫌気性菌	133, 136, 148
抗 MDA5 抗体	214, **215**

抗アミノアシル tRNA 合成酵素抗体（抗 ARS 抗体）	214
広域周波オシレーション検査	89
抗癌剤 / 化学療法	56, 179, 237, 249, 252
広義間質	**80**, **81**, 297
抗凝固薬 / 抗血小板薬 / 血栓溶解療法	19, **110**, 193, 245, 312
抗菌薬	10, 60, **132**, 145, **150**, 241, 271, 306
口腔内レンサ球菌	137, 149
抗合成酵素抗体症候群	214
好酸球	56, 57, 89, 176, 208, 223, 254, 261, 270, 271, 292, 294
好酸球性胸水	97
好酸球性多発血管炎性肉芽腫症（EGPA）	261, 266, 292
好酸球性肺炎	59, 97, 145, 221, **291**
抗酸菌検査	97, 156, **157**
抗真菌薬	179
抗線維化薬	83, **206**, 207, 210
光線力学的治療法（PDT）	247
拘束性換気障害	**82**, 86
後天性免疫不全症候群（AIDS）	162, 369
抗トポイソメラーゼ I（Scl-70）抗体	214
高濃度粘液栓（HAM）	177
高流量システム	50
高流量鼻カニュラ酸素療法	51
誤嚥	14, 20, **135**, 145, 148, 332
誤嚥性肺炎	**135**, 140, 145, 193, 344
呼気一酸化窒素（FeNO）	**89**, 261, 254, 261, 265, 266, 270
呼気終末陽圧（PEEP）	52, 144
呼吸困難	20
呼吸細気管支炎を伴う間質性肺疾患（RB-ILD）	**212**, 334
呼吸数	28
呼吸不全	**26**, 201, 209, 212, 242, 245, 282, 294, 332, 344, 370
ゴットロン丘疹	45, **215**
コプリック斑	**43**, 196
米のとぎ汁様	327
コロナイゼーション	165, 182
コロナ後遺症	194
混合感染型肺炎	187

混合性換気障害	**82**, 270
混合性結合組織病	214
コンタミネーション	32, 337

■ さ行

最大酸素摂取量（VO$_2$max）	346
在宅酸素療法（HOT）	163, 201, **370**, 373
サイトメガロウイルス	59, **195**
再発性多発軟骨炎（RP）	329
再膨張性肺水腫	124
嗄声	10, 133, 258, **279**
サルコイドーシス	59, 81, 204, 207, **296**, 314, 339, 340
サルも聴診器	353
残気量（RV）	**88**, 270
酸素解離曲線	53
酸素飽和度	26
シーソー呼吸	29
シェーグレン症候群	42, 58, 93, **214**, 319, 320
死菌	157
市中肺炎	133
下田基準	98
縦隔気腫	23, 43, 281
集学的検討（MDD）	**201**, 203, 205, 213, 220
充実型結節	357
修正 GAP index	209
終夜睡眠ポリグラフ検査（PSG）	322
重粒子線	240
術後予測呼吸機能（PPO）	344, **346**
術前検査	343
腫瘍マーカー	99
小結節・気管支拡張型（NB 型）	166
小細胞肺癌	234
小三 J 読影法	73
上大静脈症候群	239, **245**
小葉中心性分布	80
小葉辺縁構造	**80**, 81
初期悪化（パラドキシカルレスポンス）	161
食道裂孔ヘルニア	77
ショック	30, **33**, 37, 132, 145, 283, 351, 353

新型インフルエンザ / 鳥インフルエンザ A
187, 362
新型コロナウイルス感染症（COVID-19）
63, 172, 175, 187, **190**, 360, 364
人工呼吸器　　　　　　　　　　52, 344
人工呼吸器関連肺炎（VAP）135, 142, 145
心サルコイドーシス　　　　　297, **301**
侵襲性肺アスペルギルス症（IPA）
172, 175
滲出性胸水　　　　　　　　　　　　95
浸潤性粘液産生性腺癌　　　　　　　145
心臓マッサージ（胸骨圧迫）　　　　350
迅速発育菌　　　　　　　　　　　　169
塵肺（じん肺）　158, 201, 298, **339**
心不全　13, 29, 33, 44, 95, 145, 190, 193,
210, 263, 271, 322, 301, 370
水痘　　　　　　　　　　**197**, 359, 363
水泡音　　　　　　　　　　　　　　41
睡眠時無呼吸症候群（SAS）　　　　322
ステロイド
57, 144, 160, 162, 177, 179, 182, 190,
191, **206**, 211, 213, 215, 219, 223, 224,
242, 245, 246, 255, 261, **263**, 266, 267,
271, 275, 293, 294, 300, 330, 347, 348
ステロイドパルス　206, 210, 211, 215, 223
ステント　　　　　　　　　　**244**, 245
スパイロメトリー　　　　　　　　　82
すりガラス型結節　　　　　　　　　357
声音振盪　　　　　　　　　　　　　44
生物学的製剤　89, **261**, 266, 271, 275, 295
咳過敏症症候群　　　　　　　　　　14
咳喘息　　　　　　　　　　13, 14, **265**
石綿（アスベスト）関連疾患肺　　　340
石綿肺（アスベスト肺）　　　204, **340**
接触感染　　　　　　　　190, 196, **358**
接触予防策　　　　　　　　　　　　358
セルジンガー法　　　　　　　　　　118
線維空洞型（FC 型）　　　　　165, 166
線維性過敏性肺炎（fHP）　　　208, **216**
線維溶解療法　　　　　　　　149, **151**
潜在性結核感染症（LTBI）
153, **161**, 224, 368
全身性エリテマトーデス（SLE）
31, 42, 56, 58, 93, 214, 314, 319

全身性硬化症（SSc）　207, **214**, 314, 319
喘息　　　41, 82, 88, 89, 176, 190, 218,
221, **253**, 270, 272, 294, 348
喘息と COPD のオーバーラップ（ACO）
272
全肺洗浄　　　　　　　　　　328, 333
喘鳴　　　　　　　　　　　　**41**, 254
線毛機能不全症候群（PCD）　**306**, 308
粟粒影　　　　　　　　　154, 160, 299
粟粒結核　31, 81, 154, 158, 160, 299

■ た行

体温　　　　　　　　　　　　　　　30
帯状疱疹　　　　　　　23, 42, 197, 359
大葉性肺炎　　　　　　　　　135, **137**
多剤耐性　　　　　　　**141**, **158**, 358
短時間作用性吸入 β_2 刺激薬（SABA）
257, 264, **278**
単純性肺アスペルギローマ（SPA）
172, 174
痰詰まり　　　　　　　　　　　　　20
チェーンストークス呼吸　　　**29**, 322
中心静脈カテーテル　　　　　　　　114
超音波気管支鏡ガイド下針生検
（ENUS-TBNA）　　　　　110, 299
長時間作用性 β_2 刺激薬（LABA）
257, **258**, 265, 267, 270, 275, **276**
長時間作用性抗コリン薬（LAMA）
257, **258**, 265, 266, 270, 275, **276**
チロシンキナーゼ阻害薬（TKI）
231, 233, 235, 236, 242
鎮咳薬　　　　　　　　　　　**15**, 136
陳旧性結核　　153, 162, **163**, 168, 174
通常型間質性肺炎（UIP）
203, 208, 214, 223, 347
低体温　　　　　　　　　　　　　　33
テオフィリン製剤　260, 265, 267, 275
テタニー　　　　　　　　　　　　　321
転移性脳腫瘍　　　　　　234, 240, 244
電子タバコに関連した肺障害（EVALI）
334
特発性間質性肺炎（IIPs）59, 83, 201, **202**
特発性器質化肺炎（COP）
59, 145, 202, **211**

特発性胸膜肺実質線維弾性症（iPPFE）
　　　　　　　　　　　　　　　　213
特発性肺線維症（IPF）
　　　　　40, 59, 83, 201, 207, 208,
　　　　　213, 219, 220, 314, 334
特発性非特異的間質性肺炎（iNSIP）
　　　　　　　　　202, 208, **210**
ドレナージ　　　　121, 150, 245, 340

■ な行

夏型過敏性肺炎（夏型 HP）　　59, **216**
肉芽腫
　　99, 216, 217, 219, 221, 297, 299, 332, 340
二次救命措置（ACLS）　　　　　350
二次小葉　　　　　　　　　　**79**, 212
二次性（細菌性）肺炎　　　187, 193
乳頭　　　　　　　　　　　　　　77
乳び胸　　　　　　　　　94, 95, 318
ニューマトセル　　　　　　　　317
ニューモシスチス肺炎（PCP）
　　59, 60, 81, **179**, 222, 224, 320
尿中抗原　　　　　　**64**, 139, 140
ネーザルハイフロー　　　　**51**, 361
捻髪音　　　　　　　　　　　　　40
膿胸　　　　　22, 95, 96, **148**, 129
膿胸関連悪性リンパ腫　　　　　151
嚢胞　　174, 179, 204, 212, 299, **316**
嚢胞性肺線維症　　　　　190, **308**
ノカルジア　　　　　　　　　　337
ノロウイルス　　　　　　　　　358

■ は行

肺 MAC 症　　　　　　　　　　166
肺炎　　10, 41, 81, **132**, 196, 210, 211, 265
肺炎桿菌　　　　　　137, 138, 149
肺炎球菌　　64, **70**, 133, 137, 138, 140,
　　　　　149, 258, 307, 364, 369
肺炎クラミジア　　　133, 138, 186
肺炎随伴性胸水　　22, 96, **148**, 129
肺外結核　　　　　　31, 153, **160**
肺活量（VC）　　**82**, 209, 347, 374
肺化膿症／肺膿瘍　　42, **136**, 144, 332
肺癌　　18, 59, 95, 178, 201, 209,
　　　　　213, **228**, 268, 332, 344

肺結核
　　18, 80, **153**, 165, 175, 340, 359, 368, 376
肺血管拡張薬　　　　　　　　315
敗血症　　　26, 30, 33, 37, 58, 142
敗血症性膿瘍　　　　　　　　141
肺血栓塞栓症（PE）／肺塞栓
　　　　　18, 21, 96, 145, 190,
　　　　　193, 263, **310**, 321, 344
肺高血圧
　　190, 201, 213, 222, 270, 301, **314**, 370
肺水腫　　　　16, 20, 33, 52, 344
バイスタンダー　　　　　　　351
肺動脈　　　　　　　　　　77, 79
梅毒　　　　　　　　　　42, 369
肺胞気動脈血酸素分圧較差（AaDO$_2$）
　　　　　　　　　　27, 375
肺胞出血　　　　　145, 221, 222
肺胞性肺炎　　　　　　　　　137
肺胞蛋白症（PAP）　59, 81, 246, **327**
肺胞低換気　　　　　　　**27**, 50
剥離型間質性肺炎（DIP）
　　　　204, **212**, 220, **320**, 334
ばち指　　　　　　**45**, 202, 305
白血球　　　　　　　　　**6**, **55**
発熱性好中球減少症（FN）　　241
羽ばたき振戦　　　　　　　　45
汎血球減少　　　　　　　　　56
ビア樽状胸郭　　　　　　　　44
ピークフロー（PEF）　　　　91
皮下気腫　　　　　　　　43, 128
比較的徐脈　　　　　　　　　34
非結核性抗酸菌症（NTM）
　　　18, 70, 97, 157, 163, **165**, 174
飛行機　　　　　　　287, **373**
飛行適正評価　　　　　　　　374
非小細胞肺癌　　　　　　　230
非侵襲的陽圧換気（NPPV）　**52**, 272, 361
非線維性過敏性肺炎　　　　216
非定型肺炎　　　　　　　　133
非特異的間質性肺炎（NSIP）
　　59, 207, 208, 210, 212, 214, 220
ヒト免疫不全ウイルス（HIV）
　　　　31, 58, 60, 158, 162,
　　　　165, 179, 190, 319, 320

皮膚筋炎 / 多発筋炎	206, **214**
飛沫感染	190, 196, **359**
飛沫予防策	197, **359**
びまん性肺疾患	82, 83, **201**
びまん性肺胞障害（DAD）	
	59, 212, 220, 222, 293
びまん性汎細気管支炎（DPB）	
	80, **307**, 308
標準予防策	358
風疹	44, **196**, 359, 366
フーバー徴候	44
副鼻腔炎	10, 31, 255, 261, 305, 306
副鼻腔気管支症候群（SBS）	12, **13**, 307
部分充実型結節	357
不明熱	30
ブラ	283, **317**
フルクテーション	127
フローボリューム曲線	84
プロカルシトニン	58
分類不能型特発性間質性肺炎	213
平臥呼吸	20
閉塞性換気障害	**82**, 86, 268
閉塞性細気管支炎	222
ベリリウム肺	298, **340**
ベンチュリーマスク	50
放射線肺炎	145, 201, 208, **240**, 332
放射線療法	230, 234, **239**, 244, 249, 251
防水スプレー肺（WAP）	59, **223**
放線菌（アクチノマイセス）	337
蜂巣肺	204, **208**, 219, 317

■ ま行

マイコプラズマ	
	11, 63, 70, **133**, 137, 138, 139, 186
マクロライド	
	17, 140, 141, 166, 169, 262, 266, 275, 306
麻疹	43, **196**, 359, 364
慢性咳嗽	11, **13**
慢性結核性膿胸	93, **151**
慢性好酸球性肺炎（CEP）	291, **293**
慢性進行性肺アスペルギルス症（CPPA）	
	172, 174
慢性膿胸	151, 163
慢性肺アスペルギルス症（CPA）	172

慢性閉塞性肺疾患（COPD）/ 肺気腫	
	27, 41, 42, 44, 52, 82, 89, 142, 168,
	174, 190, 213, 253, 260, 266, **268**,
	272, 286, 314, 317, 334, 346, 374
ミノマイシン	142
脈拍	34
無気肺	163, 265, 341, 343
無呼吸低呼吸指数（AHI）	322
メカニックハンド	45
メチシリン耐性黄色ブドウ球菌（MRSA）	
	132, 141, 142, 145, 149, 358
メロンの皮様	327, 332
免疫関連有害事象（irAE）	242
免疫チェックポイント阻害薬（ICI）	
	231, 233, 234, 235, 237, 242
免疫抑制薬	
	179, 190, **206**, 214, 223, 224, 300
モラクセラ・カタラーリス	**70**, 138, 140

■ や行

ヤギ音	41
薬剤感受性	71, 140, 150, 157
薬剤性肺炎	59, 145, 201, 210, **220**, 234, 242
薬剤耐性	**141**, 183, 358, 359
予防投与 / 予防内服	
	161, 175, 183, 189, 223

■ ら・わ行

ランゲルハンス細胞組織球症（LCH）	
	204, **320**, 334
ランダム分布	81
リドカイン中毒	112
リドカイン噴霧カテーテル	112
リハビリテーション	
	136, 163, 207, 344, 346, 370
リポイド肺炎	**332**, 334
リモデリング	**253**, 258, 266
両側肺門縦隔リンパ節腫脹（BHL）	297
緑膿菌	
	132, **141**, 142, 145, 167, 241, 307, 358
臨床的無筋症性皮膚筋炎（CADM）	
	45, **215**
リンパ性間質性肺炎（LIP）	204, **319**
リンパ節	43, 110, 238, 329, 339

リンパ増殖性疾患	81, 145, 208, 320
リンパ脈管筋腫症（LAM）	204, 314, **318**
リンパ路	**79**, 80, 81
リンパ濾胞 / いくらサイン	**42**, 63, 188
レジオネラ	11, 35, 64, 70, **133**, 138
ロイコトリエン受容体拮抗薬（LTRA）	
	257, 265, 267, 275
漏出性胸水	95
漏斗胸	44
肋骨骨折	77
ワクチン	197, 272, **363**

■ 数字

(1→3)-β-D-グルカン	
	60, 173, 178, 179, 223
1 秒率	**82**, 344
1 秒量（FEV_1）	**82**, 261, 369, 344, 348, 374
2 型炎症	254
3 連痰	**156**, 359

■ A

A-DROP	**132**
angiotensin converting enzyme（ACE）	
	297, 302

■ B

B 型肝炎ウイルス（HBV）	224
Biot 呼吸	29
Birt-Hogg-Dube 症候群	318
BLNAR	140
BLPACR	140

■ C

clinical prediction rule	30
CO_2 ナルコーシス	45, **54**, 272
coarse crackles	41
COPD アセスメントテスト（CAT）	268
COVID-19 肺炎	193
crazy paving pattern	327, 332
CRP	6, **55**, 211, 292
CV ポート	115

■ D

D-dimer	193, 234

DOTS	161

■ E

EGFR	99, 236
ESBL	**141**, 353

■ F

fast pitting edema	45
fine crackles	40
Fire-eater's lung	321, 332
fungus ball	174, 175

■ G

galaxy sign	299
Geckler 分類	68
GOLD の分類	268
ground-glass opacity（GGO）	204

■ H・I

Hampton's hump	310
IASLC lymph node map	111
I-ROAD	132

■ K・L

KL-6	**59**, 179, 201, 216, 220, 223, 327, 347
Klebsiella	137, 138, 149
Kussmaul 呼吸	29
Light の基準	95

■ M

MAGIC 症候群	330
metabolic equivalents（METS）	343
Miller & Jones 分類	68
mMRC スケール	268
Mycobacterium abscessus	168
Mycobacterium kansasii	62, 168

■ N

N95 マスク	219, **359**, 360
N-ERD（NSAIDs 過敏喘息，AERD，	
アスピリン喘息）	**255**, 260, 263, 266, 348
network formation	297
non-fibrotic HP	215
non-pitting edema	45

■ P

pancytopenia	56
part-solid nodule	357
Pseudomonas	
	132, **141**, 142, 145, 168, 241, 307, 358
pure ground-glass nodule	
(pure GGN)	357

■ Q・R

qSOFA	25
reversed halo sign	211
rhonchi	41
RS ウイルス	195, 364

■ S

SIRS	**25**, 30
slow pitting edema	45
SMART 療法	**258**, 264

■ T・U

solid nodule	357
SP-A	**59**, 201
SP-D	**59**, 201
squawk	41
strider	41
TNM 分類	228, 249
tree-in-bud appearance	80
unclassifiable IIPs	213

■ V

VEGF 阻害薬	233, 234, 236
VEXAS 症候群	330

■ W

Wells スコア	310
wheeze	**41**, 254

著者略歴

下田真史（しもだ　まさふみ）

2009 年　杏林大学医学部卒業
　　　　　杏林大学医学部付属病院研修医
2011 年　杏林大学医学部付属病院呼吸器内科
　　　　　コソ染め太郎と名乗り，一世を風靡する
2017 年　結核予防会複十字病院呼吸器内科
2021 年　中二病に関する論文を執筆し，PubMed の top trending を獲得して
　　　　　「何者だ，こいつ？」とざわつかせる
2024 年　ゲーマーと気管支鏡の上手さについての論文を発表し，名を馳せる
2025 年現在，中二病との闘病を続けながら診療と論文執筆し続けている．

日本呼吸器学会指導医・専門医，日本内科学会総合内科専門医・認定内科医，
日本感染症学会専門医，日本呼吸器内視鏡学会気管支鏡専門医

Dr. 下田の呼吸器内科無双
−ここから始める楽しい診療ライフ−　　　　　　　　　　Ⓒ

発　行	2025 年 4 月 15 日　1 版 1 刷	
著　者	下田真史	
発行者	株式会社　中外医学社	
	代表取締役　青木　滋	
	〒 162-0805　東京都新宿区矢来町 62	
	電　話　　　(03) 3268-2701 (代)	
	振替口座　　00190-1-98814 番	

印刷・製本／三和印刷 (株)　　　　　　＜ RN・YS ＞
ISBN978-4-498-13068-5　　　　　　 Printed in Japan

JCOPY ＜(社) 出版者著作権管理機構　委託出版物＞
本書の無断複製は著作権法上での例外を除き禁じられています．
複製される場合は，そのつど事前に，(社) 出版者著作権管理機構
（電話 03-5244-5088，FAX 03-5244-5089，e-mail: info@jcopy.
or. jp）の許諾を得てください．